超导密码：
超声引导下的化学去神经疗法

主编 （美）凯瑟琳·伊·阿尔塔（Katharine E.Alter）
　　 （美）马克·哈利特（Mark Hallett）
　　 （美）芭芭拉·卡普（Barbara Karp）
　　 （美）科德林·伦古（Codrin Lungu）

主审 胡兴越　靳令经　骆　叶
主译 朱先理　许立龙　吴　涛

辽宁科学技术出版社
·沈阳·

The original English language work:
Ultrasound–Guided Chemodenervation Procedures 1e isbn: 9781936287604
by Katharine E. Alter MD, Mark Hallett MD, Barbara Karp MD, Codrin Lungu MD
has been published by:
Springer Publishing Company
New York, NY, USA
Copyright © 2013. All rights reserved.

版权所有·翻印必究

图书在版编目（CIP）数据

超导密码：超声引导下的化学去神经疗法／（美）凯瑟琳·伊·阿尔塔（Katharine E.Alter）等主编；朱先理，许立龙，吴涛主译. —沈阳：辽宁科学技术出版社，2017.11

ISBN 978-7-5591-0405-2

Ⅰ.①超… Ⅱ.①凯… ②朱… ③许… ④吴… Ⅲ.①肉毒素—注射 Ⅳ.①R996.1

中国版本图书馆CIP数据核字（2017）第213271号

出版发行：辽宁科学技术出版社
　　　　　（地址：沈阳市和平区十一纬路25号　邮编：110003）
印 刷 者：辽宁新华印务有限公司
经 销 者：各地新华书店
幅面尺寸：210 mm × 285 mm
印　　张：26
插　　页：4
字　　数：400千字
出版时间：2017年11月第1版
印刷时间：2017年11月第1次印刷
责任编辑：凌　敏
封面设计：魔杰设计
版式设计：袁　舒
责任校对：李　霞

书　　号：ISBN 978-7-5591-0405-2
定　　价：298.00元

投稿热线：024-23284363
邮购热线：024-23284502
邮　　箱：lingmin19@163.com
http://www.lnkj.com.cn

参编人员

Katharine E. Alter, MD

Medical Director, Rehabilitation Programs

Mt. Washington Pediatric Hospital

Baltimore, Maryland

Senior Clinician National Institutes of Health

Bethesda, Maryland

Zachary Bohart, MD, MS

Associate Director, Spasticity Program

Director, Neurorehabilitation Clinic

Braintree Rehabilitation Hospital

Braintree, Massachusetts

Clinical Instructor

Physical Medicine & Rehabilitation

Tufts University School of Medicine

Boston, Massachusetts

Mark Hallett, MD

Chief, Medical Neurology Branch

National Institute of Neurological Disorders and Stroke

Bethesda, Maryland

Barbara Karp, MD

National Institute of Neurological Disorders and Stroke

Bethesda, Maryland

John L. Lin, MD

Assistant Professor Emory University, School of Medicine

Internal Medicine, Physiatry, Spinal Cord Medicine Shepherd Center

Atlanta, Georgia

Codrin Lungu, MD

Clinical Fellow, Human Motor Control Section

Division of Intramural Research

National Institute of Neurological Disorders and Stroke

Bethesda, Maryland

Michael C. Munin, MD
Professor
Department of Physical Medicine and Rehabilitation
University of Pittsburgh School of Medicine
Pittsburgh, Pennsylvania

Fatta B. Nahab, MD
Departments of Neurology & Neuroscience
University of Miami Miller School of Medicine
Miami, Florida

Stephen Nichols, MD
Attending Staff Physician
Mt. Washington Pediatric Hospital
Baltimore, Maryland

Siddhartha Sikdar, PhD
Assistant Professor
Departments of Bioengineering and Electrical and Computer Engineering
George Mason University
Fairfax, Virginia

Steven M. Skurow, DC, FACO, RVT, RDMS
Medical Director, Terason Ultrasound
Burlington, Massachusetts

图片提供者

Nicole A. Wilson, PhD

Part IV—Anatomic and Procedural Atlas

Principal, Roth Affi nity

Chicago, Illinois

Abrahm Behnam, MD Candidate

Part V—Muscle Layers and Injection Points Atlas

Virginia Commonwealth University School of Medicine

MS Biomedical Engineering, Virginia Tech and Wake Forest University

BS Engineering Science and Mechanics, Virginia Tech

Richmond, Virgini

推荐序

肉毒毒素局部注射是治疗局灶性肌肉过度性活动性疾患和自主神经功能亢进性疾患最有效的疗法之一。前者的治疗比较成熟，如偏侧面肌痉挛，局灶性或节段性肌张力障碍（眼睑痉挛及痉挛性斜颈，还有口颌部、喉部和肢体或躯干肌张力障碍），脑部和脊髓损伤继发的痉挛状态；后者有局部多汗、流涎、鼻溢等。由于其立竿见影的临床疗效和可逆可控的毒副作用，被临床医师喜爱和广泛应用。

由于解剖结构的复杂性、各种疾患病理生理的差异性、不同患者存在个体差异，如何提高疗效，避免或减少毒副作用是一个挑战。局部肉毒毒素注射技术是一门艺术，其中注射在正确的靶部位（如肌肉、腺体等），即精准注射是最重要的一个环节。

对于肉毒毒素注射技术，临床医师可采用多种技术，根据体表解剖标志定位或触诊的徒手方法确定注射位置仅适用于浅表部位注射，深部靶组织注射需要不同的引导方法。临床医师应选择最准确的穿刺引导技术。虽然单独使用 EMG 或 E-Stim 均比仅依靠徒手触诊更准确，但是这些技术仍存在一定的局限性，只有电生理指标而没有影像学图像。应用影像学引导比单独使用 EMG 或 E-Stim 可提供更多的解剖学信息。与 CT 和 MRI 技术相比，超声引导有着准确性、便携性、实时性、无电离辐射、价格低廉等优点，在神经和肌肉骨骼中的应用已经获得医师们的广泛认可，并把超声作为一种独立的技术或与 EMG 和 E-Stim 联合应用的技术，以提高化学去神经疗法的精确度和准确性。

尽管目前有许多神经肌肉超声方面的教材和图谱，但对于神经毒素的治疗而言，供医师进行超声引导下化学去神经疗法的参考资料非常有限。

为满足临床医师对常用肉毒毒素注射治疗相关知识和注射定位技术的学习需要，特邀神经科、康复科、超声影像科的专家翻译了这本《超导密码：超声引导下的化学去神经疗法》。旨在为医师们提供一个肉毒毒素治疗和超声原理与技术概述的指导，重点强调超声技术及其在化学去神经疗法中的应用。希望对临床医师掌握超声引导下化学去神经疗法有所帮助。由于知识、经验及时间的局限性，本书的翻译难免有疏忽不当之处，恳切希望广大读者批评指正。

胡兴越
2017 年 5 月于杭州

序言

自从肉毒毒素（BoNT）应用于眼科开始，它获得官方批准的治疗应用范围已经扩大到了全身多个系统，且不断发现新的治疗疾患。同时，包括高频线阵换能器技术在内的超声设备和技术的发展，已使超声在影像诊断和手术操作指导方面的应用有了迅猛发展。超声在临床和研究方面的发展，不仅归功于技术的进步，设备便携性的提升和应用成本的降低也功不可没。此外，临床医师也越来越深入地认识到超声引导操作的各种优点，如减少对患者的创伤、无电离辐射，与其他影像引导方法相比，超声引导的成本较低。超声无可争议的优势在于其能动态显示影像、可实时跟踪手术过程，在操作遇到困难时可对患者的状况进行评估，其便携性使之可方便地在诊室、病房或其他多种场合下引导手术操作。

应用过化学去神经治疗的医师早已认识到，既往用于肌肉或神经定位的标准技术方法有其局限性。所以，越来越多的医师开始探索并提倡使用超声成像引导操作，以其实用性和精确性取代了既往的方法。目前，有关肌骨超声和专门讨论肉毒毒素治疗、化学去神经术方面的图书和图谱汗牛充栋，但对于专注于超声引导化学去神经术的医师来说，此方面的参考资料仍寥寥无几。直到最近，有关此专题的参考资料或实地培训的材料仍然难觅。

本书不仅概览了肉毒毒素的治疗，更着重于超声技术及其在化学去神经治疗中的应用。我们希望本书所提供的材料会扫清临床医师在进入此领域时所遇到的障碍。本书的文本部分介绍了肉毒毒素应用于化学去神经术时所采用的超声技术、临床扫描方法、图像优化，后面的图谱可作为临床医师在超声引导化学去神经术时使用的参考手册。

笔者希望通过本书教导临床医师，增加他们对超声的认识和对肉毒毒素应用于化学去神经治疗中的了解，减少这些手术固有的风险，提高疗效。

Katharine E. Alter, MD

Mark Hallett, MD

译者序

在超声引导下进行肉毒毒素治疗的优点是众所周知的。本书的翻译也是基于目前方兴未艾的热潮，满足诸多求知者的渴望。

本书的第一部分从肉毒毒素的基本应用开始，系统地介绍了各商品的临床制备；第二部分详细地介绍了对头颈、四肢及躯干的各种运动障碍疾病的注射方案；第三部分详细地讲述了临床超声设备的原理和基本应用，特别是在引导肉毒毒素注射时的特殊技巧；第四部分和第五部分以图像的方式阐述了肉毒毒素注射的相关解剖和治疗应用。

无论是初涉肉毒毒素治疗的医师，还是已经具有一定临床经验的神经病学、康复医学等相关专业医务人员，都可从本书的学习中获益，并最终使患者受益，这也是本书译者的初衷。

本书的翻译由神经病学、超声影像学和康复医学等多方面专家共同完成，并由资深神经病学专家反复修订校对。但仍难免有疏漏错误之处，请读者在学习中不吝指正。本书在翻译出版过程中还得到了多方面的支持，在此一并致谢！

目录

第五部分　肌肉层次和注射点图谱

第一部分

神经毒素综述

1. 药理学及生理学
2. 药物的保管、配制及稀释

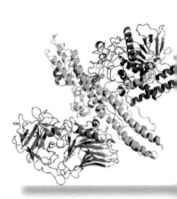

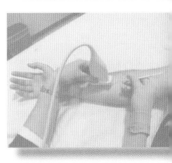

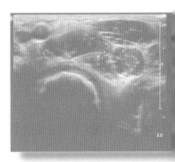

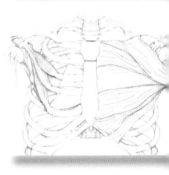

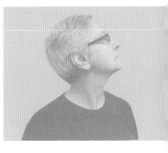

神经毒素综述

药理学及生理学

Mark Hallett and Barbara Karp

肉毒毒素是最致命的毒物之一，也是在医学领域用途最多的药物之一[1-4]。最初的研究证实，肉毒毒素能减少神经肌肉接头处神经递质等物质的生理性释放，之后的研究又发现肉毒毒素能作用于其他神经末梢。当神经递质的释放病理性增多时，肉毒毒素可减少递质释放、改善患者的症状。当然，对于部分神经肌肉接头，例如膈肌，因为肉毒毒素阻断了对生命支持有关键作用的神经传递，所以，过量的肉毒毒素是可能致命的。

肉毒毒素是由肉毒梭状芽孢杆菌产生的多肽，分子量150kDa。150kDa的多肽经过剪切，形成一个含有50kDa轻链和100kDa重链，并通过分子内二硫键连接的肽链结构（图1.1）[5]。依据菌株产生毒素的肽链的序列不同，肉毒毒素可分为数种血清型，分别是：A、B、C1、D、E、F和G[6]。不同血清型的肉毒毒素的作用方式略有不同，也能诱导出不同的免疫反应。相同血清型的肉毒毒素因为肽链序列的微小差别，可再分为不同亚型。比如，A型肉毒毒素就有A1型及A2型两种已被人们熟知的亚型。有趣的是，肉毒毒素和破伤风毒素的关系密切，后者也有阻断突触释放的作用。

突触释放是一个复杂的过程，详见图1.2。神经递质乙酰胆碱储存于胞浆内突触前膜末端的胞膜结合囊泡中。当神经冲动到达时，囊泡与突触前膜融合，释放神经递质进入突触间隙。突触前膜胞内面及突触囊泡表面有像发丝一样延伸出来的多肽链。突触囊泡锚定到突触前膜的过程需要特定蛋白的结合。这些锚定过程需要的蛋白总称为SNARE（Soluble N-ethylmaleimide Sensitive Fusion Protein Attachment REceptor）蛋白。囊泡表面的蛋白称为小突触囊泡蛋白（Synaptobrevin）或称囊泡相关膜蛋白（Vesicle-associated Membrane Protein），在突触前膜上的两个蛋白叫作突触融合蛋白（Syntaxin）和突触体相关性蛋白-25（Synaptosomal-associated Protein 25）。肉毒毒素通过酶促反应切割SNARE蛋白，阻断突触释放[7]。例如：A型肉毒毒素切割靶点为SNAP-25，B型肉毒毒素切割靶点为小突触囊泡蛋白（表1.1）。

在临床上，应用精细的注射技术，使肉毒毒素到达突触间隙并发挥药理作用。肉毒毒素的重链介导肉毒毒素和突触前膜的外侧面结合（图1.2）[8]。肉毒毒素结合到神经节苷脂及特定蛋白受体形成的复合体上。对于A型肉毒毒素，蛋白受体为突触囊泡蛋白2简称SV2（Synaptic Vesicle Protein 2）[5]。在重链成分的帮助下，突触前膜内凹形成胞吞小泡，介导肉毒毒素转运至细胞内。

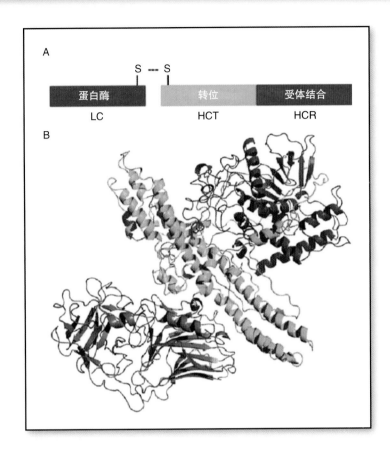

A

蛋白酶		转位	受体结合
LC		HCT	HCR

S --- S

B

图 1.1　**肉毒毒素的蛋白结构**

（A）活化双链肉毒毒素分子的线形图，包含通过二硫键连接的一个重链（Heavy Chain）和一个轻链（Light Chain）。重链又被分为 N 端转位结构域（HCT N-terminal Translocation Domain）和 C 端受体结合域（HCR C-terminal Receptor-binding Domain）。

（B）A 型肉毒毒素的带状图解

图表来源：摘自参考文献 [5]

　　肉毒毒素进入细胞后，轻链与重链分开，轻链进入胞浆，裂解 SNARE 蛋白。当肉毒毒素完全代谢清除及 SNARE 蛋白再生后，肉毒毒素的神经末梢毒性才完全消失。对于神经肌肉接头的 A 型肉毒毒素而言，这个过程需要数个月。

　　极少量的肉毒毒素会被逆行转运至神经元胞体，部分又被释放到细胞外 [9-10]。部分肉毒毒素被灭活，但溢出含量甚少，不至于产生临床效应。另外，即使应用局部肌内注射技术，仍有部分肉毒毒素会进入血液循环。肉毒毒素入血剂量较大时，则会出现系统性反应。比如，肉毒毒素的少见不良反应包括：轻微的全身无力或胆囊收缩功能障碍等 [11]。更重要的是，肉毒毒素注射后会发生局部扩散。比如，在颈部注射肉毒毒素治疗肌张力障碍后，可能会发生吞咽困难等常见的并发症。

　　在功能活跃的神经肌肉接头处，肉毒毒素的摄取也会增多 [12]。病理性过度活动的神经末梢摄取更多的肉毒毒素，这有利于肉毒毒素发挥治疗功效。

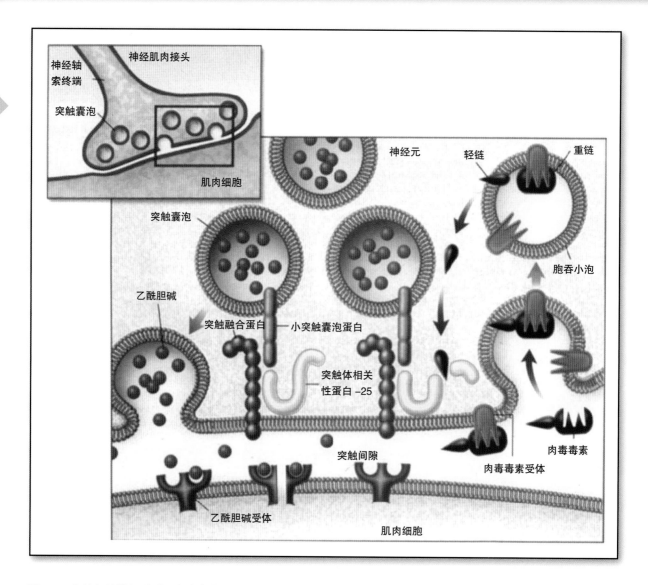

图 1.2　突触释放神经递质及肉毒毒素阻断递质释放的机制
图左侧显示了正常的神经肌肉接头处的乙酰胆碱释放。
图右侧显示了肉毒毒素与细胞膜结合、入胞及释放出轻链进入细胞胞质的过程。
图中央展示了轻链裂解突触体相关性蛋白 –25，导致突触囊泡不能融合及释放乙酰胆碱的过程。
图表来源：摘自参考文献 [9]

　　当突触前神经通过神经芽生重新支配肌肉时，神经肌肉接头的功能才开始恢复。新形成的神经末梢作用于新的突触后膜结构。但是，这些新的连接结构只是暂时的。当肉毒毒素的效应消失后，原有的神经末梢功能恢复，新形成的神经肌肉连接结构被消除。肌肉和神经肌肉接头的功能恢复到基础水平[13]。

　　就肌肉而言，肉毒毒素的效应主要是引起肌肉无力，但肉毒毒素对肌肉还有另一个有趣的效应。肌梭是由梭内肌纤维构成的骨骼肌感受器。梭内肌纤维由 γ 运动

表 1.1　不同类型的肉毒毒素及作用于 SNARE 蛋白的机制

类型	肉毒毒素剪切的 SNARE 蛋白
A	突触体相关性蛋白 -25
B	小突触囊泡蛋白
C1	突触融合蛋白和突触体相关性蛋白 -25
D	小突触囊泡蛋白
E	突触体相关性蛋白 -25
F	小突触囊泡蛋白
G	小突触囊泡蛋白

表 1.2　**商用肉毒毒素的成分**

类型	通用名	商品名	公司	组成
A	Onabotulinumtoxin A	Botox	Allergan	与两个 300 kDa 的蛋白发生二聚化反应
A	Abobotulinumtoxin A	Dysport	Ipsen	与两个 300 kDa 的蛋白发生二聚化反应
A	Incobotulinumtoxin A	Xeomin	Merz	纯肉毒毒素无其他蛋白
B	Rimabotulinumtoxin B	Myobloc（美国）NeuroBloc（除美国外其他国家）	US WorldMed	与两个 150 kDa 的蛋白发生二聚化反应

神经元支配，肉毒毒素可以减弱 γ 运动神经元的作用[14]。当肌梭受到牵张时，梭内肌的传入冲动增加；当肌梭松弛时，梭内肌的传入冲动减少。传入冲动的减少有利于肌张力障碍及痉挛状态的治疗[15]。

肉毒梭状芽孢杆菌不产生最原始的神经毒素，而是将神经毒素与一些无毒的配位蛋白加工合成肉毒毒素，其中有些配位蛋白有促红细胞凝集的作用。这些配位蛋白的分子量是 150kDa 或者 300kDa，倾向于与肉毒毒素发生二聚反应。因此，如果肉毒毒素与两个 300kDa 的蛋白发生二聚反应，产生的肉毒毒素复合物的分子量为 900kDa。另外，为了商业用途，肉毒毒素的制备需要加入白蛋白、蔗糖、乳糖等赋形剂来稳定溶剂及调整 pH。最终，药用产品包括：肉毒毒素本身、配位蛋白以及赋形剂[16]。市场上可购买的肉毒毒素产品有许多种，有几种是 A 型肉毒毒素，还有 1 种是 B 型肉毒毒素（表 1.2 和表 1.3）。在美国，有 3 种 A 型肉毒毒素及 1 种 B 型肉毒毒素，通过商品名或者通用名均可以查询到它们的信息。一些其他血清型的肉毒

表 1.3 商品用肉毒毒素的成分，来自药物说明书

名称	成分
Onabotulinumtoxin A	本品为无菌冻干型 A 型肉毒毒素，通过酸沉降纯化为含有毒素及其他配位蛋白的晶体复合物。 市场上供有 100U 及 200U 的真空干燥粉剂。使用无菌、无防腐剂的 0.9% 氯化钠溶液稀释配制药物。每小瓶内含有 100U 的 A 型肉毒毒素复合物，0.5mg 人血白蛋白及 0.9mg 氯化钠或者 200U 的 A 型肉毒毒素复合物，1mg 人血白蛋白及 1.8mg 氯化钠。真空干燥剂型瓶外置有防腐剂。 未开启的小瓶需要在 2～8℃ 的冰箱内保存。100U 的剂型最多保存 36 个月，200U 的剂型最多保存 24 个月。 配制成的药物需要在 24 小时内使用，使用期间保存在冰箱内。
Abobotulinumtoxin A	本品通过一系列沉淀、渗析、层析等步骤纯化。肉毒毒素复合物由神经毒素、血凝素蛋白和无毒的非血凝素蛋白组成。 市场上供有一次性使用无菌的 3mL 玻璃瓶剂型。每瓶含有冻干 Abobotulinumtoxin A 500U 或 300U、125mg 人血白蛋白、2.5mg 乳糖。 药物需要保存在 2～8℃（36～46℉）的冰箱里。配制后 4h 内使用，其间放置于冰箱里冷藏。配制后不能冷冻。
Incobotulinumtoxin A	本品为不含配位蛋白的纯活性毒素。 市场上供应的有白色或灰白色的冻干粉剂，用 0.9% 的生理盐水配制后注射。 1 瓶 Xeomin 含有 50U 或 100U 的 Incobotulinumtoxin A、1mg 人血白蛋白、4.7mg 蔗糖。 未开封的针剂瓶在 20～25℃ 的室温内保存；或在 2～8℃ 的冰箱内冷藏；或在 −20～−10℃ 的环境下冷冻保存。保质期 36 个月。配制后 24h 内注射。
Rimabotulinumtoxin B	本品为肉毒毒素与血凝素蛋白和非血凝素蛋白通过非共价键结合形成的复合物。 市场上供有一次性使用的 3.5mL 玻璃瓶剂型，内含无色透明或微黄的无菌注射溶液。 每瓶含有 5000U/mL 的 B 型肉毒毒素、0.05% 的人血白蛋白、0.01mol/L 的琥珀酸钠、0.1mol/L 的氯化钠，溶液 pH 约为 5.6。 目前有 2500U（0.5mL/ 小瓶）、5000U（1mL/ 小瓶）、10000U（2mL/ 小瓶）的剂型。 本品在 2～8℃ 的冰箱内冷藏保存。避免冷冻或者震荡。使用普通生理盐水进行稀释。因溶液不含防腐剂，所以本品需要在稀释后 4h 内应用。

表 1.4　美国食品药品监督管理局（ADF）批准的不同商品用肉毒毒素的适应证

名称	适应证
Onabotulinumtoxin A	斜视、眼睑痉挛、颈部肌张力障碍、皱眉纹、腋窝多汗症、成人上肢痉挛状态、膀胱过度活动症、慢性偏头痛
Abobotulinumtoxin A	颈部肌张力障碍、皱眉纹
Incobotulinumtoxin A	眼睑痉挛、颈部肌张力障碍、皱眉纹
Rimabotulinumtoxin B	颈部肌张力障碍

毒素在人体也进行过测试，但是仅仅限于试验阶段。肉毒毒素的效价强度是通过小鼠单位来衡量的。1 小鼠单位指肉毒毒素应用于雌性 SWISS–WEBSTER 鼠时的半数致死量。理论上，通过剂量的匹配，可以实现在毒素剂型间的转换。

不同产品的剂量单位不同、适应证不同也会造成相应的差异。所以，通过公式来实现不同肉毒毒素剂型之间的转换是非常困难的。

肉毒毒素作为一种异体蛋白，能够诱导机体产生相应抗体，见于应用肉毒毒素继发失效的病例中 [17]。既往的研究表明，高剂量及高频率（每次注射间隔小于 3 个月）的肉毒毒素注射与抗体产生增多有关。因此在初次注射效果不理想时，数周后的增强注射是有争议的。通过避免这些诱发状态，肉毒毒素抗体生成的情况得到了改善。对于 Onabotulinumtoxin A 而言，一次新的注射看似有极少的免疫原性。Incobotulinumtoxin A 去除了所有无关联的蛋白，它因极少引起抗体生成而受到追捧。当前，肉毒毒素的抗体形成并不常见。当抗体形成后，可考虑换用另一种血清型的肉毒毒素。比如，一个患者针对 A 型肉毒毒素产生了抗体，他可能对 B 型肉毒毒素的反应良好。

美国食品药品监督管理局（ADF）批准不同的肉毒毒素剂型应用于相同的适应证。这些信息已经在表 1.4 中列出。肉毒毒素在这些疾病中的应用及常见的核准适应证外的应用将在下面的章节里详述。

参考文献

[1] Jankovic J, Albanese A, Atassi MZ, et al. Botulinum Toxin: Therapeutic Clinical Practice & Science[M]. Philadelphia, PA: Saunders Elsevier,2009.

[2] Truong D, Dressler D, Hallett M, et al. Manual of Botulinum Toxin Therapy[M]. Cambridge, UK: Cambridge University Press, 2009.

[3] Lim EC, Seet RC. Use of botulinum toxin in the neurology clinic[J]. Nat Rev Neurol,2010,6(11):624–636.

[4] Esquenazi A, Novak I, Sheean G, et al. International consensus statement for the use of botulinum toxin treatment in adults and children with neurological impairments—introduction[J]. Eur J Neurol, 2010,17(suppl 2):1–8.

[5] Baldwin MR, Barbieri JT. Association of botulinum neurotoxins with synaptic vesicle protein complexes[J]. Toxicon,2009,54(5):570–574.

[6] Swaminathan S. Molecular structures and functional relationships in clostridial neurotoxins[J]. FEBS J,2011,278(23):4467–4485.

[7] Lebeda FJ, Cer RZ, Mudunuri U, et al. The zinc–dependent protease activity of the botulinum neurotoxins[J]. Toxins (Basel),2010,2(5):978–997.

[8] Hallett M. One man's poison—clinical applications of botulinum toxin [J]. N Engl J Med,1999,341(2):118–120.

[9] Restani L, Antonucci F, Gianfranceschi L, et al. Evidence for anterograde transport and transcytosis of botulinum neurotoxin A (BoNT/A)[J]. J

Neurosci,2011,31(44):15650-15659.

[10] Palomar FJ, Mir P. Neurophysiological changes after intramuscular injection of botulinum toxin[J]. Clin Neurophysiol,2012,123(1):54-60.

[11] Roche N, Schnitzler A, Genet FF, et al. Undesirable distant effects following botulinum toxin type a injection[J]. Clin Neuropharmac ol,2008,31(5):272-280.

[12] Chen R, Karp BI, Goldstein SR, et al. Effect of muscle activity immediately after botulinum toxin injection for writer's cramp[J]. Mov Disord,1999,14(2):307-312.

[13] Fertl E, Schnider P, Schneider B, et al. Remote effects of chronic botulinum toxin treatment: electrophysiologic results do not indicate subclinical remodelling of noninjected muscles[J]. Eur Neurol,2000,44(3):139-143.

[14] Rosales RL, Arimura K, Takenaga S, et al. Extrafusal and intrafusal muscle effects in experimental botulinum toxin—A injection[J]. Muscle Nerve,1996,19(4):488-496.

[15] Abbruzzese G, Berardelli A. Neurophysiological effects of botulinum toxin type A[J]. Neurotox Res,2006,9(2-3):109-114.

[16] Dressler D, Hallett M. Immunological aspects of Botox, Dysport and Myobloc/NeuroBloc[J]. Eur J Neurol,2006,13 (suppl 1):11-15.

[17] Benecke R. Clinical relevance of botulinum toxin immunogenicity[J]. BioDrugs,2012,26(2):e1-e9.

药物的保管、配制及稀释

Codrin Lungu and Mark Hallett

每种商用肉毒毒素都有特定的指南用于注射前的药物准备。不同的肉毒毒素的配方不是完全相同的，也不能相互换用。

在病房或门诊，肉毒毒素都是在注射前临时配制的。剂型及注射靶位的不同决定了注射的浓度和剂量的不同，但是注射技术都是相似的。

Onabotulinumtoxin A（BOTOX）的注射前处置

Onabotulinumtoxin A 为一次性使用的 100U 或 200U 的无菌真空干燥粉剂。在注射前只能使用无菌、无防腐剂和注射用标准针剂的 0.9% 氯化钠溶液来配制[1]。

每次配制时，先将稀释液抽入合适型号的注射器内，再注射到小瓶里。瓶内的真空负压可将稀释液吸入瓶中，若为非真空则应弃用。通过轻微的旋转让干燥的粉末和稀释液混匀，避免上下翻转药瓶[2]。厂商推荐在药物配制后 24h 内将药物用完，在此期间可以保存在 2~8℃的环境里。对比这些保守的指南[3]，药物实际上保留了更多的活力。研究已经证明：在美容应用上，肉毒毒素在保存 2 周后仍保留功效[4]。

肉毒毒素的稀释取决于需要治疗的部位。如果需要大的注射剂量（如颈部肌张力障碍或者痉挛状态），常用方法为：1mL 的生理盐水配制稀释 100U 的肉毒毒素，最后的浓度为 10U/0.1mL。当需要精细控制进行小剂量注射时（如面部肌肉注射），2mL/100U 或者 4mL/100U 的配制方法可供使用，分别对应 5U/0.1mL 及 2.5U/0.1mL。由于注射体积的增加，高度稀释会导致毒素的扩散增多。在眼睑痉挛应用肉毒毒素治疗的研究当中，Onabotulinumtoxin A 高稀释液有相同的治疗效果，但注射部位疼痛和局部反应概率增加[5]。

对于粗大的肌肉，大容积注射能轻微提高麻痹肌肉的效果[6]，但也需要考虑因注射容积增加导致的扩散增多。

Abobotulinumtoxin A（DYSPORT）的注射前处置

在美国，Abobotulinumtoxin A 是 500U/ 小瓶用于稀释配制的粉剂[7]。

所有真空干燥剂型用 0.9% 的无菌氯化钠溶液配制。配制时，先将稀释液抽入合适大小的注射器里，再注射到小瓶里。部分真空状态将稀释液抽吸进小瓶中，无负压的小瓶应该被弃用。通过轻微的旋转让干燥的粉末和稀释液混合，避免上下翻转药瓶。

厂商推荐在配制后 4h 内将药物用掉，在此期间可以保存在 2 ~ 8℃的环境里，避免直接光照。但同上文所述（详见 Onabotulinumtoxin A 的配制），在临床工作中，配制液可保留药效长达 3 周[8]。但是目前需要更多的数据证实与说明书间的差异。

肉毒毒素的稀释取决于需要治疗的部位。使用高稀释液时，因为注射体积增加而导致毒素的扩散增多[9]。对于中型和大型肌肉，常用的方法是将 500U 的肉毒毒素和 2.5mL 的生理盐水配制[10]。和其他研究一样，应用此种配制方法，高容积注射可能在肌肉里的扩散更多而增加效果，但同时，副作用也会增加[11]。

Incobotulinumtoxin A（XEOMIN）的注射前处置

Incobotulinumtoxin A 是 50U/ 小瓶及 100U/ 小瓶用于配制的冻干粉剂[12]。使用无防腐剂的无菌生理盐水配制。先将稀释液抽入不同型号的注射器内，并注入小瓶。部分真空状态将稀释液吸入小瓶中，非负压状态的小瓶应弃用。通过轻微的旋转让干燥的粉末和稀释液混合，避免上下翻转药瓶。

厂商推荐：在插入注射器针头前，先用 70% 的酒精消毒橡胶塞暴露部分。不同于其他剂型的是，Incobotulinumtoxin A 在配制之前可室温保存，在配制后 24h 以内将药物用完，在此期间可以保存在 2 ~ 8℃的环境里。

肉毒毒素的稀释取决于需要治疗的部位。但在小型肌肉的应用中，没有依据表明高低稀释对治疗效果有影响[13]。

A 型肉毒毒素的制造商建议药品使用无防腐剂的盐水进行配制，这已被写入共识推荐中[8]。但是一些研究表明，对于有些剂型，含有防腐剂的生理盐水不影响其药物效能，特别是在 Onabotulinumtoxin A 的案例中[3, 14]。根据目前的数据，我们不能推荐一个不同于药品包装说明书的方案。

Rimabotulinumtoxin B（MYOBLOC）的注射前处置

Rimabotulinumtoxin B 是一种可以直接使用的剂型，不需要配制[15]。药物在无菌、可注射的、一次性使用的 3.5mL 玻璃小瓶内。每个一次性使用的 Rimabotulinumtoxin B 小瓶内包含 5000U 的 B 型肉毒毒素、0.05% 的人血白蛋白、0.01mol/L 的琥珀酸钠、0.1mol/L 的氯化钠。目前有 2500U/0.5mL、5000U/mL、10000U/2mL 的剂型可供选择。

推荐药物在 2 ~ 8℃下避光保存，应用前无须配制。如需稀释，可用生理盐水稀释，并在稀释后 4h 内用完。稀释后的溶液不能再次浓缩[16-17]。

针管的尺寸取决于要注射的肌肉。对于面部肌肉，我们的团队使用 30G 的针头，长 0.5in（1.27cm）。对于大型的肌肉，常选用 25～28G，1.5～2.5in（3.81~6.35cm）长的针头[18-19]。肌电引导注射有 24～30G 不同尺寸的针头。

使用超声引导下注射时，应选用更细、创伤更小的针头，我们常用 28G 的针头。

参考文献

[1] OnabotulinumtoxinA. OnabotulinumtoxinA drug data[OL]. 2010,http://www.accessdata.fda.gov/drugsatfda_docs/ label/2011/103000s5236lbl.pdf

[2] Botox. Botox® product information[OL]. 2011,http://www.allergan.com/assets/pdf/botox_pi.pdf

[3] Carruthers J, Fagien S, Matarasso SL. Consensus recommendations on the use of botulinum toxin type a in facial aesthetics[J]. Plast Reconstr Surg,2004,114(suppl 6):1S–22S.

[4] Hui JI, Lee WW. Effi cacy of fresh versus refrigerated botulinum toxin in the treatment of lateral periorbital rhytids[J]. Ophthal Plast Reconstr Surg, 2007,23(6):433–438.

[5] Boyle MH, McGwin G, Jr. Flanagan CE, et al. High versus low concentration botulinum toxin A for benign essential blepharospasm: does dilution make a difference[J]. Ophthal Plast Reconstr Surg,2009,25(2):81–84.

[6] Kim HS, Hwang JH, Jeong ST, et al. Effect of muscle activity and botulinum toxin dilution volume on muscle paralysis[J]. Dev Med Child Neurol,2003,45(3):200–206.

[7] Dysport. Dysport prescribing information. 2010 [cited 2010] [OL]. Ipsen Dysport® Reconstitution Information,http://www. dysport.com/hcp/PDFs/Dysport_Reconstitution.pdf

[8] Kane M, Donofrio L, Ascher B, et al. Expanding the use of neurotoxins in facial aesthetics: a consensus panel's assessment and recommendations[J]. J Drugs Dermatol,2010,9(suppl 1):S7–s22; quiz S3–S5.

[9] Abbasi NR, Durfee MA, Petrell K, et al. A small study of the relationship between abobotulinum toxin A concentration and forehead wrinkle reduction[J]. Arch Dermatol,2012,148(1):119–121.

[10] Hefter H, Kupsch A, Mungersdorf M, et al. A botulinum toxin A treatment algorithm for de novo management of torticollis and laterocollis[J]. BMJ Open,2011,1(2):e000196.

[11] Hu GC, Chuang YC, Liu JP, et al.Botulinum toxin (Dysport) treatment of the spastic gastrocnemius muscle in children with cerebral palsy: a randomized trial comparing two injection volumes[J]. Clin Rehabil,2009,23(1):64–71.

[12]Van Gerpen JA, Matsumoto JY, Ahlskog JE, et al.Utility of an EMG mapping study in treating cervical dystonia[J]. Muscle Nerve,2000,23(11):1752–1756.

[13] Prager W, Zschocke I, Reich C, et al.Does dilution have an impact on cosmetic results with BoNT/A? Complex–protein–free BoNT/A for treatment of glabella lines[J]. Hautarzt,2009,60(10):815–820.

[14]Trindade De Almeida AR, Secco LC, et al. Handling botulinum toxins: an updated literature review[J]. Dermatol Surg, 2011,37(11):1553–1565.

[15] Myobloc. Myobloc prescribing information[OL]. 2010,http://www.myobloc.com/hp_about/PI_5–19–10.pdf

[16] Setler P. The biochemistry of botulinum toxin type B[J]. Neurology,2000,55(12 suppl 5):S22–S28.

[17] Callaway JE. Botulinum toxin type B (Myobloc): pharmacology and biochemistry[J]. Clin Dermatol,2004,22(1):23–28.

[18] Anderson TJ, Rivest J, Stell R, et al. Botulinum toxin treatment of spasmodic torticollis[J]. J R Soc Med,1992,85(9):524–529.

[19] Borodic GE, Pearce LB, Smith K, et al.Botulinum a toxin for spasmodic torticollis: multiple vs single injection points per muscle[K]. Head Neck,1992,14(1):33–37.

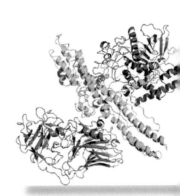

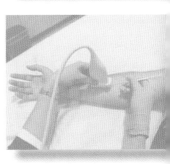

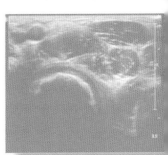

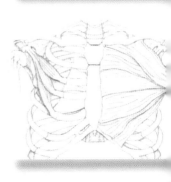

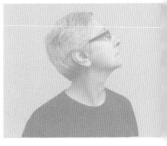

3

上肢局灶性肌张力障碍

Barbara Karp and Mark Hallett

上肢肌张力障碍可为特发性局灶性肌张力障碍的一种表现类型，也可为节段性肌张力障碍或全身性肌张力障碍的一部分表现或者是神经变性疾病的表现之一，或继发于脑部病变，特别是基底节病变。因为上肢肌张力障碍影响着上肢和手部肌肉，对日常生活和熟练技能有较大的影响，因此可导致患者典型的残障。

手部的特发性局灶性肌张力障碍通常在中年发病。表现症状常可仅为手部绷紧感或手部及前臂不适感。在数周到数月后，可发展为肌张力障碍性异常运动及姿势（图 3.1），同时丧失对运动功能的控制[1]。手部局灶性肌张力障碍常表现出特征性的任务特定性，即仅仅在做出某种特定的活动时才表现出肌张力障碍，如书写或演奏乐器。有趣的是，运用同样的肌肉进行其他活动时，却没有肌张力障碍的表现。因为特定任务性表现是手部局灶性肌张力障碍的特征性表现，以至于人们直接以疾病所影响的运动来命名，如书写痉挛、音乐家手痉挛或打字员手痉挛，然而，随着时间的推移，这种特定任务性表现可变得不那么明显，疾病会影响到其他的手部活动。重症患者，即使在静止状态也可有肌张力障碍的姿势。手部局灶性肌张力障碍的病因和病理生理尚不完全清楚。过度使用和反复精细的手部运动可能在病情发展中起到一定作用，患此疾病的部分患者也有遗传易感性。

书写痉挛是最常见的手部局灶性肌张力障碍，据报道，欧洲的流行率为 14/1000000，在美国明尼苏达州的罗切斯特为 2.7/1000000[2-3]。据估计，在职业音乐家中，音乐家手痉挛发生率为 0.2% ~ 1%[4-5]。与其他局灶性肌张力障碍不同，书写痉挛和音乐家手痉挛的男性发病多于女性[3-4, 6]。某些肌张力障碍的表现形式较常见，如特发性上肢局灶性肌张力障碍，手部和前臂肌肉受累比手臂近端和肩部肌肉受累更为常见、主侧优势手更容易受累、手指和手腕过屈比过伸更为常见、内旋比外旋更常见。如果近端肌肉受累，肘部屈曲伴肩部抬高比肘部伸张更常见。然而，具体哪些肌肉受累，每个患者都不尽相同，常混合有各屈曲和伸张肌肉。例如，音乐家手痉挛受累肌肉常为小肌肉，包括手掌间肌，演奏乐器时必然用到这些肌肉。例如，小提琴家的左手的第 4 指和第 5 指以及钢琴家的右手第 4 指和第 5 指更容易受累。

在评估患者手部局灶性肌张力障碍时，应仔细检查以排除周围神经病变，特别是尺神经病变。鉴别是否为神经病变时，可以观察是否存在肌力下降、肌肉萎缩或感觉减退，这些情况在手部局灶性肌张力障碍患者中都不会发生。尽管许多患者主

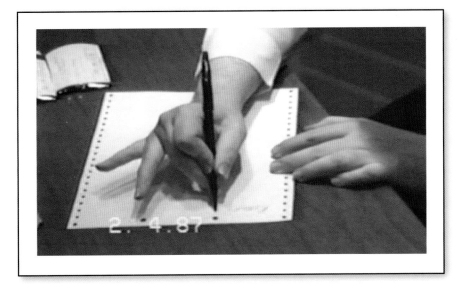

图 3.1　书写痉挛

诉有手部或手臂酸胀或紧张感，但明显的疼痛并不常见。如果出现明确疼痛，则应考虑其他诊断，如过度使用综合征。

节段性上肢肌张力障碍，此术语是描述手、前臂或手臂同时伴有肩部受累（图3.2）。节段性肌张力障碍的常见表现形式之一是肩部抬高并伴有手臂外展和内旋。

非药物治疗，如理疗、职业治疗、反复训练、制动或针灸对局灶性手部肌张力障碍几乎没有效果。口服药物也同样只有轻度疗效。肉毒毒素注射是目前治疗局灶性手部肌张力障碍和上肢节段性肌张力障碍最有效的方法。因此对手部肌张力障碍的评估，不可止于明确诊断，而要进一步判明需要接受肉毒毒素治疗的受累肌肉。确定受累肌肉是成功地进行肉毒毒素治疗的关键，患者可自诉哪些肌肉感到紧张，医师也可以观察到肌张力障碍的姿态和运动方式。应该在患者静止时和发生肌张力障碍的特定运动状况下对患者进行仔细观察，如书写或演奏乐器时。有时难以区分肌张力障碍的异常运动和代偿性运动。大约50%的书写痉挛患者有"镜像肌张力障碍"，即以未受累的非主侧手进行书写时，可诱发受累的主侧手出现肌张力障碍的姿态。若患者有此现象发生，在没有代偿的情况下，镜像肌张力障碍就能显示患侧的

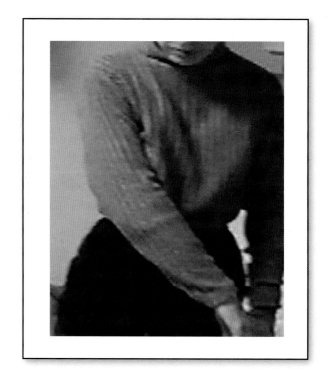

图 3.2　节段性肌张力障碍

肌张力障碍姿态。在肉毒毒素注射时，并不需要对看似受累的所有肌肉都进行注射。对许多患者来说，对少数几个关键性肌肉进行注射即可获得很好的疗效。

　　肉毒毒素注射对手部局灶性肌张力障碍十分有效[7]。对80%以上的手部局灶性肌张力障碍患者都有明显的疗效，并能保持约3个月[8-9]。反复接受注射则疗效可以维持数年[10]。许多患者在接受注射后能保持肌肉的稳定功能。肉毒毒素注射对手部局灶性肌张力障碍是一种安全的治疗方法。最常见的副作用就是注射部位酸痛和邻近肌肉肌力下降。除了罕见的注射部位肌肉萎缩以外，严重或远期的副作用未见报道。

参考文献

[1] Sheehy MP, Marsden CD. Writers' cramp-a focal dystonia[J]. Brain,1982,105(Pt 3):461-480.

[2] Nutt JG, Muenter MD, Aronson A, et al. Epidemiology of focal and generalized dystonia in Rochester, Minnesota[J]. Movement Disorders,1988,3(3):188-194.

[3] The Epidemiological Study of Dystonia in Europe (ESDE) Collaborative Group. A prevalence study of primary dystonia in eight European countries[J]. J Neurol,2000,247(10):787-792.

[4] Brandfonbrener AG, Robson C. Review of 113 musicians with focal dystonia seen between 1985 and 2002 at a clinic for performing artists[J]. Adv Neurol,2004,94:255-256.

[5] Altenmuller E, Jabusch HC. Focal dystonia in musicians: phenomenology, pathophysiology and triggering factors[J]. Eur J Neurol,2010,17(suppl 1):31-36.

[6] Duffey PO, Butler AG, Hawthorne MR, et al. The epidemiology of the primary dystonias in the north of England[J]. Adv Neurol,1998,78:121-125.

[7] Simpson DM, Blitzer A, Brashear A, et al. Assessment: Botulinum neurotoxin for the treatment of movement disorders (an evidence-based review): report of the Therapeutics and Technology Assessment Subcommittee of the American Academy of Neurology[J]. Neurology,2008,70(19):1699-1706.

[8] Karp BI, Cohen LG, Cole R, et al.Long-term botulinum toxin treatment of focal hand dystonia[J]. Neurology,1994,44:70-76.

[9] Scheuele SU, Lederman RJ. Long-term outcome of focal dystonia in instrumental musicians [J]. Adv Neurol,2004,94:261-266.

[10] Lungu C, Karp BI, Alter K, et al.Long-term follow-up of botulinum toxin therapy for focal hand dystonia: outcome at 10 years or more[J]. Mov Disord,2011,26(4):750-753.

4

躯干肌张力障碍和其他的躯干异常运动

Barbara Karp and Mark Hallett

躯干的肌肉，包括胸部、背部和腹部的肌肉，也可受累于原发性或继发性肌张力障碍。这些肌肉发生孤立的肌张力障碍并不常见，然而，在特发性全身性肌张力障碍或节段性肌张力障碍的患者中，躯干是最常见也是最明显的受累部位[1]。躯干肌张力障碍可见于某种神经变性疾病，包括帕金森病、肌萎缩侧索硬化症（ALS）和多系统萎缩，也可由药物引起，如治疗阿尔茨海默病的乙酰胆碱酯酶抑制剂和抗精神病药物。颈部肌张力障碍的患者，有39%～50%可累及躯干[2]。

躯干肌张力障碍可导致疼痛、姿态和外观异常以及功能残障。姿势异常可以在特定位置时出现或任务相关性，也可以在多个位置发生。躯干扭转和弯曲是根据过度收缩的肌肉方向所定，可导致向前屈曲（图4.1）、向后过伸（图4.2）、侧方弯曲（图4.3）、轴向旋转或这几种姿态的组合。躯干肌张力障碍的患者，可继发性出现脊柱或骨变性、神经受压、胸腔和腹腔变形。因为肌张力障碍的姿态是由受累肌肉过度收缩所致，这样的躯体姿态就会造成拮抗肌萎缩，从而使主动肌缺乏对抗力。例如，躯干前屈症可由背部伸肌无力所致，与腹直肌的肌张力障碍过度收缩导致的屈曲看似相同。为选择正确的治疗方案，须仔细检查患者以明确姿态异常是因为主动肌过度收缩还是拮抗肌的力量不足所致，这十分重要。肌电图（EMG）和椎旁肌的MRI检查有助于确定拮抗肌是否存在神经或肌肉病变。

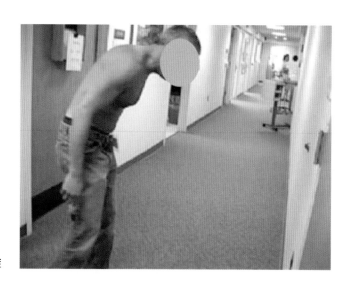

图 4.1　躯干前屈症

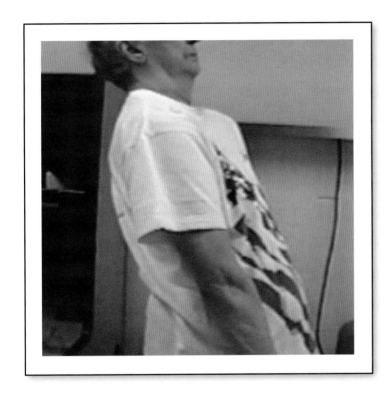

图 4.2　肌张力异常患者的背伸

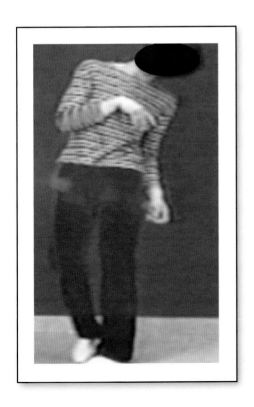

图 4.3　躯干侧方肌张力障碍（Pisa 综合征）

躯干肌张力障碍有两种不同的类型：躯干前屈症、侧方轴向偏移。躯干前屈症（源于希腊词汇"弯曲的躯干"）是以站立位或行走时，腰椎向前弯曲＞45°为特征，此症状在仰卧位时减轻。在坐位时，躯干前屈不一定出现。躯干前屈的姿态在数周或数月内逐渐发展。有2%～12%的帕金森病患者会出现此症状，男性患者和病程较长者更多见。在ALS、多系统萎缩、Tourette综合征、基底节区病变、服用神经安定药物和其他药物后可出现，且与外伤、关节炎、恶性疾病有关，或者是精神心理运动疾病的表现[3]。某些躯干前屈症的患者有脊柱旁肌肉无力以及肌肉变性或神经病理性改变，然而，也有患者的肌肉组织完全正常，后者的躯干前屈是因为肌张力障碍患者发生了腹部前部肌肉的过度收缩。美多巴替代治疗、美多巴激动剂、抗胆碱酯酶药物或肌松药通常对躯干前屈症状无效[1]。有报道对双侧苍白球[4]和丘脑底核进行深部电刺激[5]可改善部分患者的躯干前屈症状，但不是对所有患者都有效果。

Pisa综合征（侧方轴向偏转）是躯干不自主侧方屈曲，通常还伴有轴向旋转[6]（图4.3）。常为迟发性运动障碍表现之一，与抗胆碱酯酶药物使用相关，因此有时可以通过降低神经安定药物的剂量、停止或改换其他抗精神药物或抗胆碱酯酶药物而得以改善。深部脑电刺激对减轻帕金森病患者的侧方轴向偏移可能有所帮助[7]。

严重的躯干或轴向肌张力障碍以口服药物、鞘内注射巴氯芬或深部脑电刺激治疗为主。肉毒毒素治疗对于累及广泛和严重病例并不合适，因为对多组粗大、强壮躯干中轴肌肉的治疗剂量可能已经达到肉毒毒素的中毒剂量。肉毒毒素可用于较局限、轻到中度躯干和中轴肌肉的肌张力障碍，并可达到一定的效果。对于侧方轴位肌张力障碍，可对弯曲侧脊柱旁肌肉进行肉毒毒素注射[8]。对于躯干前屈症，最常用的方法是对腹直肌进行肉毒毒素注射[9]。对某些前屈或伴扭转患者，可选择注射髂腰肌[10]。对于躯干伸展性肌张力障碍，可选择注射脊椎旁肌肉[11]。

参考文献

[1] Bhatia KP, Quinn NP, Marsden CD. Clinical features and natural history of axial predominant adult onset primary dystonia[J]. J Neurol Neurosurg Psychiatry,1997,63:788–791.

[2] Jankovic J, Leder S, Warner D, et al. Cervical dystonia: clinical fi ndings and associated movement disorders[J]. Neurology,1991,41(7):1088–1091.

[3] Finsterer J, Strobl W. Causes of camptocormia[J]. Disabil Rehabil,2011,33(17–18):1702–1703.

[4] Fukaya C, Otaka T, Obuchi T, et al. Pallidal high–frequency deep brain stimulation for camptocormia: an experience of three cases[J]. Acta Neurochir Suppl,2006,99:25–28.

[5] Yamada K, Goto S, Matsuzaki K, et al. Alleviation of camptocormia by bilateral subthalamic nucleus stimulation in a patient with Parkinson's disease[J]. Parkinsonism Relat Disord,2006,12(6):372–375.

[6] Tassorelli C, Furnari A, Buscone S, et al. Pisa syndrome in Parkinson's disease: clinical, electromyographic, and radiological characterization[J]. Mov Disord,2012,27(2):227–235.

[7] Umemura A, Oka Y, Ohkita K,et al. Effect of subthalamic deep brain stimulation on postural abnormality in Parkinson disease[J]. J Neurosurg,2010,112(6):1233–1238.

[8] Bonanni L, Thomas A, Varanese S, et al. Botulinum toxin treatment of lateral axial dystonia in Parkinsonism[J]. Mov Disord,2007,22(14):2097–2103.

[9] Azher SN, Jankovic J. Camptocormia: pathogenesis, classification, and response to therapy[J]. Neurology,2005,65(3):355–359.

[10] von Coelln R, Raible A, Gasser T,et al. Ultrasound–guided injection of the iliopsoas muscle with botulinum toxin in camptocormia[J]. Mov Disord, 2008,23(6):889–892.

[11] Comella CL, Shannon KM, Jaglin J. Extensor truncal dystonia: successful treatment with botulinum toxin injections[J]. Mov Disord,1998,13(3):552–555.

5

颈部肌张力障碍

Codrin Lungu and Mark Hallett

颈部肌张力障碍是最常见的局灶性肌张力障碍[1-2]。由于其诊断和报道上的差别，对其流行率的估算也有较大差异，一般认为人群发病率为 0.4%[3]。

大多数的颈部肌张力障碍患者都是原发性局灶性肌张力障碍或者是作为原发性节段性肌张力障碍或全身性肌张力障碍的一部分。继发性颈部肌张力障碍也有报道，据称是与外伤有关，但对此目前尚有争议[4-5]。

是根据半定量临床评分表对颈部肌张力障碍进行评估的。自 1980 年以来，在临床和科研中，人们广泛使用 BFM（Burke-Fahn-Marsden）评分表[6]，但这只限于对局灶性肌张力障碍，因为该表只有小部分是针对每个局部进行评分的。TWSTRS（Toronto Western Spasmodic Torticollis Rating Scale）评估表[7]则包括了严重程度（基于检查）和残障、疼痛（病史信息）等，也是目前广泛应用的颈部肌张力障碍评估表[8]。评估时也要考虑到是否存在感觉诡计，即局部的感觉刺激可以改善异常姿态。

在病理生理方面，颈部肌张力障碍与脑干、基底节和皮层水平的异常兴奋和神经联络有关[9-11]。它在肌肉水平上的表现就是主动肌群和拮抗肌群的异常激活和协同收缩[12]导致异常的姿态、运动范围受限以及有时会出现的肌张力障碍性震颤。

肉毒毒素是治疗颈部肌张力障碍的最有效的措施[13-14]，目前已有多个临床试验证实[15]。肉毒毒素治疗的有效期可达 20 年[16]，而且，安全性、耐受性好。目前是颈部肌张力障碍的一线治疗方案。对 GPi 的脑深部电刺激也有一定的效果，但其对个体病例不能预测其疗效，发生副作用的风险也较大[17-18]。然而，那些对肉毒毒素治疗效果不佳或发生了免疫抵抗的患者，脑深部电刺激也不失为一种选择[13, 19]。口服药物的效果不太理想。理疗可以作为肉毒毒素治疗的补充，其效果不太确切。

临床表现和主要异常姿态或运动不同，注射方法和目标肌肉也有所不同。治疗方案的设计始于观察患者于静止和放松状态下的异常姿态[20]。据此可确定主要异常运动和姿势，并据其旋转移位情况分类（斜颈），描述主要方向是以下颌指向中线的那一侧而命名，侧方的倾斜、侧倾、向前或向后的倾斜（分别称为前屈和后仰）、肩部抬高、颈部前后或侧方移位。也应记录有无肌张力障碍性震颤。须注意，区分原发性歪斜和代偿性拮抗活动十分重要，因为在临床实际中，拮抗肌有时更活跃并且比原发的肌张力障碍肌肉更肥厚。

除了临床评估外，在许多治疗中心，如我们中心，使用肌电图作为对受累肌肉的初始评估有助于明确肌张力障碍的电活动，并可指导首次治疗计划[12, 21]。肌电图也常用于进一步确定受累肌肉和注射靶点，这可明显提高疗效 [22]。超声虽然对准确的定位非常有价值，但目前尚无大型研究表明此方法比其他方法更好。

根据原发性肌张力障碍的偏移方向选择所需注射药物的肌肉

要根据原发性肌张力障碍所造成的颈部异常姿势，选择注射的目标肌肉。

● 对于扭转型，主要是同侧头颈夹肌（引起此种活动最强大的肌肉）和对侧胸锁乳突肌，其次是对侧斜方肌。

● 对于侧倾，最主要的效应肌为同侧肩胛提肌，其次是同侧头夹肌。

● 对于后仰，主要累及肌是双侧颈后纵向脊旁肌及双侧头夹肌。

● 对于前屈，病变肌是双侧的胸锁乳突肌、斜角复合肌群和前部脊旁肌。

● 肩部抬高主要是同侧斜方肌，其次是同侧的肩胛提肌。

● 肌张力障碍性震颤典型的是由双侧纵向脊旁肌、头夹肌所致，可能还有胸锁乳突肌的参与。

治疗所需的总剂量因血清型、病情严重程度和患者的具体情况的不同而有差异 [23]。下面将列举几个不同情况的标准起始剂量。

在临床试验中，应用 Onabotulinumtoxin A 达到所需效果的总剂量可为 100～300U。对于新接受治疗的患者，也有报道起始剂量为 140～165U [24]。对于 Abobotulinumtoxin A，常用的显效的起始剂量为 500U [25-26]。在初期的临床试验中，应用 25000～10000U 的 Rimabotulinumtoxin B 就可起效，但在实际应用时，注射 20000U 也是安全的 [27-28]。在初次治疗后，可根据具体情况调整其后的治疗用药剂量。

目前已有对每个肌肉注射不同药物的指南 [25, 29]。对于胸锁乳突肌，可以使用 20U 的 Onabotulinumtoxin A 或 100U 的 Abobotulinumtoxin A [30]，更大的剂量可能导致吞咽困难，故应避免。在使用 Onabotulinumtoxin A 时，我们建议对头颈夹肌注射 50～150U，对肩胛提肌注射 25～100U，对斜方肌注射 50～100U，对纵向脊旁肌注射 10～30U。对每一个肌肉，注射靶点应在肌肉体积最大之处，如果有局部疼痛或肥厚处，则可注射于此，同时应避开血管和神经。应以解剖学知识确定肌肉所在，并辅以肌电图或超声引导。用手指（不持注射器的手）固定肌肉，并根据解剖和患者的个体情况在相应的深度进行注射 [20]。药液可集中注射于一点，也可根据肌肉的大小和体积分为数个靶点注射以获得理想疗效。例如，对胸锁乳突肌每点注射约 0.25mL，对头夹肌每点注射约 0.5mL。

对颈部肌张力障碍患者注射肉毒毒素后，典型的峰值效果者出现于注射后 4～8 周 [24, 28]，改善程度可达 20%～30%（以颈部肌张力障碍量表评估），持续有效时间大约 3 个月 [23, 31]。最常见的副作用是颈部无力、吞咽困难（特别是胸锁乳突肌注射时靶点在肌肉的上半部，降低剂量和注射药液的容量可以减少此危险）和局部疼痛 [29, 31]。应用 B 型肉毒毒素则发生口干的情况比较多 [28]。

参考文献

[1] Fahn S. The varied clinical expressions of dystonia[J]. Neurol Clin,1984,2（3）:541–554.

[2] Stacy M. Epidemiology, clinical presentation, and diagnosis of cervical dystonia[J]. Neurol Clin,2008,26（suppl 1）:23–42.

[3] Jankovic J, Tsui J, Bergeron C. Prevalence of cervical dystonia and spasmodic torticollis in the United States general population[J]. Parkinsonism Relat Disord,2007,13（7）:411–416.

[4] Fletcher NA, Harding AE, Marsden CD. The relationship between trauma and idiopathic torsion dystonia[J]. J Neurol Neurosurg Psychiatry,1991,54（8）:713–717.

[5] Sheehy MP, Marsden CD. Trauma and pain in spasmodic torticollis[J]. Lancet,1980,1（8171）:777–778.

[6] Burke RE, Fahn S, Marsden CD, et al. Validity and reliability of a rating scale for the primary torsion dystonias[J]. Neurology,1985,35(1):73–77.

[7] Consky E BA, Belle L, Ranawaya R,et al. The Toronto Western Spasmodic Torticollis Rating Scale（TWSTRS）: assessment of validity and inter–rater reliability[J]. Neurology,1990,40（suppl 1）:445.

[8] Comella CL, Stebbins GT, Goetz CG,et al. Teaching tape for the motor section of the Toronto Western Spasmodic Torticollis Scale[J]. Mov Disord,1997,12（4）:570–575.

[9] Blood AJ, Kuster JK, Woodman SC, et al. Evidence for altered basal ganglia–brainstem connections in cervical dystonia[J]. PLoS One,2012,7（2）:e31654.

[10] Singer C, Velickovic M. Cervical dystonia: etiology and pathophysiology[J]. Neurol Clin,2008,26（suppl 1）:9–22.

[11] Tolosa ES Marti MJ. Adult–onset idiopathic torsion dystonias. In: Watts RL Koller WC, eds. Movement Disorders Neurologic Principles and Practice[M]. 2nd. New York, NY: McGraw–Hill,2004:511–526.

[12] Deuschl G, Heinen F, Kleedorfer B, et al. Clinical and polymyographic investigation of spasmodic torticollis[J]. J Neurol,1992,239（1）:9–15.

[13] Albanese A, Asmus F, Bhatia KP, et al. EFNS guidelines on diagnosis and treatment of primary dystonias[J]. Eur J Neurol,2011:18（1）:5–18.

[14] Simpson DM, Blitzer A, Brashear A, et al. Assessment: botulinum neurotoxin for the treatment of movement disorders（an evidence–based review）: report of the Therapeutics and Technology Assessment Subcommittee of the American Academy of Neurology[J]. Neurology. [Meta–Analysis],2008,70（19）:1699–1706.

[15] Colosimo C, Tiple D, Berardelli A. Efficacy and safety of long–term botulinum toxin treatment in craniocervical dystonia: a systematic review[J]. Neurotox Res,2012,1（23）.

[16] Mejia NI, Vuong KD, Jankovic J. Long-term botulinum toxin efficacy, safety, and immunogenicity[J]. Mov Disord,2005,20（5）:592–597.

[17] Ostrem JL, Starr PA. Treatment of dystonia with deep brain stimulation[J]. Neurotherapeutics,2008,5（2）:320–330.

[18] Pretto TE, Dalvi A, Kang UJ,et al. A prospective blinded evaluation of deep brain stimulation for the treatment of secondary dystonia and primary torticollis syndromes[J]. J Neurosurg,2008,109（3）:405–409.

[19] Kiss ZH, Doig–Beyaert K, Eliasziw M, et al. The Canadian multicentre study of deep brain stimulation for cervical dystonia[J]. Brain,2007,130（Pt 11）:2879–2886.

[20] Anderson TJ, Rivest J, Stell R, et al. Botulinum toxin treatment of spasmodic torticollis[J]. J R Soc Med,1992,85（9）:524–529.

[21] Van Gerpen JA, Matsumoto JY, Ahlskog JE, et al. Utility of an EMG mapping study in treating cervical dystonia[J]. Muscle Nerve, 2000,23（11）:1752–1756.

[22] Comella CL, Buchman AS, Tanner CM, et al. Botulinum toxin injection for spasmodic torticollis: increased magnitude of benefit with electromyographic assistance[J]. Neurology,1992,42（4）:878–882.

[23] Comella CL, Thompson PD. Treatment of cervical dystonia with botulinum toxins[J]. Eur J Neurol,2006,13（suppl 1）:16–20.

[24] Greene P, Kang U, Fahn S, et al. Double–blind, placebo–controlled trial of botulinum toxin injections for the treatment of spasmodic torticollis[J]. Neurology,1990,40（8）:1213–1218.

[25] Hefter H, Kupsch A, Mungersdorf M,et al. A botulinum toxin A treatment algorithm for de novo management of torticollis and laterocollis[J]. BMJ Open,2011,1（2）:e000196.

[26] Wissel J, Kanovsky P, Ruzicka E, et al. Efficacy and safety of a standardised 500 Unit dose of Dysport（clostridium botulinum toxin type A haemaglutinin complex）in a heterogeneous cervical dystonia population: results of a prospective, multicentre, randomised, double–blind, placebo–controlled, parallel group study[J]. J Neurol,2001,248（12）:1073–1078.

[27] Berman B, Seeberger L, Kumar R. Long–term safety, efficacy, dosing, and development of resistance with botulinum toxin type B in cervical dystonia[J]. Mov Disord,2005,20（2）:233–237.

[28] Brashear A, Lew MF, Dykstra DD, et al. Safety and efficacy of NeuroBloc（botulinum toxin type B）in type A–responsive cervical dystonia[J]. Neurology,1999,53（7）:1439–1446.

[29] Novak I, Campbell L, Boyce M, et al . Botulinum toxin assessment, intervention and aftercare for cervical dystonia and other causes of hypertonia of the neck: international consensus statement[J]. Eur J Neurol,2010,17（suppl 2）:94–108.

[30] Dressler D. Electromyographic evaluation of cervical dystonia for planning of botulinum toxin therapy[J]. Eur J Neurol,2000,7（6）:713-718.

[31] Poewe W, Schelosky L, Kleedorfer B, et al. Treatment of spasmodic torticollis with local injections of botulinum toxin. One-year follow-up in 37 patients[J]. J Neurol,1992,239（1）:21-25.

6

偏侧面肌痉挛

Codrin Lungu and Mark Hallett

偏侧面肌痉挛是最常见的外周性运动功能异常，它表现为一侧面部的Ⅶ神经支配肌肉出现不自主性、间断性、不规则的强直—阵挛同步性收缩[1]。面肌痉挛也可双侧发病，但此类患者两侧面部的痉挛不同步。

偏侧面肌痉挛在成人期发病，呈散发性，家族性发病非常罕见，但也偶有报道。据流行病学资料估计，发病率为 7～15 人／万人[2-3]，亚洲人更为常见[4]。迄今为止，最常见的发病原因是血管压迫面神经[5]，其他的各种压迫或推移面神经的因素也可以是发病原因，包括肿瘤[6-7]。

在病理生理上，有学者称在神经受压迫处有脱髓鞘是异常放电并产生病理性表现的原因[8]。在脱髓鞘处的异常放电，侧方扩散到邻近的脱髓鞘神经（假突触传导），就解释了面部同时受累、同步抽搐的病理生理过程。通过手术对神经减压后，此症状可获得改善[9]。另一种理论是，神经压迫导致继发性面神经核过度兴奋。

口服药物治疗的价值有限，以某些药物进行试验性治疗但其疗效差异很大，稍微有点效果的药品有：卡马西平、巴氯芬、氯硝西泮、加巴喷丁、左乙拉西坦[7, 10]。

对大多数患者来说，首选方法是肉毒毒素局部注射治疗。其疗效显著，症状缓解率可达 95%，反复注射疗效可以维持多年[11-12]。每次注射治疗的疗效维持时间一般是 3 个月左右。实际注射部位与痉挛的分布情况有关，大多数患者在眼周区域（眼轮匝肌）注射最为有效。对于某些偏侧面肌痉挛，仅对眼轮匝肌注射就可控制症状。对于眼睑痉挛，我们也采用类似的方法注射药物于眼轮匝肌。在上眼睑，注射点要远离中线以避开上睑提肌，还要注意不要在下眼睑内侧面注射以避免流泪[13]。我们认为，眼周以外最重要的注射点是颧肌或笑肌，特别是对于那些口角向外侧或向上方抽动最为明显的患者。然而，在对这些肌肉注射药物时必须十分小心，因为这些肌肉力量过弱会导致笑容不对称而产生美容问题，肉毒毒素药液也可能弥散到颊肌，导致不自主咬颊。在使用 Onabotulinumtoxin A 时的典型剂量是 30～40U[14]，但是我们一般会以较低剂量开始，并只对眼轮匝肌注射。

外科治疗的方法就是血管减压术，可用于那些对肉毒毒素治疗效果不佳的患者或者根据患者的具体情况和意愿、外科治疗中心是否对该类手术经验丰富、患者是否有明确的解剖异常而作为初始治疗方案。选择合适的患者，其近期手术治愈率可在 90%～95%，但大约 1% 的患者可能发生永久性失聪和面瘫[15-16]。

参考文献

[1] Wang A, Jankovic J. Hemifacial spasm: clinical findings and treatment[J]. Muscle Nerve,1998,21(12):1740-1747.

[2] Auger RG, Whisnant JP. Hemifacial spasm in Rochester and Olmsted County, Minnesota, 1960 to 1984[J]. Arch Neurol,1990,47(11):1233-1234.

[3] Nilsen B, Le KD, Dietrichs E. Prevalence of hemifacial spasm in Oslo, Norway[J].Neurology,2004,63(8):1532-1533.

[4] Wu Y, Davidson AL, Pan T, et al. Asian over-representation among patients with hemifacial spasm compared to patients with cranial-cervical dystonia[J]. J Neurol Sci,2010,298(1-2):61-63.

[5] Tan EK, Chan LL. Clinico-radiologic correlation in unilateral and bilateral hemifacial spasm[J]. J Neurol Sci,2004,222(1-2):59-64.

[6] Digre K, Corbett JJ. Hemifacial spasm: differential diagnosis, mechanism, and treatment[J]. Adv Neurol,1988,49:151-176.

[7] Esper CD，Aia PG, Cloud LJ, et al. Cramps and spasms. In: Hallett M, Poewe W, eds. Therapeutics of Parkinson's Disease and Other Movement Disorders[M]. Chichester, UK: Wiley Blackwell,2008,363-370.

[8] Nielsen VK. Electrophysiology of the facial nerve in hemifacial spasm: ectopic/ephaptic excitation[J]. Muscle Nerve,1985,8(7):545-555.

[9] Nielsen VK, Jannetta PJ. Pathophysiology of hemifacial spasm: Ⅲ. Effects of facial nerve decompression[J]. Neurology,1984,34(7):891-897.

[10] Daniele O, Caravaglios G, Marchini C,et al. Gabapentin in the treatment of hemifacial spasm[J]. Acta Neurol Scand,2001,104(2):110-112.

[11] Bentivoglio AR, Fasano A, Ialongo T, et al. Outcome predictors, efficacy and safety of Botox and Dysport in the long-term treatment of hemifacial spasm[J]. Eur J Neurol,2009,16(3):392-398.

[12] Simpson DM, Blitzer A, Brashear A, et al. Assessment: botulinum neurotoxin for the treatment of movement disorders (an evidence-based review): report of the Therapeutics and Technology Assessment Subcommittee of the American Academy of Neurology[J]. Neurology. [Meta-Analysis],2008,70(19):1699-1706.

[13] Lungu C, Hallett M. Other jerks and startles. In: Jankovic J, Alberta A eds. Hyperkinetic Movement Disorders: Differential Diagnosis and Treatment[M]. Oxford, UK: Wiley-Blackwell,2012,236-256.

[14] Gill HS, Kraft SP. Long-term efficacy of botulinum a toxin for blepharospasm and hemifacial spasm[J].Can J Neurol Sci,2010,37(5):631-636.

[15] Hyun SJ, Kong DS, Park K. Microvascular decompression for treating hemifacial spasm: lessons learned from a prospective study of 1,174 operations[J]. Neurosurg Rev,2010,33(3):325-334.

[16] Samii M, Gunther T, Iaconetta G, et al. Microvascular decompression to treat hemifacial spasm: long-term results for a consecutive series of 143 patients[J]. Neurosurgery,2002,50(4):712-718.

7

下肢肌张力障碍

Katharine E. Alter and Fatta B. Nahab

下肢肌张力增高的患者，包括肌张力障碍，经常被转诊来笔者处进行评估和治疗。在进行治疗之前，首先要确定引起症状的病因，因为某些疾病可以直接给予治疗，而某些疾病只能进行对症治疗。下肢肌张力障碍（LLD）可以是多种疾病的临床表现，如特发性或原发性肌张力障碍、继发性肌张力障碍以及心因性肌张力障碍。原发性肌张力障碍包括局灶性肌张力障碍或任务特异性肌张力障碍、各种遗传性肌张力障碍以及发作性肌张力障碍。在临床上继发性肌张力障碍与原发性肌张力障碍的区别在于症状可能不会随睡眠而缓解，并且它常常有上运动神经元损伤或神经变性的其他表现。继发性肌张力障碍还可以由创伤、毒物接触、药物相关副作用以及某些代谢病如威尔逊氏病（Wilson's Disease）等所致[1-4]。

下肢肌张力障碍常为继发性，但也多为儿童期就出现症状的原发性肌张力障碍，特别是 DYT1 和 DYT5（多巴反应性肌张力障碍）。这与特发性局灶性肌张力障碍形成鲜明对比，若肌张力障碍只局限于下肢，则是不同寻常的，必须仔细评估。对于在成人时期出现的特发性下肢肌张力障碍，如上所述，在鉴别诊断时应考虑多个原发疾病[1-2]。

本章将简要回顾 LLD 患者常见的原因和表现形式。许多患者由于不自主的肌肉活动和因肌张力障碍引起的姿势异常，而存在严重的功能障碍，对这些患者可以给予各种治疗而缓解其症状，包括肉毒毒素注射、口服药物、物理和职业治疗、夹板和多模式治疗，如电刺激等。读者可参阅一些相关文献，它们详细讨论了对特发性和继发性肌张力障碍的评估和治疗以及对下肢肌张力障碍的内科和外科治疗的效果[1, 5-10]。

肌张力障碍的特征

肌张力障碍是以持续性或间歇性不自主的异常运动和姿势异常为特征的运动障碍性疾病。这些姿势通常为不断重复，并呈扭曲状。其他常见特征包括主动肌、拮抗肌的共同收缩，并可泛化到邻近或对侧肌肉部位。某些患者可以呈现为运动过度（如震颤）的姿势，而另一些患者则呈现为姿势固定不变或运动减少。这些不自主的运动经常因紧张、试图进行主动的肌肉活动、说话等因素而恶化[10-12]。

医师对下肢肌张力障碍的诊疗

每个医师既往所接受的培训、自己积累的经验、临床工作方式、同时网络等因素，都影响着他对转诊来的患者所存在的问题和疾病类型（包括肌张力障碍）的处理。对于专门从事运动障碍疾病治疗的神经内科专家而言，LLD 的最常见原因可能是特发性或原发性肌张力障碍，而一般的神经内科医师或理疗师常见的则是那些继发于创伤的肢体张力障碍、上运动神经元损伤综合征的患者，如在脑瘫（CP）或卒中及颅脑损伤（TBI）后的患者 [4-5, 7-9]。

McKeon 等专家在 2008 年的回顾性综述中报道了 10 年间运动障碍门诊所接诊的 LLD 患者的各种诊断。在诊断为肌张力障碍的 36 例患者中，86% 为女性，平均年龄 47.6 岁，症状发生时间平均 28.8 个月，平均随访 3.1 年（0.2 ~ 10.5 年）。36 名患者中，有 19 例为特发性肌张力障碍，其中行动诱发或任务特异性肌张力障碍是最常见的类型；10 例患者为创伤后肌张力障碍，更多的时候表现为静息性肌张力障碍，也称为静态肌张力障碍；其他诊断还有与帕金森病相关的肌张力障碍、复杂性区域性疼痛综合征（CRPS）、心因性肌张力障碍、僵人综合征、与卒中和痉挛相关的肌张力障碍。这些患者的临床表现各有不同，包括创伤后肌张力障碍的内 / 外翻足和各种姿势及诱发行为导致的肌张力障碍。笔者认为，应对所有的仅限于下肢的肌张力障碍患者进行影像学检查，对于孤立的下肢肌张力障碍患者，应进行左旋多巴试验以排除多巴反应性肌张力障碍（DYT5）[13]。

诊断和治疗

患者的病史、体格检查、受累肌肉的分布等都可以为诊断肌张力障碍的病因提供线索，并指导进一步治疗。要详细询问并记录病史，包括年龄和发病时的症状、持续时间、肌张力障碍范围的播散和泛化、诱发行为、是否有感觉诡计、毒物、职业暴露史、既往用药史等。还有详细询问家族史以评估潜在的 LLD 遗传因素 [1-3, 10]。

肌张力障碍的分布有解剖学特征，即局灶性、节段性、区域性或全身性。在患有局灶性肌张力障碍的患者中，单个肢体中的单个肌肉或几个肌肉受到影响；节段性肌张力障碍通常影响身体至少两个邻近区域中的肌肉，例如颈部和上肢。全身性肌张力障碍则是更广泛的躯体肌肉都受累及。节段状和全身性肌张力障碍更常见于继发性肌张力障碍和某些遗传性肌张力障碍，例如 DYT1 以及发作性肌张力障碍的患者中。继发性肌张力障碍的常见原因有：卒中、脑瘫、头部外伤、帕金森病、皮质基底节变性、代谢病症（例如威尔逊氏病）和创伤后张力障碍。节段性或全身性肌张力障碍患者也可能存在局部性问题，如踇长伸肌痉挛引起的异常姿势 [14-18]。

对患者的评估

　　文献中普遍报道，成人发病特发性肌张力障碍中，发病时仅出现局限在下肢的肌张力障碍是不常见的 [12, 18]。对于孤立性下肢肌张力障碍患者要通过神经影像学、电生理检查和实验室研究排除神经棘红细胞增多症、炎症引起代谢异常和铜代谢障碍，这是为了排除可通过其他方法治疗或可逆性的肌张力障碍的病因，包括脊柱狭窄、结构性异常、肿瘤、自身免疫和遗传性变性疾病。尽管经过深入研究，原发性肌张力障碍患者在神经解剖或功能障碍上的部位尚不能确定。原发性肌张力障碍患者的神经影像在标准的临床检查方法上往往不能发现异常。有学者已经提出了许多潜在可能的部位，包括纹状体（壳核）、小脑、丘脑和躯体感觉皮层。已经通过神经生理评估确定了许多异常现象，包括体感功能和皮层代表区的变化。在出现继发性肌张力障碍的患者中，影像研究可在中枢神经系统（CNS）的任何水平上显示局部性或更大范围的病变。如上所述，详细的用药史可以揭示与毒物暴露相关的肌张力障碍的风险或提出迟发性运动障碍的诊断。

　　神经解剖或神经生理学之间的相关性可能有助于鉴别特发性肌张力障碍与继发性肌张力障碍。例如，如前所述，LLD 在继发性肌张力障碍患者中比在特发性肌张力障碍患者中更常见。肌张力障碍在女性中也更常见，无论是特发性还是继发性，都提示女性患者有发生肌张力障碍的倾向 [19-21]。

特发性肌张力障碍

　　与口下颌、颈部或上肢肌张力障碍相反，特发性肌张力障碍在发病时仅局限于下肢的情况相对罕见。据报道，特发性肌张力障碍的发病率占全部特发性肌张力障碍患者的 0.7% ~ 1.7%，此类患者存在两个发病高峰年龄，第一个早期高峰在 20 岁以内，第二个发病高峰在 40 岁以后 [22-23]。老年组发生 LLD 的年龄，略低于发生颈部或口下颌特发性肌张力障碍的患者 [24]。

局灶性或任务特定性下肢肌张力障碍

　　与颈部、下颌或上肢肌肉中出现的局部性肌张力障碍相反，下肢的任务特异性或职业性肌张力障碍并不常见 [13, 25]。有报道发生局部下肢肌张力障碍的病例是超长距离跑步运动员、鼓手、商人、自行车运动员、舞蹈演员和磨刀工人 [26-30]。

　　如上所述，此类患者的神经影像都是正常的，但是仍应进行影像学检查以排除那些潜在的可治疗的疾病。有报道称，下肢的局部肌张力障碍比在上肢出现的局部性肌张力障碍更容易发生泛化 [26]。每个患者具体的受累肌肉，特别是跑步运动员，可以有多种不同。通常受累的肌肉包括远端肌肉，如足跖屈肌、前足旋后肌和趾屈肌。近端肌肉受累可以包括髋关节屈曲、伸展、内收，膝关节屈曲或伸展。对患者的评估应包括执行引起肌张力障碍的任务，例如，如果跑步可诱发患者的症状，那么就要让患者行走，特别是请患者向后倒退行走、在跑步机上行走或跑步。局灶性肌张力障碍患者往往会有感觉诡计的病史。随着时间的推移，虽然不可能泛化，肌张力障碍的形式仍可能进展播散到其他任务相关肌肉或邻近肌肉。

非局灶性下肢肌张力障碍

在成人期发病的特发性肌张力障碍、节段性或全身性肌张力障碍的患者，如果仅局限于下肢也是属于不典型的情况，因此需要同样做前述的细致的工作 [1–2, 9, 31]。

表现为下肢的特发性肌张力障碍需考虑的鉴别诊断很多，有 DYT5、酪氨酸羟化酶缺乏症、泛酸激酶相关神经变性（PKAN）和其他遗传性原发性肌张力障碍 [32]。下肢受累也见于威尔逊氏病患者。LLD 也可能是最终诊断为帕金森病患者所出现的早期症状 [33]。

在一些特发性节段性或全身性肌张力障碍的患者中，症状可从局部开始，最终扩散到包括上肢在内的其他区域。据报道，这种进展性的肌张力障碍在年轻人中比高龄患者进展会更迅速。特发性肌张力障碍和上运动神经元（UMN）综合征患者的LLD 通常由自主行为诱发 [22]。不随活动改变而保持固定不变的姿势，在创伤后肌张力障碍（CRD）更常见 [22–23]。

节段性或全身性肌张力障碍的常见临床表现为四肢和躯体节段远端和近端各个屈肌或伸肌受累。对节段性和全身性肌张力障碍患者，通常可以全身给药或以其他方法治疗。为解决某个特别问题或改善局部肌张力异常的姿势，例如，马蹄足或踇趾过伸而不能脚跟着地或造成鞋磨损，患者可接受肉毒毒素注射而获改善。对这些患者进行治疗时，应首先明确具体的治疗目标，注射神经毒素时需有限制剂量，因为它常涉及多个肌肉。神经毒素和口服药物治疗、鞘内巴氯芬治疗、脑深部电刺激（DBS）联合治疗对节段性或全身性肌张力障碍患者也有明显帮助。

继发性肌张力障碍

继发性肌张力障碍患者的肌肉受累形式以及肉毒毒素治疗上运动神经元综合征在本书的其他章节有详细描述。因其他原因包括帕金森病和皮质基底变性所致的继发性肌张力障碍患者，也可以受益于肉毒毒素治疗。与特发性节段性肌张力障碍或全身性肌张力障碍的患者一样，它通常累及多个肌肉。因此，应在进行肉毒毒素治疗前，先明确具体的治疗目标。多方案联合治疗，即神经毒素和口服药物治疗、鞘内巴氯芬治疗和 DBS 手术，也可给继发性全身性肌张力障碍的患者带来显著疗效 [5–6, 8–9, 12–13, 15]。

总结

LLD 是由不同临床疾病导致的具有多种临床症状和体征的复杂问题。对患者进行详细的检查和功能评估可指导制订治疗计划和选择最佳方案。表现为 LLD 的患者可以受益于多种治疗，包括康复治疗、矫形、局部和全身的药物和手术治疗。对于准备来接受肉毒毒素治疗的肌张力障碍患者，对病情的细致评估及指导选择靶肌肉和注射模式也非常重要 [5, 34-36]。

参考文献

[1] Fahn S, Jankovic J, Hallett M, et al. Dystonia—phenomenology, classification, etiology, pathology, biochemistry, and genetics. In: Fahn S, Jankovic J, Hallett M, Jenner P eds. Principles and Practices of Movement Disorders[M]. Philadelphia, PA: Elsevier; 2007, 307–343.

[2] Schneider SA, Edwards MJ, Grill SE, et al. Adult onset primary lower limb dystonia[J]. Mov Disord, 2006,11:767–771.

[3] Defazio G. The epidemiology of primary dystonia: current evidence and perspectives[J]. Eur J Neuro,2010,17(supp 1):9–14.

[4] Espay AJ, Lan AE. The psychogenic toe signs[J]. Neurology,2011,77:508–509.

[5] Elovic EP, Esquenazi AP, Alter KE, et al. Chemodenervation and nerve blocks in the diagnosis and management of spasticity and muscle over activity[J]. PM R,2009,1(9):842–851.

[6] Gracies JM, Bayle N, Vinti M, et al. Five step clinical assessment in spastic paresis[J]. Eur J Phys Rehabil Med,2010,46:411–423.

[7] Gracies JM. Physiologic effects of botulinum toxin in spasticity[J].Mov Disord,2004,19(suppl 8):S120–S128.

[8] Gracies JM. Traditional pharmacological treatments for spasticity. Part 1: local treatments[J]. Muscle Nerve Suppl,1997,6:S61–S91.

[9] Gracies JM. Traditional pharmacological treatments for spasticity. Part II: general and regional treatment[J]. Muscle Nerve Suppl,1997,6:S92–S120.

[10] Treatment of Dystonia In: Marsden CD, Fahn S, eds. Movement Disorders[M] Philadelphia, PA: Elsevier,1987,345–367.

[11] Sanger TD, Chen D, Fehlings DL, et al. Definition and classification of hyperkinetic movements in childhood[J]. Mov Disord,2010,25(11):1538–1549.

[12] Strager S, Rodnitzky RL, Gonzalez–Allegre P. Secondary dystonia in a botulinum toxin clinic: clinical characteristics neuroanatomical substrate and comparison with idiopathic dystonia[J]. Parkinsonism Relat Disord, 2011,17:749–752.

[13] Mckeon A, Matsumoto JY, Bower JH, et al. The spectrum of disorders presenting as adult onset focal lower extremity dystonia[J]. Parkinsonism Relat Disord,2008,14:613–619.

[14] Lo SE, Frucht SJ. Is focal task–specific dystonia limited to the hand and face[J].Mov Disord,2007,22:1009–1011.

[15] Braber TA, Basu B, Shakespeare D, et al. Botulinum toxin in the management of hitchhiker's toe[J].Neuro Rehab,2011,28(4):395–399.

[16] Jankovic J, van der Linden C. Dystonia and tremor induced by peripheral trauma: predisposing factors[J].J Neurol Neurosurg Psychiatry, 1988,51(12):1512–1519.

[17] Fletcher NA, Harding AE, Marsden CD. The relationship between trauma and idiopathic torsion dystonia[J]. J Neurol Neruosurg Pyschiatry,1991,54(8):713–717.

[18] Verdugo RJ, Ochoa JL. Abnormal movements in coplex regional pain syndrome: assessment of their nature[J]. Muscle Nerve,2000,23(2):198–205.

[19] Martino D, Macerello A, Abbruzzese G, et al. Lower limb involvement in adult onset primary dystonia: frequency and clinical features[J].Eur J Neurol, 2010,17:242–246.

[20] Brin MF, Comella CL. Pathophysiology of dystonia. In: Brin MF, Comell CL, Jankovic J, eds. Dystonia: Etiology, Clinical Features and Treatment[M]. Philadelphia, PA: Lippincott Williams Wilkins,2004,5–10.

[21] Defazio G, Abbruzzese G, Girlanda P, et al. Phenotypic overlap in familial and sporadic primary adult onset extracranial dystonia[J]. J Neurol,2012,10(5):6514–6516.

[22] Martino D. Lower limb involvement in adult onset primary dystonia: frequency and clinical features[J]. Eur J Neurol,2010,17:242–246.

[23] O'Riordan S, Raymond D, Lynch T, et al. Age at on set as a factor in determining the phenotype of primary torsion dystonia[J]. Neurology,2004,63:1423–1426.

[24] Schneider SA, Edwards MJ, Quinn NP, et al. Adult–onset primary lower limb dystonia: clinical description of a rare entity[J]. Mov Disord,2005,20(suppl 10):S24.

[25] Pont–Sunyer C, Marti MJ, Tolosa E. Focal limb dystonia[J]. Eur J Neurol,2010,17(suppl 1):22–27.

[26] Leveille LA, Clement DB. Case report; action induced focal dystonia in long distance runners[J].Clin J Sport Med,2008,18(5):467–468.

[27] Wu LJ, Jankovic J. Runner's dystonia[J]. J Neurol Sci,2006,251(1–2):73–76.

[28] McClinton S, Heiderscheit B. Diagnosis of primary task specific lower extremity dystonia in a runner[J]. J Orthop Sports Phys Ther,2012,42(8):688–697.

[29] Rosset–Llobet JR, Fabregas–Moas S, Pascual–Leone A. Drummer's lower limb dystonia. Letter to the Editors[J].J Neurol,2012,259(6):1236–1237.

[30] Garcia–Ruiz PJ, del Var J, Losada M, et al.Task specific dystonia of the lower limb in a flamenco dancer[J]. Letter to Editor. Parkinsonism and

Rel Disorders,2011,17:221−222.

[31] Defazio G, Abbruzzese G, Livrea P, et al. Epidemiology of primary dystonia[J]. Lancet Neurol,2004,3:673−678.

[32] Cheyette BNR, Cheyette SNR, Cusmano−Ozag K, et al. Dopa responsive Dystonia presenting as delayed and awkward gait[J]. Pediatr Neurol,2008,38(4):273−275.

[33] Eggers C, Volk AE, Kahraman D, et al. Are dopa responsive dystonia and Parkinson's disease related disorders? Letter to the Editor[J]. Parkinsonism Relat Disord,2012,18(5):666−668.

[34] Olver J, Esquenazi VSC, Fung B, et al. Botulinum toxin assessment, intervention and aftercare for lower limb disorders of movement and muscle tone in adults[J]. Eur J Neurol,2010,17(suppl 2):57−73.

[35] Barrett MJ, Bressman SB, Levy OA, et al. Functional electrical stimulation for the treatment of lower limb dystonia. Letter to the Editor[J]. Parkinsonism and Rel Disorders,2012,18(5):660−661.

[36] Jankovic J. Treatment of dystonia[J]. Lancet,2006,5:865−872.

8

上运动神经元综合征

Katharine E. Alter and Fatta B. Nahab

可能导致中枢神经系统（CNS）损伤的各种病变，包括一系列不同的感觉运动症状和体征，统称为上运动神经元综合征（UMNS）[1-3]。UMNS 相关的肌张力过高是接受化学去神经手术（包括肉毒毒素注射）最常见的原因。在成人患者中，UMNS 的最常见原因是卒中、创伤性脑损伤和脊髓损伤。在儿童患者中，最常见的原因是由于损伤或大脑发育问题导致的脑瘫。

上神经元综合征的症状和体征

Lance 最初描述了与 UMNS 相关的阳性（亢进）和阴性（衰退）体征[1]。与 UMNS 相关的阴性体征包括肌无力、选择性运动控制能力丧失或灵活性受损、感觉障碍。阳性体征包括反射亢进、出现病理性反射、痉挛和肌张力增高（例如痉挛、肌张力障碍、僵直），见表 8.1 和图 8.1[1-3]。

牵张反射和肌痉挛

目前人们尚未完全弄清楚由 UMNS 引起的反射活动和肌张力变化的复杂变化机制。但人们知道的是，UMNS 在中枢神经系统中的许多水平发生了变化，包括节段水平的单突触、多突触通路和高级皮层中枢的下行抑制输入[4-7]。总的来说，这种抑制功能的丧失导致了 α 运动神经元兴奋和肌张力增高[8]。

100 多年前，Sherrington 首次描述了在猫脑前庭核水平之上的横断可导致牵张反射亢进和伸肌张力增高，他称之为"去脑强直"[9]。Sherrington 也探讨了通过切断脊髓神经背根减少传入而产生肌强直（痉挛）缓解的效果[10-11]。自从这些初步探索以来，由许多著名的神经科学家，包括 Lance 等，进一步对此进行了研究[1-7,12-13]。Lance 将痉挛描述为"速度依赖性增强的牵张反射"为特征的运动障碍[1]。Nathan 进一步将痉挛定义为"通常处于潜伏状态的牵张反射明显化"。肌腱反射阈值降低，肌肉对轻轻敲击的反应亢进，并且除了被轻敲的肌肉，其他肌肉也可能发生反应；肌肉的牵张反射也会以同样的方式受影响[13]。虽然 UMNS 看来有些保护作用，但因此而产生的其他症状和体征对机体各方面却有不良影响，故对患者的功能状态无益[14-15]。

表 8.1　阳性和阴性体征

阳性体征	阴性体征
痉挛	动作灵活性丧失
·反射亢进	运动减慢
·伸张反射扩散	肌力下降
·阵挛，即反射重复发生	疲劳
·痉挛性肌张力障碍	感知障碍
痉挛	
屈张反射痉挛失抑制	
·巴宾斯基征	
·广泛性协同模式	

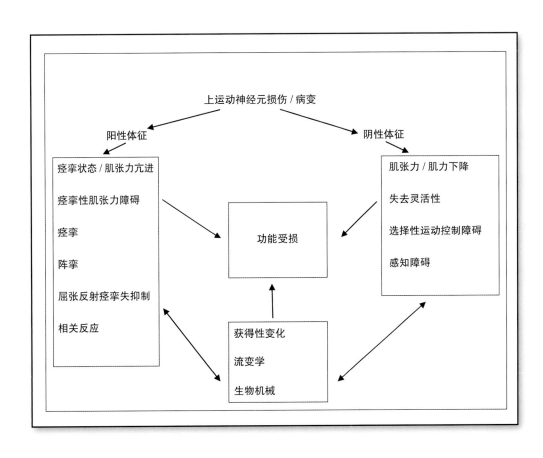

图 8.1　阳性和阴性体征

人们已经了解了 CNS 病变的位置对反射变化所产生的直接影响，特别是把脊髓所致痉挛与大脑所致痉挛加以比较时。脊髓病变导致的反射改变主要发生于在节段水平，与抑制性中间神经元多突触通路的变化有关[16-17]。Herman 在脊髓或脑损伤后的反射兴奋性研究中发现，与脑损伤患者的反射活动的上升时间相比，脊髓模型中反射活动的上升时间较慢。对于脊髓病变导致的痉挛，他提出的假设是：从肌束或屈肌反射传出的信号进入脊髓的某个水平，然后上升到其他水平，这种信号的上升扩散导致远离初始传入刺激的肢体节段中的肌肉发生反应。临床上可以看到，在一个水平的有害刺激（如脚）可导致近端（膝盖）的肌张力增高和 / 或发生痉挛。这种情况也常见于来自身体其他系统的伤害性刺激，如扩张的膀胱、尿路感染或压疮溃疡，导致在远端部位的肌张力增高和痉挛[16-17]。

在脑损伤中，Herman 观察到了增加更为迅速的反射活动，提示肌束和靶肌肉中单突触通路的变化。他观察了"脑性"肌张力亢进的患者，他们常常表现出特定模式的肌肉兴奋过度，例如在卒中后的痉挛状态所见的屈曲姿势或小儿脑瘫后的马蹄足步态，如图 8.2（a）、(b) 和图 8.3[16-17]。

肌肉张力增高的情况，如痉挛、痉挛性肌张力障碍、肌张力障碍、抽搐和僵硬都对 UMNS 患者的生活质量和功能状态有严重影响。然而，这些损伤只是 UMNS 的一个方面，它还可能会随时间而改变[17-18]。

与 UMNS 相关的继发性或获得性损伤

随着时间的推移，上述肌肉活动的变化常常导致肌肉骨骼系统的获得性或继发性改变（表 8.2）[19-23]，如肌肉的流变学变化，发生肌肉挛缩和关节畸形（图 8.2 和

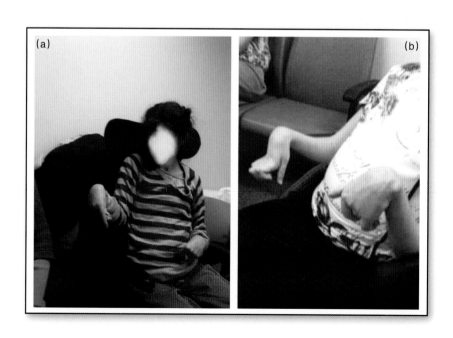

图 8.2　脑瘫患者的上肢姿态

图 8.4)。 这些继发性损伤在儿童中特别严重，因为持续的线性生长叠加于 UMNS 运动损伤和功能受限（活性降低，负重）之上。即使对肌张力亢进进行积极的治疗，脑瘫患者仍常需要外科手术来处理这些获得性问题 [23-24]。 因此，对 UMN 相关的肌张力增高和痉挛的治疗（包括化学去神经术）目标之一，就是尽可能地减轻这些获得性损伤的进展 [24-25]。

　　总的来说，UMNS 相关的损伤可能导致患者的生活质量下降，被动和主动活动功能受限和 / 或致残性疼痛 [17-20, 24-25]。功能受限常常影响日常生活（ADL）、活动能力、大小便控制、精细运动功能、言语和吞咽的功能。此外，肌张力亢进可能引起疼痛，并因为皮肤受压、撕扯和浸渍而导致皮肤破溃（图 8.5 和图 8.6）。

对 UMNS 的治疗

　　对疑似的有症状的肌张力亢进进行治疗时，治疗的目的是减少它对功能的影响

表 8.2　肌肉流变学改变

僵硬
肌节丧失
纤维化
萎缩
挛缩

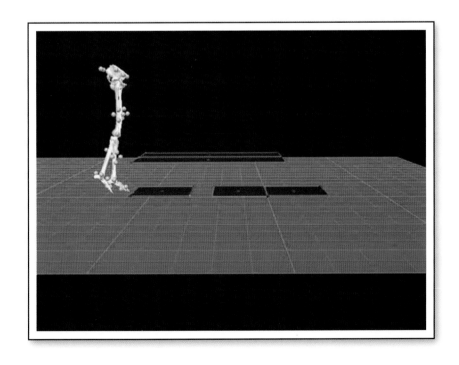

图 8.3　脑瘫患者的马蹄足

并提高患者的生活质量。各种治疗措施有：保持肢体处于良好的位置、使用夹板、保持肢体有适当的活动范围、口服药物、化学去神经术和外科手术（图 8.7）。对这些措施的全面讨论超出了本文的范围。感兴趣的读者可参考其他相关文献 [20-21, 24-27]。

对 UMNS 相关的肌张力过高进行化学去神经术——选择患者

在临床实践中，与 UMNS 相关的肌张力亢进是患者接受肉毒毒素注射或其他化学去神经术的最常见原因。在进行治疗之前，需要对患者的感觉运动障碍（包括高张力和功能）进行详细评估，特别是肌张力和肢体功能，这可为选择有适应证的患者、确定靶肌肉、选择最合适的治疗方案提供依据。在评估中应该确定肌张力增高的程度和严重性以及该肌张力增高是属于"疑似"还是确实已经引起症状 [28-40]。评价结果还应确定化学去神经治疗所能实际达到的目标。因为很容易看到肌张力增

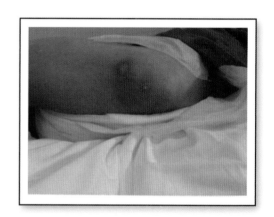

图 8.4　获得性髋关节脱位者的皮肤破溃

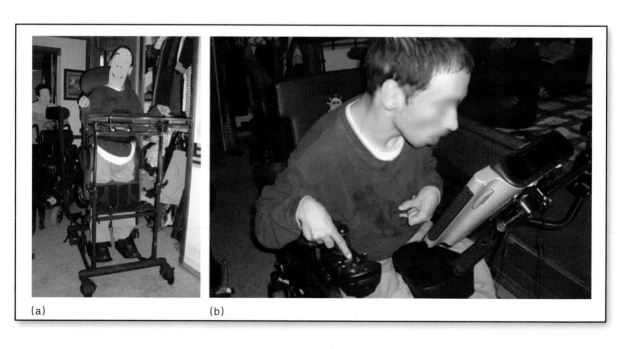

(a)　　　　　　　　　(b)

图 8.5　肌张力障碍患者影响（a）站立和（b）其他功能活动

超导密码：超声引导下的化学去神经疗法

高的现象，患者、护理人员和治疗师经常报告疑似的肌张力增高、肌肉僵硬、疼痛、痉挛、被动和主动活动受限，并且此"肌张力"影响患者的功能或生活质量。对于这些患者，包括部分为他们诊治的医师，可能并没有识别各种 UMNS 相关的阴性症状对患者功能的全部影响。在严重无力或运动功能受限的患者中，简单地去除或减少痉挛状态可能不会改善他们的主动或被动运动功能。对患者的详细评估将明确患者全面的感觉运动功能障碍，并指导选择适当的患者接受治疗以及确定治疗目标[18-19, 24-25]。

虽然医师十分推崇化学去神经术（神经或运动点阻滞以治疗 UMNS 相关的肌张力亢进），但是，针对症状性肌张力亢进的治疗，还需由患者和相关陪护人员共同决定。选择靶肌肉至关重要，应该根据病史、护理人员或治疗师提供的情况信息、对

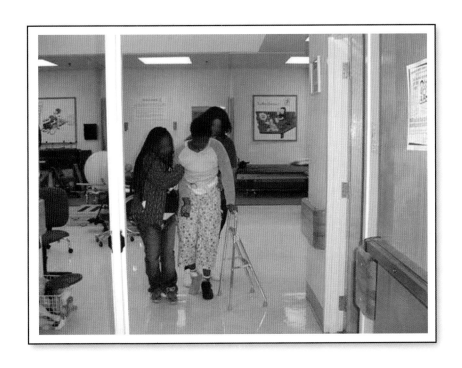

图 8.6 卒中后痉挛，运动功能受损步态

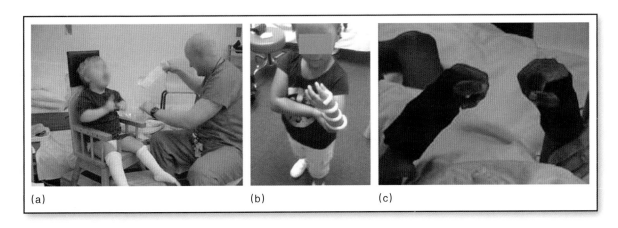

(a)　　　　　　　　　　　(b)　　　　　　　　(c)

图 8.7 对上运动神经元综合征患者的石膏和夹板固定：(a) 脑瘫；(b) 卒中；(c) 头部外伤

患者的体检和功能评估来确定靶肌肉，同时要观察患者各种日常生活活动时的状态。

对于肌张力亢进的肉毒毒素治疗

目前，美国食品药品监督管理局（FDA）批准了 3 种 A 型和 1 种 B 型肉毒毒素可在临床应用[22-25]。目前，在美国只有肉毒毒素 A（Onabotulinumtoxin A）可用于治疗痉挛（上肢）[41-44]，对于儿童 UMNS 和下肢痉挛状态尚处于"超说明书"（Off-Label）使用，肉毒毒素治疗的儿童 UMNS 和下肢痉挛状态在欧洲和其他国家是属于"说明书范围内（On-Label）"使用。目前在美国的肉毒毒素产品和有关当前 FDA 的适应证，在本书的其他章节有详细的讨论。

注射于肌肉中的肉毒毒素产生的效果与注射剂量相关，剂量越大则对肌肉活动能力的降低越多、肌张力下降越明显。毒素剂量在不同的产品中有所不同，详细的说明可在相应的产品标签中查看（请参阅肉毒毒素基础的章节）。毒素的剂量由所治疗的病症决定。例如，对于与 UMNS 相关的痉挛状态的肉毒毒素的治疗剂量，通常比用于治疗局限性肌张力障碍所需的剂量更高。每个患者对肉毒毒素治疗的反应也有所不同。因此，对于从未接受过肉毒毒素治疗的患者，应仔细确定初始剂量，然后可以在其后的一系列治疗中，逐渐增加剂量，以最小有效剂量降低肌张力，达到设定治疗计划所期望的功能状态。大剂量的肉毒毒素常用于发生更严重痉挛的患者或肌肉体积较大且期望达到被动功能目标时。在一些患者中，如果有严重的痉挛或肌张力障碍，可以进行联合治疗，即联合使用肉毒毒素和苯酚（或酒精）对神经或运动点进行阻滞。苯酚可以减少肉毒毒素的用量，即对靶肌肉的计算所需肉毒毒素剂量超过了推荐剂量。例如，下肢严重痉挛的患者，可以用苯酚阻滞来解决内收肌的痉挛，而将"节省"下来的肉毒毒素剂量用于其他肌肉[18-20, 35]。

肉毒毒素治疗的临床效果一般持续 3 个月，但是患者获益的时间可能更长（长达 6 个月）。苯酚和酒精的化学去神经作用更持久，有报道其获益时间可长达 6～18 个月。这种长时间的效果是由于苯酚/乙醇产生的蛋白质变性/瓦勒变性所致。许多患者在接受每 3～6 个月的重复肉毒毒素治疗后，可达到满意效果。但应该在每个治疗周期之前，对患者肌张力亢进受累肌肉的范围和状况进行重新评估。

化学去神经阻滞后的治疗

简单地消除痉挛或肌张力亢进或许并不能改善患者的功能状态[19-20]。在接受化学去神经治疗后，许多患者还需接受其他的治疗[19-21, 26-27]，如强化被动牵张、使用夹板和保持肢体位置的辅助装置，以帮助改善肢体的活动范围。旨在改善主动运动功能的治疗有直接物理治疗、职业治疗和/或言语治疗。在化学去神经术治疗之前，应该与患者和护理人员讨论所需的其他治疗措施及如何进行。

图 8.8 步态异常

特殊人群

在肉毒毒素和其他化学去神经术的应用中，儿童患者是 UMNS 的一个特殊亚组人群。几十年来一直用苯酚或酒精进行化学去神经治疗，而使用肉毒毒素治疗只是在最近的 20 年才开始的[35, 45-46]。对儿童患者的治疗目标与成人类似，包括改善被动功能和主动功能、应用支架 / 夹板并减少挛缩 / 畸形[27, 41]（图 8.8），其次的目标还有减少手术后疼痛和肌肉痉挛[47-49]。用于儿童的肉毒毒素的治疗剂量通常根据患儿的体重计算[27, 41-44]。儿童患者应用的总剂量极限值，各医师的报道有很大的差异。大剂量方案的风险有全身或局部肌力下降和吞咽困难。肉毒毒素治疗后发生误吸事件和死亡报告使 FDA 在美国所有肉毒毒素药盒内添加了警示语。但重要的是，FDA 并没有认为肉毒毒素治疗是这些患者死亡的原因。

总结

许多 UMNS 相关的肌肉活动亢进的患者将受益于化学去神经术，包括肉毒毒素注射和 / 或神经、运动点阻滞治疗。这些治疗是否成功取决于事先准确地判断哪些患者可能受益，确定实际可行的治疗目标，为患者选择最适当的治疗方式以及正确地定位问题靶肌肉。

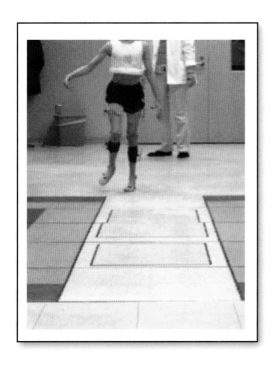

图 8.8　步态异常

参考文献

[1] Lance, JW. Pyramidal and extrapyramidal disorders. In: Shani DT, ed. Electromyography in cns Disorders[M]. Boston, MA: Butterworth，1984，1-19.

[2] Lance, JW. The control of muscle tone, reflexes, and movement: Robert Wartenberg lecture[J]. Neurology,1980,30(12):1303-1313.

[3] Lance JW. Symposium synopsis. In: Feldman RG, Young RR, Kella WP eds. Spasticity: Disordered Motor Control[M]. Chicago, IL: Year Book Medical Publishers,1980,485-494.

[4] Messina C. Pathophysiology of muscle tone[J]. Funct Neurol,1990,5(3):217-223.

[5] Sheean G, McGuire JR. Spastic hypertonia and movement disorders: pathophysiology, clinical presentation, and quantification[J]. PM&R,2009,1(9):827-833.

[6] Burke D. Spasticity as an adaptation to pyramidal tract injury[J].Adv Neurol,1988,47:401-423.

[7] Kuypers HGJM.Anatomy of the descending pathways. In: Brooks VB ed, Handbook of Physiology[M].Bethesda, MD: American Physiological Society, 1981,597-666.

[8] Mayer N. Clinicophysiologic concepts of spasticity and motor dysfunction in adults with an upper motor neuron lesion. In: Simpson DM, Mayer NH eds, Spasticity: Etiology, Evaluation, Management and the Role of Botulinum Toxin[M]. New York, NY: We Move Self Study CME,2002,1-11.

[9] Sherrington CS. Decerebrate rigidity and reflex coordination of movements[J]. J Physiol,1898,22:319-322.

[10] Sherrington CS. On plastic tonus and proprioceptive reflexes[J]. Quart J Exp Physiol,1909,2:109-156.

[11] Sherrington CS. Remarks on some aspects of reflex inhibition[J]. Proc Roy Soc B,1925,97:519-545.

[12] Schwindt PC. Control of motor neuron output by pathways descending from the brainstem. In: Towe AL, Luschei ES eds, Handbook of Behavioral Physiology vol 15, Motor coordination[M]. New York, NY: Plenum Press,1981,139-230.

[13] Nathan P. Some comments on spasticity and rigidity. In: Desmedt JE ed, New Developments in Electromyography and Clinical Neurophysiology[M]. Basel, Karger, 1973:13-14.

[14] Pandyan AD, Gregoric M, Barnes MP, et al. Spasticity: clinical perceptions, neurological realities and meaningful measurement[J]. Disabil Rehabil,2005,27(1-2):2-6.

[15] Lin FM, Sabbahi M. Correlation of spasticity with hyperactive stretch re flexes and motor dysfunction in hemiplegia[J]. Arch Phys Med Rehabil,1999,80(5):526-530.

[16] Herman R. The myotactic reflex: clinicophysiological aspects of spasticity and contracture[J]. Brain,1970,93:272-312.

[17] Herman R, Freedman W, Mees S. Physiological aspects of hemiplegic and paraplegia spasticity. In: Desmedt JE ed, New Developments in Electromyography and Clinical Neurophysiology. Human Reflexes, Pathophysiology of Motor Systems, Methodology of Human Reflexes[M]. Basel, Karger,1973,579-589.

[18] Mayer N, Esquenazi A, Childers MK. Common patterns of clinical motor dysfunction[J]. Muscle Nerve,1997,20(suppl 6):S21-S35.

[19] Mayer N. Clinicophysiologic concepts of spasticity and motor dysfunction in adults with an upper motor neuron lesion[J]. Muscle and Nerve Suppl,1997,6:S1-S13.

[20] Wissel J, Schelosky LD, Scott J,et al. Early development of spasticity following stroke: a prospective, observational trial[J]. J Neurol,2010,257(7):1067-1072.

[21] Lundstrom E, Terent A, BorgJ.Prevalence of disabling spasticity 1 year after first-ever stroke[J]. J Neuro,2008,15:533-539.

[22] Lundström E, Smits A, Terént A, et al. Time-course and determinants of spasticity during the first six months following first-ever stroke[J]. J Rehabil Med,2010,42(4):296-301.

[23] Pandyan AD, Cameron M, Powell J, et al. Contractures in the post-stroke wrist: a pilot study of its time course of development and its association with upper limb recovery[J]. Clin Rehabil,2003,17(1):88-95.

[24] Damiano DL, Alter KE, Chambers H. New clinical and research trends in lower extremity management in ambulatory children with cerebral palsy[J]. Phys Med Rehabil Clin N Am,2009,20(3):469-491.

[25] Elovic EP, Esquenazi A, Alter KE, et al. Chemodnervation and nerveblocks in the diagnosis and management of spasticity and muscle overactivity[J]. PMR,2009,1(9):842-851.

[26] Alter KE, Childers MK, Cindy B,et al. Chairperson Localized Pharmacologic Therapeutic Options: Current and Novel Treatments to Optimize Upper- and Lower-Limb Spasticity Outcomes CME/CE 06/11 Medscape CME course.

[27] Gormley ME, O'Brien CF, Yablon SA. A clinical overview of treatment decisions in the management of spasticity. In: Spasticity: Etiology, Evaluation, Management and the Role of Botulinum Toxin[M]. New York: We Move,2002.

[28] Ansari NN, Naghdi S, Hasson S,et al. The Modified Tardieu Scale for the measurement of elbow flexor spasticity in adult patients with hemiplegia[J]. Brain Injur,2008,22(13-14):1007-1012.

[29] Ansari NN, Naghdi S, Arab TK, et al. The interrater and intrarater reliability of the Modified Ashworth Scale in the assessment of muscle spasticity: Limb and muscle group effect[J]. Neuro Rehabilitation,2008,23:231-237.

[30] Bhimani RH, Anderson LC, Henly SJ, Stoddard SA. Clinical measurement of limb spasticity in adults: state of the science[J]. J Neurosci

Nurs,2011,43(2):104–115.

[31] Haas BM, Bergstrom E, Jamous A,et al. The inter rater reliability of the original and of the Modified Ashworth Scale for the assessment of spasticity in patients with spinal cord injury[J]. Spinal Cord,1996,34:560–564.

[32] Morris S. Ashworth and Tardieu Scales: their clinical relevance for measuring spasticity in adult and paediatric neurological populations[J]. Phys Ther Rev,2002,7:53–62.

[33] Ashford S, Turner–Stokes L. Goal attainment for spasticity management using botulinum toxin[J]. Physiother Res Int,2006,11:24–34.

[34] Collin C, Wade DT, Davies S, et al. The Barthel ADL Index: a reliability study[J]. Int Disabil Stud,1988,10(2):61–63.

[35] Wood KE. The use of phenol as a neurolytic agent, a review[J]. Pain, 1978,5:205–229.

[36] Dromerick AW, Edwards DF, Diringer MN. Sensitivity to changes in disability after stroke: a comparison of four scales useful in clinical trials[J]. J Rehabil Res Dev,2003,1–2;40(1):1–8.

[37] Fosang AL, Galea MP, McCoy AT, et al. Measures of muscle and joint performance in the lower limb of children with cerebral palsy[J]. Dev Med Child Neurol,2003,10;45(10):664–670.

[38] Lang, C.E., Wagner, J.M, Dromerick, er al.Measurement of upper extremity function early after stroke: properties of the action research arm test[J]. Archives Physical Medicine and Rehabilitation,2006,87:1605–1610.

[39] Mahoney FI, Barthel DW. Functional evaluation: The Barthel Index[J]. Md State Med J,1965,14:61–65.

[40] Nijland R, van Wegen E, Verbunt J,et al. A comparison of two validated tests for upper limb function after stroke: The Wolf Motor Function Test and the Action Research Arm Test[J]. J Rehab Med,2010,42:694–696.

[41] Botox (Package Insert/Prescribing Information), Allergan, Irvine California.

[42] Dysport (Package Insert/prescribing information), Ipsen/Tercica, Brisbane, CA.

[43] Zeomin (Package Insert/Prescribing Information). Merz Pharmaceuticals, Greensboro,NC.

[44] Myobloc (Package Insert/Prescribing Information), Solstice Neurosciences, Malvern PA.

[45] Dromerick AW, Edwards DF, Diringer MN. Sensitivity to changes in disability after stroke: a comparison of four scales useful in clinical trials[J].J Rehabil Res Dev,2003,40(1):1–8.

[46] Chung CY, Chen CL, Kuen–Wong AM. Pharmatherapy of spasticity in children with cerebral palsy[J].J Formos Med Assoc,2011,110(4):215–222.

[47] Graham, HK. Botulinum toxin type A management of spasticity in the context of orthopaedic surgery for children with spastic cerebral palsy[J]. Eur J Neurol,2001,8(suppl 5):S30–S39.

[48] Barwood S, Baillieu C, Boyd R, et al. Analgesic effects of botulinum toxin A: a randomized, placebo controlled trial[J]. Dev Med Child Neurol, 2000,42(2):116–121.

[49] Alter KE. High–frequency ultrasound guidance for neurotoxin injections[J]. Phys Med Rehabil Clin N Am,2010,21(3):607–630.

9

多汗症

CodrinLungu and Mark Hallett

多汗症是一种较为常见的疾病，其特征为排汗量超过正常调节体温所需[1]。出汗是通过交感神经系统进行的，乙酰胆碱是外分泌腺的主要神经递质。因为肉毒毒素可暂时抑制乙酰胆碱的释放，所以它可以成功地应用于多汗症的治疗[2]。

肉毒毒素治疗多汗症的有效性和安全性已经被一些随机对照研究所证明[3]，它可使出汗下降75%以上[4]。

可根据患者症状的严重程度及其他局部治疗无效等情况来选择接受肉毒毒素治疗。一般用Minor淀粉碘试验来定量判断是否有多汗，以接触汗液后颜色的改变来判断是否属于多汗和多汗的范围[5]。肉毒毒素治疗前，必须排除其他病因所致的继发性多汗。给药的靶点取决于患者的具体情况，常用注射部位为腋窝、手掌和脚掌区域。以26~30G针头在病变区域注射20~40个点。在大宗病例研究中，在腋下注射25~75U的Onabotulinumtoxin A或每侧腋下注射200~250U的Abobotulinumtoxin A，每侧手掌注射120~500U的Abobotulinumtoxin A，每只脚掌注射50~100U的Onabotulinumtoxin A[5]。因为注射部位表浅，这些操作通常都不需要超声引导。

与注射肉毒毒素治疗肌张力障碍和痉挛相比，注射肉毒毒素治疗多汗症的持续效果要长久得多，平均有效时间可达6~9个月[3, 6]。可对患者进行连续多年的治疗并达到满意疗效。

参考文献

[1] Strutton DR, Kowalski JW, Glaser DA,et al. US prevalence of hyperhidrosis and impact on individuals with axillary hyperhidrosis: results from a national survey[J].J Am Acad Dermatol,2004,51(2):241–248.

[2] S wartling C, Naver H, Pihl–Lundin I,et al. Sweat gland morphology and periglandular innervation in essential palmar hyperhidrosis before and after treatment with intradermal botulinum toxin[J]. J Am Acad Dermatol, 2004,51(5):739–745.

[3] Doft MA, Hardy KL, Ascherman JA. Treatment of hyperhidrosis with botulinum toxin[J]. Aesthet Surg J,2012,32(2):238–244.

[4] Heckmann M, Ceballos–Baumann AO, Plewig G. Botulinum toxin A for axillary hyperhidrosis (excessive sweating) [J]. N Engl J Med, 2001,344(7):488–493.

[5] G laser D, Naumann M. Chapter 25: Botulinum neurotoxin in the management of hyperhidrosis and other hypersecretory disorders. In: Jankovic J, Albanese, A., Atassi, MZ et al. eds. Botulinum Toxin Therapeutic Clinical Practice and Science[M]. Philadelphia, PA: Elsevier, 2009.

[6] D oft MA, Kasten JL, Ascherman JA. Treatment of axillary hyperhidrosis with botulinum toxin: a single surgeon's experience with 53 consecutive patients[J]. Aesthetic Plast Surg,2011,35(6):1079–1086.

10

肉毒毒素治疗流涎症

Katharine E. Alter, Zachary Bohart, and Codrin Lungu

流涎症是指不自主流涎，这也是患者来接受肉毒毒素治疗的主要原因。流涎症可作为多种临床疾病的表现，来接受肉毒毒素治疗的大部分流涎症患者都是神经系统疾病引起的，最常见的是脑瘫、卒中、帕金森病和 ALS。这些情况导致各种感觉和运动障碍，包括感觉、口唇闭合、咀嚼和吞咽功能障碍[1-4]。流涎可导致皮肤破溃或浸渍，并且对生活质量产生严重影响，如弄脏衣服和被社会孤立。此外，吞咽障碍或吞咽能力下降可能会误吸口腔分泌物并导致吸入性肺炎。

大多数接受肉毒毒素治疗的流涎患者是因为吞咽障碍所致，而不是涎液分泌过度。对流涎症的处理包括口腔运动功能锻炼、将涎液擦离面部或口腔的装置、口服药物、注射肉毒毒素以及手术治疗，如涎腺导管改道[5-10]。那些药物治疗不能控制或导致不可耐受的副作用的患者越来越多地接受了肉毒毒素治疗。现在，肉毒毒素治疗是手术治疗前常采用的方法[8-9, 11]。

唾液腺的正常分泌

唾液是由三大主要唾液腺分泌，当然也还有一些小的分布于口腔的唾液腺也参与唾液的分泌。唾液对保持牙齿健康、润滑食物、吞咽和消化（淀粉酶的作用）都非常重要。79% 的唾液是由下颌下腺分泌，30% 由腮腺分泌，5% 由舌下腺分泌，还有 5% 有其他小型唾液腺分泌。在静息状态下，主要由下颌下腺完成基本唾液分泌，腮腺只是在受到进食或其他如嗅觉刺激后，再增加唾液分泌[1]。唾液腺受副交感神经、胆碱能刺激后，通过释放乙酰胆碱而分泌唾液[1-2, 10-13]。因为肉毒毒素可选择性地减少神经肌肉接头和神经腺体接头的乙酰胆碱释放，所以能有效地减少因神经系统疾病所导致的流涎症患者的唾液产生。

口腔运动的控制和流涎症

婴幼儿流涎是正常的。轻度的流涎可以延续到少儿时期，有研究报道，健康儿童 5 岁时仍有流涎情况。在此时期之后仍有流涎一般考虑为病理性，且大多数是前述的神经系统疾病的患者。流涎症常因牙齿咬合不正、口唇闭合不良、口腔运动控制不良以及伴有神经系统功能异常的头部和躯干运动障碍等情况而加重。例如，有研究报道，脑瘫的患儿中有 10% ~ 37% 发生流涎[1-2, 10-11]。若患者存在口唇闭合障碍、口腔运动受限、吞咽能力下降或吞咽困难，唾液就积聚在口腔底部，并可沿着下唇流到面颊、衣服、电子设备，如通信设备或轮椅控制手柄上，而导致这些设备损坏。如果流涎严重并发生了这些临床情况，就应积极接受治疗。

流涎症的肉毒毒素治疗

肉毒毒素抑制了唾液腺的神经腺体接头的乙酰胆碱的释放，因此可降低唾液分泌。将肉毒毒素注射到腺体，可产生与剂量相关的唾液减少[14]。对于使用肉毒毒素治疗流涎症，各种制剂最恰当的初始剂量以及最大剂量应该是多少，尚无大宗病例报道。有文献称，因为 B 型肉毒毒素对自主神经有较高的亲和力及抗胆碱能副作用，因此，在理论上它对流涎症患者的治疗比 A 型肉毒毒素优点略多，但此理论尚无头对头试验验证。值得一提的文献报道是由 Guidubaldi 等发表的研究[15]，他们发现 B 型肉毒毒素的疗效时间比 A 型肉毒毒素略短。疗效持续性的差别和减少唾液分泌量的差别，可能是由 A 型肉毒毒素和 B 型肉毒毒素血清型、药物剂量、药物弥散性以及不同的血清型与自主神经结合率的差别所致[15-16]。

流涎：目前报道的肉毒毒素的剂量范围

成人患者

A 型肉毒毒素：对于成人，目前报道的总平均剂量，Onabotulinumtoxin A 为 55 ~ 300U，Abobotulinumtoxin A 为 250 ~ 450U。Onabotulinumtoxin A 的初始计量为 5 ~ 30U（每侧颌下腺）、5 ~ 75U（每侧腮腺）。文献报道，Rimabotulinumtoxin B 的剂量范围为 1500 ~ 5000U。某研究报道，使用 3000U 的 Rimabotulinumtoxin B 与 5000U 的效果相同，但副作用较少[15, 17-19]。对于 Rimabotulinumtoxin B，文献报道剂量范围为：每侧颌下腺 250 ~ 1000U，腮腺 450 ~ 1000U[17]。某对照研究报道，Abobotulinumtoxin A 250 U 与 Rimabotulinumtoxin B 2500 U 所产生疗效相似[15]。

儿童患者

对于儿童，不像成人那样用固定的剂量方案，而是根据患儿的千克体重来计算肉毒毒素的剂量，但是并不是所有的患儿都是这样。对患儿根据千克体重来计算剂量，直到该剂量接近成人剂量。目前文献报道，儿童的每个腺体应用 Onabotulinumtoxin A 的剂量是从 2 ~ 22.5U/kg 体重开始的。对儿童应用

Rimabotulinumtoxin B 的剂量范围是 1500 ~ 5000 U（总剂量）。某研究报道，对于 Rimabolulinumtoxin B，剂量从 1500 U 增加到 3000 U，其疗效无明显增加，但副作用的发生率有所增高 [16-17, 19-20]。

高危人群：运动神经元疾病患者

许多运动神经元疾病的患者，包括 ALS 患者，也会出现流涎，因此也可以用肉毒毒素来治疗。ALS 的患者十分虚弱，有退行性变导致的进行性运动功能障碍，包括吞咽障碍和其他延髓运动功能障碍。多数研究认为，肉毒毒素治疗 ALS 患者流涎时的有效性和副作用与其他原因所致的流涎相似 [4, 11, 22-24]。然而，有个案报道称，ALS 患者接受肉毒毒素注射后发生了急性延髓功能恶化 [25]。考虑到 ALS 是进行性疾病这一特征以及可能产生与肉毒毒素治疗相关的潜在的肌力下降和吞咽障碍的可能时，在针对 ALS 患者进行初次治疗时，临床医师可以选择更保守的剂量。

对唾液腺的准确注射

对流涎患者的唾液腺注射肉毒毒素时，准确注射于腺体，对提高疗效、降低副作用至关重要。注射部位不准确，可能会将肉毒毒素注入唾液腺旁的肌肉中。唾液腺旁的肌肉有咬肌、翼状肌和颏舌肌。若不慎将肉毒毒素注入这些肌肉，会使已经存在的口腔运动障碍进一步恶化，出现咀嚼困难、口唇关闭不能和吞咽困难。肌电图和电刺激对确定唾液腺的注射部位帮助不大，因为没有出现肌电图信号或肌肉收缩，只是表示针头处于无活动的肌肉中，但这并不表示针头位于唾液腺中。根据解剖和触诊唾液腺也有明显的局限性，因为每个患者的腺体大小、解剖变异以及腺体所处的深度都不相同。除了解剖定位指引外 [12, 15]，高频超声是能提高肉毒毒素注射时的定位准确度的唯一方法了 [20-21, 26-29]。

通过超声引导时，因为唾液腺与其周围肌肉的回声性质有很大差异，因此很容易区分。唾液腺与人体的其他腺体一样，在超声下为均匀的回声，这与邻近肌肉的混合回声完全不同（图 10.1a、b 和图 10.2a、b）。

有研究表明，应用超声引导下对唾液腺注射肉毒毒素，比盲目徒手注射更能显著降低唾液分泌，且可减少副作用的发生。对唾液腺定位技巧的详细讨论，请参见本书第 16 章"超声引导神经毒素注射：临床应用"。

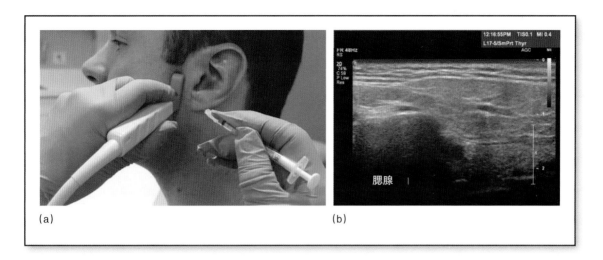

(a)   (b)

图 10.1   腮腺注射，平面外入路

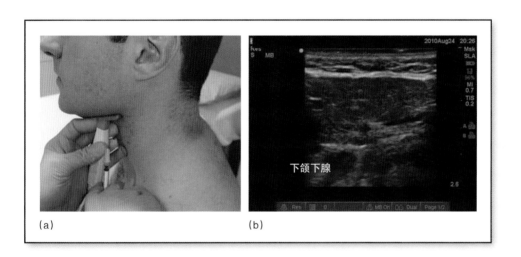

(a)   (b)

图 10.2   下颌下腺注射，平面外入路

参考文献

[1] Harris SR, Purdy AH. Drooling and its management in cerebral palsy[J]. Dev Med Child Neurol,1987,25:804–814.

[2] Tahmassebi JF, Curzon MEJ. The cause of drooling in children with cerebral palsy—hypersalivation or swallowing defect[J].Int J Paediatr Dent,2003,13(2):106–111.

[3] Seppi K, Weintraub D, Coelho M, et al. The Movement Disorder Society evidence–based medicine review update: Treatments for the non–motor symptoms of Parkinson's disease[J]. Mov Disord,2011,26(suppl 3):S42–S80.

[4] Blackhall LJ. Amyotrophic lateral sclerosis and palliative care: where we are, and the road ahead[J]. Muscle Nerve,2012,45(3):311–318.

[5] Eiland LS.Glycopyrrolate for chronic drooling in children[J]. Clin Ther,2012,34(4):735–742.

[6] Silvestre–Rangil J, Silvestre FJ, Puente–Sandoval A, et al. Clinical–therapeutic management of drooling: review and update[J]. Med Oral Patol Oral Cir Bucal,2011,16(6):e763–e766.

[7] Usta MG, Tufan AE, Cücelo lu EAJ Diphenhydramine use in the treatment of risperidone–induced sialorrhea [published online ahead of print April 26, 2012]. Child Adolesc Psychopharmacol.

[8] Intiso D. Therapeutic use of botulinum toxin in neurorehabilitation[J].J Toxicol,2012,2012:802893.

[9] Levy NS, Lowenthal DT. Application of botulinum toxin to clinical therapy: advances and cautions [published online ahead of print March 24, 2012]. Am J Ther.

[10] Hornibrook J, Cochrane N. Contemporary surgical management of severe sialorrhea in children[J].ISRN Pediatr,2012,2012:364875.

[11] Ellies M, Laskawi R, Rohrbach-Volland S, et al. Up to date report of botulinum toxin therapy in patients with drooling caused by different etiologies[J].J Oral Maxillofac Surg,2003,61:454-457.

[12] Rodriguez-Murphy E, Marti-Bonmati E, Camps-Seguí E, et al. Manually guided botulinum toxin type A submandibular injections for the treatment of sialorrhea in tube-fed patients with advanced amyotrophic lateral sclerosis[J]. Am J Health Syst Pharm,2011,68(18):1680-1681.

[13] Lee JH, Lee BN, Kwon SO, et al. Anatomical localization of submandibular gland for botulinum toxin injection[J].Surg Radiol Anat,2010,32:945-949.

[14] Chinnapongse R, Gullo K, Nemeth P, et al. Safety and efficacy of botulinum toxin type B for treatment of sialorrhea in Parkinson's disease: a prospective double-blind trial[J].Mov Disord,2012,27(2):219-226.

[15] Guidubaldi A, Fasano A, Ialongo T, et al. Botulinum toxin A versus B in sialorrhea: a prospective, randomized, double-blind, crossover pilot study in patients with amyotrophic lateral sclerosis or Parkinson's disease[J]. Mov Disord,2011,26(2):313-319.

[16] Intiso D. Therapeutic use of botulinum toxin in neurorehabilitation [published online ahead of print September 14, 2011]. J Toxicol.

[17] Reddihough D, Erasmus CE, Johnson H, et al. Botulinum toxin assessment, intervention and aftercare for paediatric and adult drooling: international consensus statement[J].Eur J Neurol,2010,17:(suppl 2):109-121.

[18] Ondo WG, Hunter C, Moore W. A double-blind placebo-controlled trial of botulinum toxin B for sialorrhea in Parkinson's disease[J]. Neurology,2004,62:37-44.

[19] Basciani M, Di Rienzo F, Fontana A,et al. Botulinum toxin type B for sialorrhea in children with cerebral palsy: a randomized trial comparing three doses[J].Dev Med Child Neurol,2011,53(6):559-564.

[20] Wu KP, Ke JY, Chen CY, et al. Botulinum toxin type A on oral health in treating sialorrhea in children with cerebral palsy: a randomized, double-blind, placebo-controlled study[J].Child Neurol,2011,26(7):838-843.

[21] Tilton A, Vargus-Adams J, Delgado MR. Pharmacologic treatment of spasticity in children[J].Semin Pediatr Neurol,2010,17(4):261-267.

[22] Young CA, Ellis C, Johnson J, et al. Treatment for sialorrhea (excessive saliva) in people with motor neuron disease/amyotrophic lateral sclerosis[J].Cochrane Database Syst Rev,2011,(5):CD006981.

[23] Jackson CE, Gronseth G, Rosenfeld J, et al. Randomized double-blind study of botulinum toxin type B for sialorrhea in ALS patients[J].Muscle Nerve,2009,39(2):137-143.

[24] Gilio F, Iacovelli E, Frasca V, et al. Botulinum toxin type A for the treatment of sialorrhea in amyotrophic lateral sclerosis: a clinical and neurophysiological study[J].Amyotroph Lateral Scler,2010,11(4):359-363.

[25] Meijer JW, van Kuijk AA, Geurts AC, et al. Acute deterioration of bulbar function after botulinum toxin treatment for sialorrhea in amyotrophic lateral sclerosis[J].Am J Phys Med Rehabil,2008,87(4):321-324.

[26] Lee JH, Lee BN, Kwon SO, et al. Anatomical localization of submandibular gland for botulinum toxin injection[J].Surg Radiol Anat,2010,32(10):945-949.

[27] Ellies, M, Laskawi R, Rohrbach-Volland S, et al. Botulinum toxin to reduce saliva flow: selected indications for ultrasound-guided toxin application into salivary glands[J].Laryngoscope,2002,112(1):82-86.

[28] Breheret R, Bizon A, Jeufroy C, et al. Ultrasound-guided botulinum toxin injections for treatment of drooling[J].Eur Ann Otorhinolaryngol Head Neck Dis, 2011,128(5):224-229.

[29] Dogu O, Apaydin D, Sevim S, et al. Ultrasound-guided versus 'blind' intraparotid injections of botulinum toxin-A for the treatment of sialorrhea in patients with Parkinson's disease[J].Clin Neurol Neurosurg,2004,106(2):93-96.

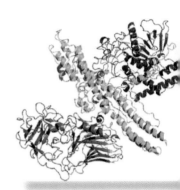

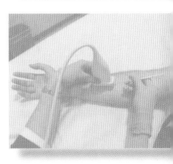

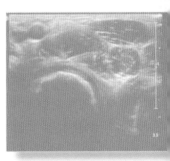

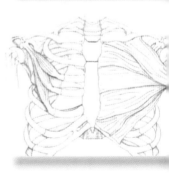

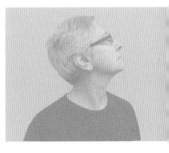

11

超声影像的物理基础

Siddhartha Sikdar

最近5年来，超声影像技术已经有了巨大的进步，已逐渐成为临床各种诊查方法之首选。超声可提供实时影像，从而成为侵入性操作时进行影像指导的理想方法，并且能为医师在诊室中开展介入性操作提供动态影像。用于影像诊断的超声能量不会对组织产生副作用，与其他影像设备，如磁共振和CT相比，超声设备更为便携和价廉。近年来，计算机技术的发展使超声设备更加小型化，便携式超声设备、手提式超声仪，甚至可以放在口袋里的超声设备已经在市场上出现。随着高频宽带超声换能器的改进，超声影像在肌肉骨骼方面的应用变得更为诱人，它可以显示肌肉结构、肌腱和神经，能诊断各种结构异常，如组织撕裂、液体积聚、炎症和纤维化，并且可在诊室中实时地得到影像结果。本章将总结超声的基本物理原理，为理解超声显像技术，特别是其在肌肉骨骼疾病的应用方面打下基础。

超声影像的形成

超声影像是由非常短促的、人耳听不到的高频声束发射入人体组织所形成的。这些声波被不同的组织界面所反射，也被软组织的微小结构所散射，反射和散射的声波能量经处理后，形成了超声影像。下面将阐述声波的基本物理性质。

声波及其性质

声音是由振源产生的机械能，此机械能可从一个地方传导到另一个地方，这种机械能的传导即称为声波。声能需要在弹性的介质中传导，它不能在真空中传播。声学是研究这种机械波的发生和传播的科学。了解这种机械波传播的方法之一，就是想象一下投石入水后湖面的状况。当波动传播能量时，介质的每个质点都在原地运动，而并不沿着波动传播。例如，叶片漂浮在水面，在波动经过时上下浮动。这种波动称为横波或剪切波，因为介质质点（例如漂浮在水面的叶片）是垂直于波的传播方向运动。声能也可以以压缩的方式传播，想象一下弹簧就可以理解这种压缩的波动，弹簧的每一个环之间的距离不断以前后的方式贴近和分开。在压缩波动的传播中，介质质点移动方向与波动传播方向相同。

这种机械能的传播，最基本的就是靠振动或者说是振源质点的周期性往复振荡，产生声音，介质中的质点也如此往复振荡而传播了它。为理解声波的性质，我们首先必须理解机械能传播的有关物理特质。

频率

声源的质点以及介质的质点在声音传播时进行往复振荡。频率就是在 1s 中质点发生振荡的次数。频率的单位是赫兹（Hz）或每秒几次循环。对于可闻声或音乐，频率也可为某个音高（如钢琴的中央 C 对应的频率大约是 256Hz）。人耳能感知到的频率范围是 20 ~ 20000Hz。频率在 20000Hz 以上或 20kHz（千赫）以上的声音称为超声。诊断性超声的频率往往更高，通常在 2 ~ 20MHz。应用这种高频的原因将在下一节中详细叙述。

速度

声音通过介质传播的速度取决于介质的性质。声音需要借助介质来传播，而不能在真空中传播。超声频率的声波优先地作为压缩波传播，因为剪切波成分的能量在通过介质时被迅速吸收。声音的速度因介质的密度和压缩性而定。压缩性是一个与介质软硬度有关的工程概念。测量压缩性的一种方式是通过介质的体积模量，其定义为施加到每单位量介质的均匀压缩压力，使介质体积改变的分量。声速是通过以下计算得出的：$c = \sqrt{\dfrac{K}{\rho}}$，此处 c 即为声速（m/s），ρ 是介质的密度（kg/m³），K 是体积模量，K 的单位是帕斯卡（Pa）或 kg/m·s²。

声音在质硬的介质中传播较快，在稠密的介质中传播较慢。因此，声音在空气中的速度（330m/s）比水和软组织（约 1540m/s）要慢得多，而在骨骼中传播更快（约 3400m/s）。

波长

与声音传播有关的另一个概念就是波长。波长的定义就是每个完整的波峰与波谷之间的距离。声音的传播使得介质的局部压力和密度发生周期性改变以及局部的质点发生位移。声音的波长与速度和频率有关：$\lambda = \dfrac{c}{f}$，此处 λ 是波长（m），c 是声速（m/s），f 是频率（周期或赫兹），因此，10MHz 的声波在水中的波长就是：

$$\lambda = \frac{c}{f} = \frac{1540 \text{m/s}}{10 \times 10^6 \text{Hz}} = 1.54 \times 10^{-4} \text{m} = 0.154 \text{mm}$$

波长的概念对理解为何在影像诊断中采用超声频率十分重要。如果频率较低，波长就比常见的人体散射体更大。例如，10kHz 的声波其波长为 0.15m，比大多数器官都大。

声音的强度是指其接收到的单位面积传播力（或者在单位时间内的能量）。强度单位通常以 W/cm² 表示。如果点状声源的能量为 P，声波会呈球形以该点向各方向传播。如果球体外壳距声源的距离为 r，且相同距离下声能在空间传播相等，通过该单位面积的球壳声能，即声音强度为 $\frac{P}{4\pi r^2}$，此处 $4\pi r^2$ 是距声源距离为 r 的球壳面积，因此，当逐渐远离声源时，声音的强度随着距离的平方而降低。这就是为什么距离声源越近，声音越响；在离开声源后，强度迅速降低。声音强度是超声波中的重要参数，因为它与安全和生物效应有关。超声的生物学效应将在后面的章节中讨论。

声音以压缩波的方式在介质中传播

声音振动产生的机械能通过介质以压缩波或横波（剪切波）的形式传播。在应用于超声诊断的高频声波中，剪切波迅速衰减，因此超声能量主要以压缩波的形式传播。在压缩波通过介质时，局部密度和压力的值，从平衡状态变为往复振荡状态（图 11.1）。因此，局部的压力、密度和介质质点的速度会有峰值和谷值。局部的峰值压力导致介质压缩，局部的谷值（即负向峰值）会导致介质的稀疏。局部的密度改变会影响声音的速度，因为音速与密度的平方根成反比。此现象导致声波传播呈非线性状态。在正压的峰值瞬间，介质密度更高，声音传播速度较慢；而在负压峰值瞬间，介质密度较低，声音传播较快。因此声波压力在谷值时比峰值传播更快。这种非线性关系可通过超声影像表现出来。许多现代超声设备都提供了谐波成像模式，即应用更高的频率产生的非线性传播，形成分辨率更高、伪像更少的影像。

超声波束的形成

由荷兰物理学家克里斯蒂安·惠更斯（Christiaan Huygens）和法国工程师奥古斯汀·弗雷斯内（Augustin-Jean Fresnel）所提出的经典波动理论，为理解任意形状的源产生的声波通过非均匀介质，作为一种能量在空间的分布提供了基础。从一个点声源发出的声波是以此点为球心向各方向球状辐射的波阵面。惠更斯—菲涅耳原理（Huygens-Fresnel Principle）认为，任何复杂的波阵面都可以是许多无穷小的点振源产生的新的波阵面的集合（图 11.2）。在随后的某一瞬间波阵面传播到的位置，可以通过组合所有这些众多球形波阵面获得。请回忆一下波是如何由波峰和波谷形成的，当波峰与波峰组合时，这些波阵面的组合可以导致正增强，当波谷与波谷组合时为负增强，当波峰与波谷组合时就互相抵消。这种增强和抵消的模式导致波在其传播时发生衍射。对于声波，衍射形式取决于产生声波的换能器的几何形状以及声音传播通过的介质的结构[1]。例如，如果声源是活塞，则声能优先于活塞，在声源前面形成波束，如图 11.3 所示。

惠更斯—菲涅耳原理可以用于解释光的反射和折射以及使用光学透镜的光的聚焦。声能可以像聚焦的光线一样被聚焦。在接下来，我们将描述如何使用阵列换能器来聚焦声波。

脉冲回波超声成像

在形成诊断性超声影像时，首先是由超声换能器发出一个短脉冲声波。换能器是由压电晶体制造的，它把电信号转变为机械能，反之亦然。换能器发出的声波形成波束进入组织。当声波传播时，它遇到不同类型的组织和结构，一部分声能被散射掉了，还有一些被反射回到换能器。换能器将反射回的声能转变为电信号，再由超声设备处理后形成了图像。这就是脉冲回波超声成像的基本原理。超声影像系统检测换能器发出脉冲的时间和换能器接收回波有时间差。此时间差再根据声音传播的速度（假设传播速度相同）转变为换能器到反射结构之间的距离，反射强度转变为图像亮度。至此，特定部位组织结构反射的声波就能形成一幅图像，亮度对应于

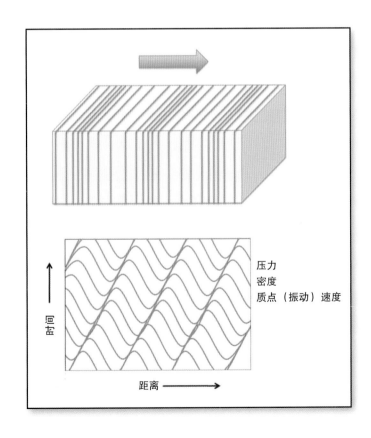

压力
密度
质点（振动）速度

图 11.1　压缩波的示意图。穿过大量介质的压缩波（纵波）导致质点在介质中交替地靠近或疏远，形成压缩和稀疏的形式。局部压力、密度和质点速度在一定的时空内往复振荡，并通过介质成为能量传播的一种方式

组织结构的反射强度，这称之为灰阶超声。确定所反射组织结构位置的能力称为测距。对于脉冲回波超声，准确的测距取决于声波通过介质的真实速度与声波在该介质中名义上速度之间的偏差。图 11.4 显示了换能器发生的信号和接收的回波如何转变为距离的过程。在后面的部分，我们将看到声能与组织之间的相互作用以及反射能量如何转变为影像。

超声与组织之间的相互作用

为理解声波如何与软组织相互作用，必须考虑到超声的 3 个重要属性。第一个是声阻抗决定了声波在通过介质时发生反射和折射；第二个是声波在介质中传播时发生散射和衍射；第三个是声能被介质吸收而衰减。在下面的部分，我们将探讨超声的这 3 个属性如何影响了超声影像的产生。

声阻抗及其对介质密度和声速的依赖

在电磁理论中，阻力的定义是阻止电流在一定电位差下的流动。阻力在典型的

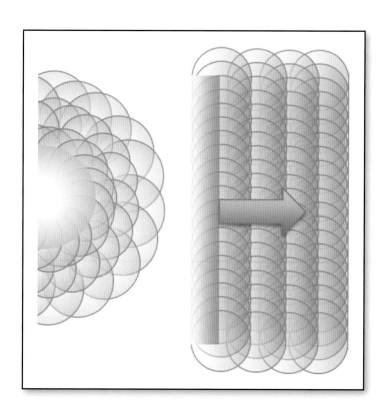

图 11.2　惠更斯—菲涅耳原理示意图。传播中的波阵面可以由多点小波源组成，每个小波源产生球面的波阵面。传播中的波阵面是这些多个球面波阵面的叠加。该示意图显示了从点源发出的球面波阵面和从矩形源发出的平面波阵面

情况下，将损失的能量转变为热。声能在介质中从一点传播到另一点也可以用类似的概念作类比。但在此时，驱动力是压力场的振荡，这类似于电压。介质中的质点对此驱动力的反应以及质点的速度就可以比作电流。因此声阻抗就可定义为质点对压力产生反应后其速度的改变。可以证明声阻抗由介质的密度和声波在介质中传播的速度决定，它们的关系是：$Z = \rho \times c$，此处的 Z 就是声阻抗，以瑞利（Rayls）为单位，ρ 是介质的密度（kg/m^3），c 是声波的速度（m/s）。阻抗的单位是 Rayls，它对应着 kg/m^2 的国际单位制。

界面反射和折射

当声能从一个介质（介质 1）以阻抗 Z_1 传播到另一个声阻抗为 Z_2 介质（介质 2），一部分能量被反射回介质 1，然而剩下的能量继续向前传播到介质 2。反射强

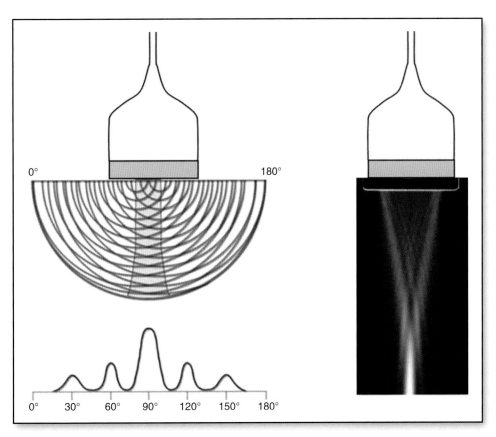

图 11.3　平面活塞换能器所发出的波束轮廓示意图。波的压缩相与另一个压缩相结合导致相长干涉，而与稀疏相结合的压缩相导致相消干涉。相长干涉和相消干涉的模式形成波束轮廓

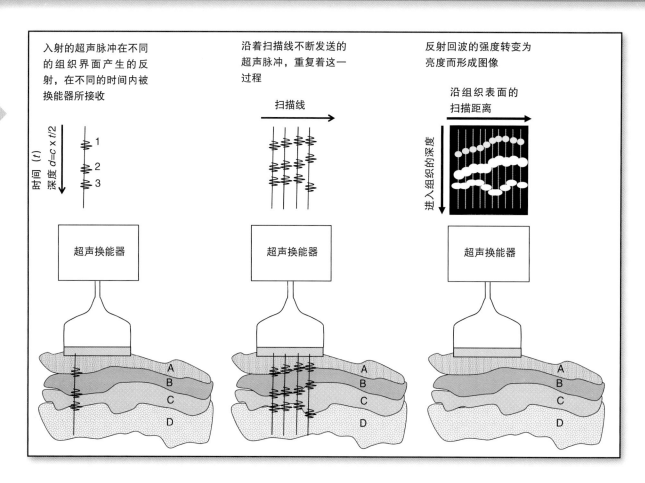

入射的超声脉冲在不同的组织界面产生的反射，在不同的时间内被换能器所接收

沿着扫描线不断发送的超声脉冲，重复着这一过程

反射回波的强度转变为亮度而形成图像

扫描线

沿组织表面的扫描距离

时间 (*t*)
深度 $d = c \times t/2$

进入组织的深度

超声换能器

超声换能器

超声换能器

图 11.4　脉冲回波成像示意图。每个单独的超声脉冲通过不同层面的介质的传播时，在不同界面被反射和散射，反射的回波在不同的时刻到达换能器。可以从声音的速度和回声的到达时间来计算组织界面的深度。超声影像是通过将回波的强度／亮度转换为屏幕上的像素强度以及该强度／亮度回波所对应的空间位置而形成的

度（$I_{反射}$）和透射强度（$I_{传播}$）是入射强度的一部分（$I_{入射}$），它们之间的关系是：

$$\frac{I_{反射}}{I_{入射}} = \left(\frac{Z_2 - Z_1}{Z_2 + Z_1}\right)^2 ; \quad \frac{I_{传播}}{I_{入射}} = 1 - \left(\frac{Z_2 - Z_1}{Z_2 + Z_1}\right)^2 = \frac{4Z_2 Z_1}{(Z_2 + Z_1)^2}$$

在此情况下，我们认为法线入射，即反射介质交界面垂直于声波传播的方向时，可以看到反射强度的一部分是由两种介质之间的声阻抗之差所决定的。如果声阻抗差别大，大部分入射强度会被反射回去，若两者之间的声阻抗非常接近（即 $Z_1 \approx Z_2$），那么大部分入射强度则会传到第二介质中（$I_{反射} \approx 0$；$I_{传播} \approx I_{入射}$）。

因为不同组织类型有不同的声阻抗，所以能产生超声影像。请看表 11.1 中，各个软组织的声阻抗数值与空气和骨骼的比较，可以注意到大多数软组织的声阻抗相似，这就是说，大多数声波能量都可穿透软组织，只是在不同组织的交界面会有一

些反射。例如，在脂肪和肌肉的交界面，反射的声波是：

$$\frac{I_{反射}}{I_{入射}} = \left(\frac{Z_{肌肉}-Z_{脂肪}}{Z_{肌肉}+Z_{脂肪}}\right)^2 = \left(\frac{1.7-1.38}{1.7+1.38}\right)^2 = 0.104^2 = 0.0108 \approx 1\%$$

然而，软组织和空气之间的声阻抗相差巨大，软组织和骨骼之间也是如此，其明显的结果就是，声波不能有效地通过空气—组织界面或组织—骨骼界面。为了使声波能从换能器耦合到组织中，我们需要含水凝胶来消除换能器和皮肤之间的空气界面。凝胶的声阻抗与软组织相似，换能器的声阻抗与软组织相匹配，因此就可以有效地把声波能量传到身体中。但如果在换能器和皮肤之间有气泡，那么声波能量就不能有效地耦合，就会在图像上看到声影。同样，当声波遇到骨骼时，约43%的能量会被反射回来，只有很少的一部分通过骨骼。

$$\frac{I_{反射}}{I_{入射}} = \left(\frac{Z_{骨骼}-Z_{软组织}}{Z_{骨骼}+Z_{软组织}}\right)^2 = \left(\frac{7.8-1.63}{7.8+1.63}\right)^2 = 0.654^2 = 0.428 \approx 43\%$$

因此，骨骼的界面非常亮，因为大部分能量都被反射回来，导致超声影像不能看到骨骼后方的组织，因为只有极少的超声能量达到那里。图11.5显示了骨骼界面的超声影像。注意高亮的骨骼和后方的声影。

在以上讨论中，我们假定声波是垂直的法线入射，即声波的传播方向垂直于组织界面。然而，当操作者手持换能器进行扫描时，声波能量可能与两种组织交界面并不成直角。下面我们将讨论声波能量以某个入射角（$\theta > 0°$）遇到介质时的情况。入射角的定义是，声波的传播方向与界面的法线之间的角度。根据惠更斯—菲涅耳原理，我们可以推导出声波的能量将部分反射回介质1，而剩余的能量将会传递到介质2，但此传播方向与入射角不同，该角度取决于声波在这两种介质中的速度。这种现象与光的传播是一样的，如图11.6所示。入射角一定等于反射角，入射角 θ_i、折射角 θ_t 和反射及入射强度之间的关系是由以下公式确定：

$$\frac{\sin(\theta_i)}{\sin(\theta_t)} = \frac{c_1}{c_2} \ ; \ \frac{I_{反射}}{I_{入射}} = \left(\frac{Z_2\cos\theta_i - Z_1\cos\theta_t}{Z_2\cos\theta_i + Z_1\cos\theta_t}\right)^2$$

这一原则在超声成像上有重要的意义。它意味着，如果超声波对界面呈垂直入射，反射回的声波就会沿着大致相同的路径返回换能器。然而，如果超声波束不垂直于组织界面，那么被反射回的能量就会处于一个不同的角度，一些反射波的能量就不可能达到换能器。因此，为了更好地看到组织界面，在进行扫描时，必须使超声波束与组织界面保持垂直（图11.7）。通常情况下，如果声波遇到两个组织界面，那么这两个界面就会像镜子一样，令超声波的能量来回反射造成混响伪像（图11.8）。这种现象与两个面对面放置的镜子中可以看到多次反射的原理类似。

散射和它对组织结构的依赖性

在上一节中，我们遇到的情况是界面比声波的波长大的情况下出现的反射。这种界面称为镜面反射体，因为被反射的声波就如同光学被镜面完全反射一样。在肌肉骨骼超声影像中，这种镜面反射体的实例有很多。例如，超声遇到骨骼、筋膜、

表 11.1   不同组织的声阻抗

介质	声阻抗 [兆瑞利 （MRayls）]
空气	0.0004
脂肪	1.38
水	1.48
血液	1.51 ~ 1.61
肾脏	1.62
脾脏	1.64
肝脏	1.65
软组织 （平均）	1.63
肌肉 （平均）	1.7
骨骼	3.8 ~ 7.8

腱鞘就会发生类似镜面的反射 （图 11.9）。

　　然而，人体的大多数界面都不是理想的镜面，都有某种程度的粗糙。这种粗糙度常与典型的诊断用超声的波长相差无几，当声波能量入射到这样的粗糙面时，其中的一些能量就散射到与入射声波方向不同的其他方向去 （图 11.10）。这使得我们能看到某些组织的界面，如筋膜面，即使它并不完全垂直于入射方向。在另一方面，某些各向异性的结构，如肌腱中的胶原纤维，如果入射声波的角度偏离法线方向过多，就不能看到反射回波。这就导致了一部分肌腱呈低回声，因为那部分的声波能量已经被反射到偏离换能器的方向去了 （图 11.11）。

　　当超声在大块的软组织中传播时，一部分声波能量会向四周散射。组织的微结构，特别是散射体的大小、浓度和方向都对散射回换能器的能量大小产生一定影响。反向散射截面就是量化地表示非镜面反射体散射回换能器的能量的一种方法。组织散射情况取决于该物体尺寸与超声的波长之间的大小。表 11.2 定性地列出了各种不同种类物体发生散射的情况及其与超声波长的关系。10MHz 的超声在软组织中的波长大约是 0.154mm，比波长大得多的物体就会像镜面反射体一样，比波长小得多的物体，如红细胞，就会像瑞利散射体，散射强度与频率有关。

　　不同组织的回声反射性 （即反射回声的亮度） 是由其结构和它与周围组织的相对声学特性决定的。因此液体和血液在超声影像上显示为无回声。组织的脂肪浸润和纤维化增强了其回声反射性，因为局部的声阻抗发生变化。这些组织内不均匀度的大小也对其回声的反射性产生影响。

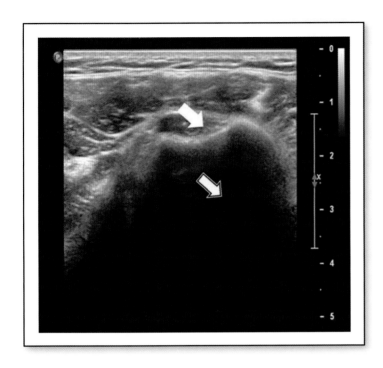

图 11.5　超声影像显示骨骼界面（实心箭头）和声影（空心箭头）

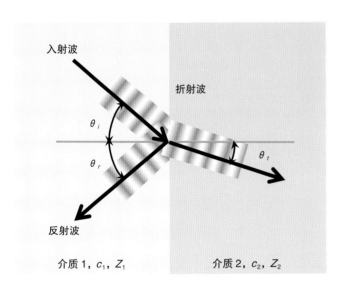

图 11.6　超声在两种传播速度不同介质的界面处的折射和反射

入射波

折射波

θ_i

θ_r

θ_t

反射波

介质 1，c_1，Z_1　　　介质 2，c_2，Z_2

　　肌肉中主要的声学散射体是肌束周围的结缔组织鞘，它们形成了具有不同的声学性质的界面。在肌腱组织中，散射发生于胶原纤维之间的界面。在神经组织中，散射发生于神经纤维之间的界面。这些组织的纵切面与横切面声像图完全不同，因为在纵切面换能器与纤维排列相同，而横切面换能器接收到的是纤维的横截面的散射。肌肉骨骼超声影像的回声特性见图 11.12。

散射斑点的形成及其与组织微结构的关系

当声波在组织中传播时，它会发生散射和衍射。衍射决定了波绕过障碍物时的行为。当声波通过一组散射体时，因为衍射而形成一种特征的相长干扰和相消干扰

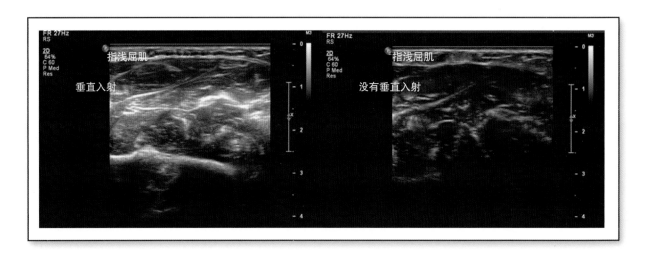

图 11.7　超声影像显示法线入射和偏离法线入射，组织界面的影像效应

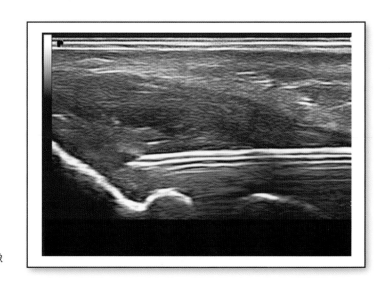

图 11.8　穿刺针的反射混响伪像

形式。超声影像中这种颗粒性噪音形式无处不在，它就是斑点。这种散斑形式的分布和散布在组织中的范围，是组织微观结构的一种独特印迹。不同的组织有不同的散斑图。散斑模式一般是稳定的，如果换能器保持稳定且组织也没有明显的运动，则散斑图保持静止。当组织移动时，散斑图也会随之移动。

肌肉、肌腱和神经的回声特性取决于其微观结构及其组织的排列方式。在肌肉的纵切面超声图像中，散斑的形式是由肌束和肌筋膜的纵向组织排列方式决定的。这种形式与皮下组织完全不同。另一方面，在肌肉的横切面图像中，看到的是各肌束的横断面，散斑形式就与图11.12所示完全不同。肌腱为致密的胶原纤维紧密结合而成，因此它们的回声特性与肌肉不同，虽然它们都有相似的纤维形式。神经组织的横切面有一个特征性的蜂窝状外观，因为神经纤维就是这样排列的。

声波的衰减

当声波通过组织时，一部分能量被吸收并转化为热能。声波的这种能量损失称为衰减。这种能量损耗的机制之一是组织的黏性阻尼。组织的黏滞度导致施加力和组织反应之间发生时间延滞。这意味着有些能量会存储在组织中，然后以热的方式发散。声波的衰减还有其他机制。高频的声波更容易受黏滞度影响而损耗衰减。因此，超声衰减与频率密切相关，并且，这种频率的依赖性因组织类型的不同而异。在组织中传播时，衰减表现为声强随传播距离的指数而减弱。如果声波强度是 I，那么超声频率和在体内传播距离之间的函数关系就是：

$$I(f,z) = I_0 e^{-\alpha(f)z}$$

在此，I_0 是声波束的初始强度，$\alpha(f)$ 是频率相关的衰减系数。

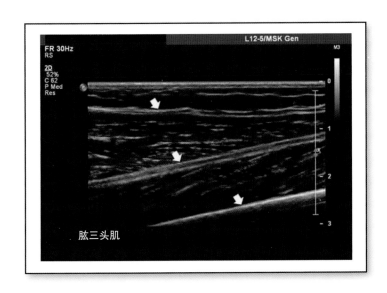

图11.9 显示来自骨骼（下方箭头）和肌筋膜（上方的两个箭头）界面的镜面反射

表 11.2 组织的散射

结构大小（L）与波长（λ）的关系	散射强度	频率依赖性	人体中组织结构的实例
$L \gg \lambda$	强	$\approx f$	膈肌、大血管壁、骨骼表面、筋膜面、腱鞘
$L \approx \lambda$	中等	多变	大多数软组织
$L \ll \lambda$	弱	$\approx f^4$	红细胞

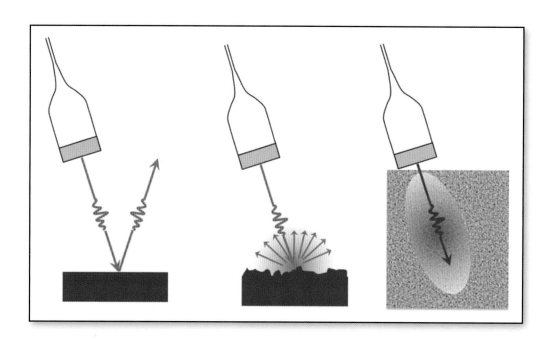

图 11.10 超声散射示意图。当超声脉冲遇到两种不同组织类型的平滑界面时，它以遵循反射定律的角度反射回来。反射能量不能到达超声换能器，换能器是发现不了这种界面的。如果界面是粗糙的（即在超声波长的范围内存在缺陷），则声波在所有方向上散射，入射能量的一部分会朝向换能器进行反向散射。当声波通过大块组织传播时，组织微结构在所有方向上散射声波，并且当其到达换能器时产生干涉图案。这种干扰导致超声斑点噪声现象

在分贝（dB）标度上，相对衰减状况可表示为：

$$10\lg_{10}\left(\frac{I}{I_0}\right) = -4.34 \times \alpha(f)z \Rightarrow \alpha(f) = -0.23\frac{I_{dB}}{z}$$

因此，如果认为超声衰减系数和它在组织中的传播距离为线性关系，表示衰减的一种方法就是分贝/（厘米·兆赫）[dB/(cm·MHz)]。不同组织的衰减系数见表 11.3。

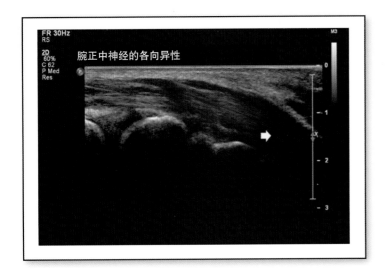

图 11.11　因为超声遇到了肌腱的各向异性结构，所以显示为低回声区

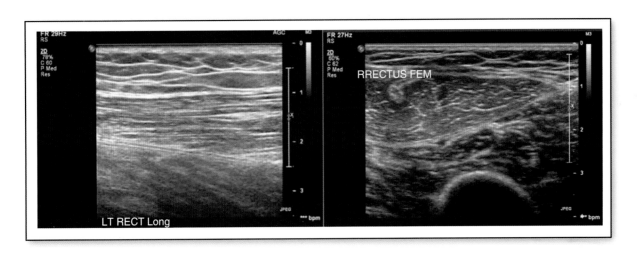

图 11.12　超声影像显示肌肉中的散射斑点；纵切面（左图）和横切面（右图）具有明显不同的斑点图。在纵切面图像中，可见肌束为线性结构，故可见纤维状图案；在横切面图像中，可见肌肉束带成为横截面中的点状，故有时被称为"夜中星空"

衰减的频率依赖性以及与不同性质组织的相关性

如前所述，超声衰减与其频率密切相关。超声在软组织中的传播并非线性，这种与频率相关的衰减系数常常也不是线性的。既往文献中已经报道了不同频率的超声在人体组织中的衰减系数[2]。在不同的组织中，频率相关性衰减系数各有不同。肌肉的衰减系数与频率变化关系不大，而其他的软组织则随频率不同却有很大的变化。此现象的重要结果就是，低频比高频衰减得少。因此，与高频超声相比，低频超声可增加对组织的穿透性，能看到更深部的结构（图 11.13）。

安全性

目前，对于诊断超声影像所应用的强度，尚无已知不良反应 [3]。然而，高强度超声的确可对组织产生生物效应，因此，操作者应意识到潜在的危险。足够高的声波的机械能可导致局部组织产生热能。在某些情况下，如果负压峰值过高，可能导致组织中形成小气囊，此过程称为空化效应。这种生物效应对产科来说非常重要，因为组织温度变化如果超过 4℃，就可能导致胎儿发育缺陷。在常规的肌肉骨骼超声影像中，这些生物效应不那么重要，但操作者也应该遵循在合理范围内尽可能低（As Low As Reasonably Achievable，ALARA）的原则，在诊断和介入操作时，声强输出应控制在最小，在人体上的扫描时间保持最短。美国食品药品监督管理局（FDA）对超声诊断设备可使用的强度和负压峰值有着明确的限制。此外，FDA 输出显示标准（Output Display Standard，ODS）也要求厂商在超声设备显示器上标明两个指数：温度指数（Thermal Index，TI）提示组织可能发热的信息；机械指数（Mechanical Index，MI）提示可能发生空化效应的信息。对所有的超声诊断设备，应把 TI 尽可能控制在 3 以下（如果需要进行更长时间的超声检查，则要更低）；MI 应该在 1.9 以下。应用超声对比剂（充气微泡）还涉及更多的安全问题，目前除了用于超声心动图，FDA 还没有批准超声对比剂在其他方面的应用。

超声设备

诊断性超声设备最早出现于 20 世纪 60 年代早期。第一个超声机有着粗大的关节臂，它连接着单个超声换能器，可产生静态的影像。在 20 世纪 70 年代左右，人们研发出用电子开关控制的阵列超声换能器，产生实时超声成像。近几十年来，现代超声仪器取得了长足的进步。高端的超声设备已经具备先进的高频传感器和优良的信号处理能力，可呈现精美细致的图像。另一方面，计算机技术的创新使小型化的超声设备成为现实，现在已有数种手持和便携式超声设备达到商业化水平。

超声设备的一个重要组成部分是换能器，它把超声能量传入人体并接收回波信号。换能器将电信号转变为声波能量，同时也能将接收到的声波能量转换为电信号。超声波设备的其他部件将这些电信号转换成图像。大多数现代影像系统利用阵列换能器，即将许多较小的换能器组合在一起，现在大多数的影像处理过程也已经数字化。因此，现代超声系统本质上是功能强大的计算机用先进的信号处理软件和图像重建技术处理换能器收到的信息，并通过电子线路与超声换能器进行信息交流。在以下几节，我们将介绍超声成像系统的基本构造模块。

超声换能器将电能转换成机械能，反之亦然。能够进行能量转换的材料称为压电材料。选择诊断用超声换能器所需压电材料时，需要考虑的最重要的特性是，它应该能够高效地将电能转化为机械能，反之也能够高效地将机械能转化为电能，在

表 11.3　不同介质的衰减系数

介质	在 1MHz 时的衰减系数 [dB/（cm·MHz]）
水	0.0022
血液	0.18
脂肪	0.66
软组织（均值）	0.9
肌肉（均值）	2.0
空气	12
骨骼	20
肺	40

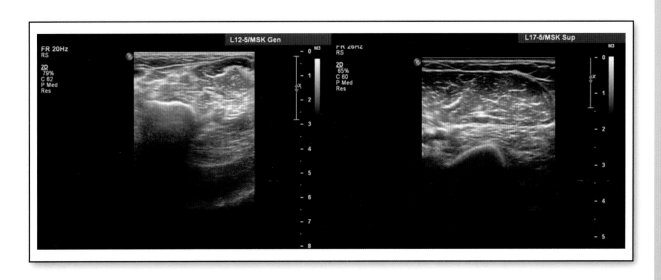

图 11.13　与高频超声相比，低频超声的穿透力更强

较宽的频率范围内，它的热损失最小，灵敏度最高。作为成像换能器，最常见的压电材料是一种陶瓷复合材料，锆钛酸铅（Lead Zirconate Titanate，PZT）。其他材料，如聚偏二氟乙烯（Poly-Vinyldine-Difluoride，PVDF），它是一种柔软的共聚物，其应用正在研究探索中。

脉冲回声和带宽

　　脉冲回波成像换能器的关键之处在于，能够产生可控制持续时间短的脉冲超声波。换能器的设计是为了达到这样的目的同时保持较高的灵敏度以检测微弱回波。认识声源带宽的方法是想象一下音叉与木制台面，敲击音叉时，它所发出的声音会持续一段时间，换句话说，短时间的脉冲可引起长时间的机械振荡。这样的声源被称为窄带源。相反，当你敲击桌面时，它只会产生沉闷的"砰"的一响。短脉冲产生一个短时间的机械响应，这样的声源被称为宽带源。超声换能器不应该是窄带的。性能良好的超声换能器，在受到短暂的电脉冲激励时，只产生非常短的机械响应，这样才能提高空间分辨率。空间分辨率和超声波脉冲持续时间之间的关系将在本章后面进行描述。因此，换能器的机械响应需要高阻尼。这需要对换能器提供适当的衬垫材料。超声换能器的频率取决于 PZT 陶瓷的宽度。根据声波的物理特性，PZT元件的厚度应是一个典型的超声波的波长的一半。

换能器阵列和聚焦

　　现代超声设备利用阵列换能器，它包含多个可以以电子方式单独控制的压电元件[1]。使用阵列换能器的主要优点是，通过电子控制换能器可将超声束聚焦在不同空间位置。超声波束聚焦在空间中的特定位置后，与其他位置相比，可在焦点区域增加声波能量。可以通过令阵列中各个换能器元件产生的超声波在焦点处的相位上增加，从而增加超声压的振幅。例如，一个压力脉冲的峰值压缩时相与另一个峰值压缩时相叠加，会导致峰值压缩压力的增加（相长干扰），而与稀疏压缩结合会导致相消干扰而降低压力。因此，重要的是要确保从换能器阵列中的每个压电单元发出的单个超声波脉冲在同一时刻到达换能器的焦点。这可以通过在换能器阵列中，控制每个压电晶体单元发放脉冲时稍微有一点时间差而形成，此时间差是根据每个压电单元到焦点之间的路径长度精确地计算出来的。例如，图 11.14 显示了阵列换能器在不同的时间激发压电单元，这样脉冲在同一时间到达焦点区域，导致振幅增强。在接收到的反向散射的回波时也是一个类似的过程。从特定位置散射的超声能量，到达换能器阵列上的压电单元时间也略有差异。因此，如果接收到的压力脉冲没有与时间延迟相结合，一些信号就会由相消干涉而被消减。通过精确地延迟每个压电单元所接收到的信号，然后再把它们组合处理，可以增强信号的强度。这就是所谓的接收聚焦或接收波束形成。接收聚焦是由超声设备自动完成的。然而，发射聚焦位置可以由操作者手动设置。图 11.15 显示了错误设置发射焦点区域的效果。在聚焦区，超声扫描具有良好的空间分辨率和对比度。如果焦点区域设置得太深，分辨率和对比度就会变差。

形成超声影像的基本信号处理过程

超声处理系统将反向散射回波转换成影像的像素。换能器接收反向散射的压力波，压电元件将该机械能转变成电信号。这些信号通过波束合成器处理，即把接收到的适当延迟信号变为接收聚焦。在此时，电信号对应的超声回波都是在射频（RF）范围（数兆赫），因此也常称之为射频信号。反向散射回波的强度对此射频信号的振幅进行调制。在现代超声系统中，电信号再通过高速模拟—数字转换器转换成数字形式，大量的处理过程都是数字化的。在某些系统中，波束形成也是以数字化方式运行的。下一步是检测射频信号的振幅以提取回波强度。这个过程在概念上与调幅收音机解调来自射频载波的信号极其相似。具有多普勒功能的高端超声设备利用更先进的处理系统，除了振幅以外，它还能保留射频信号的相位信息。振幅被映射为灰阶超声图像的像素亮度。为了补偿超声随深度的衰减，应用时间增益补偿（Time Gain Compensation，TGC），可增加深部组织信号的放大倍数。TGC 可以作为接收器前置放大器的硬件或软件的形式出现。大多数超声系统也具有一些图像处理功能，以改善图像的外观和提高对比度。超声设备的基本信息的处理步骤如图 11.16 所示。

图像分辨率和对比度

诊断用超声影像的两个重要特征是空间分辨率，它决定了能否区分紧密相邻的两个不同结构以及分辨微小结构的能力；图像的对比度，它决定了区分两种紧密相邻而又是不同类型的组织在亮度上的差别。下面的章节将描述确定空间分辨率和图像对比度的基本原理。

超声频率及其与图像分辨率的关系

成像系统的空间分辨率的定义是，两个目标点之间仍然可以区分的最小物理距离。对于光学系统，如显微镜，这取决于透镜的质量和聚焦效果，但因为基本的物理原理，光的传播使空间分辨率受到一些限制，如衍射极限。同样，对于超声成像，空间分辨率也因声波传播的基本物理原理而受到限制。理解超声影像分辨率的一个重要的概念是超声波束在三维空间中的各向异性。图 11.17 显示了超声波束在 3 个维度上的几何状况，在每个维度上的分辨率各有不同。轴向是沿超声波束的路径深入到组织中，侧向在影像平面是垂直于轴向，而垂直位则是垂直于影像平面。因为各种不同因素的影响，沿着这 3 个维度的图像分辨率是不同的。下面将讨论图像分辨率与超声波束的频率和聚焦性之间的关系。

轴向分辨率及其对频率和带宽的依赖

　　轴向分辨率是分辨点目标沿超声束的路径之间的最小距离。如果这个最小可分辨距离小，轴向分辨率高。轴向分辨率采用距离的单位，毫米（mm）或微米（μm），例如，0.1mm= 100μm。轴向分辨率取决于超声波脉冲的空间范围。图 11.18 显示了脉冲的空间范围和轴向分辨率之间的关系。从示意图中可以看出，空间范围取决于两个因素：超声波的波长和脉冲的周期数。波长与超声波的频率成反比。频率越高，波长越短，频率越高的超声波，其轴向分辨率越好。

　　影响轴向分辨率的第 2 个因素是脉冲的周期数。对于波长 0.1mm 的二周期脉冲，其轴向有效分辨率约是 0.2mm，而若是四周期脉冲，它的有效分辨率就差不多是 0.4mm。通信理论告诉我们，脉冲中的周期数取决于脉冲的频率带宽。若 1 个脉冲的周期数更小，则具有较大的频率带宽。高频宽带换能器能够产生具有较小空间范围的超声波脉冲。市售的超声换能器都标记有它所支持的频率范围。例如，对于

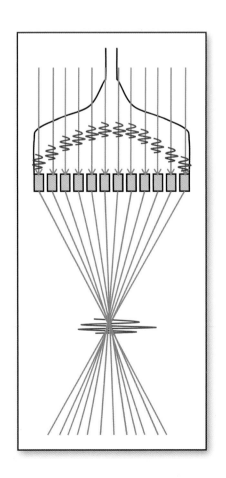

图 11.14　使用阵列换能器进行聚焦时，通过精确计算每个压电元件脉冲的传输时间，根据传输时间对不同的压电元件进行适当的延迟，使得所有单独的脉冲在恰好相同的时间到达焦点，形成相长干涉和信号振幅增强

飞利浦 L12-5 换能器能够支持在 5~12 MHz 的频率，其额定带宽即为 12-5=7MHz。相比之下，一个 L7-4 换能器能够支持 4~7 MHz 的频率，其额定带宽为 7-4=3MHz。L12-5 换能器具有更高的频率和更高的带宽，因此能够比 L7-4 换能器获得更好的轴向分辨率。

侧向分辨率及其对聚焦和频率的依赖

侧向分辨率的定义是侧向分辨两个目标点之间的最小距离。与轴向分辨率类似，侧向分辨率也是以距离为单位。为了能够在侧向上辨别两个不同的目标，来自一个目标的回声应该与另一个目标的回声不同。如果超声束聚焦很窄，那么它可以从两个紧密相邻而又分离的目标引发截然不同的回声。图 11.19 显示了 1 个超声束的声波作用于 2 个侧向分离的目标点的示意图以及波束宽度与侧向分辨率的关系。未聚焦超声波束的宽度如图 11.3 所示，与其频率是成反比的。此外，聚焦还可以进一步缩小超声波束的宽度。因此，侧向分辨率取决于频率以及聚焦。聚焦的紧密度取决于阵列换能器在发出超声时使用的波束形成器的压电晶体单元数量，也就是所谓的通道数。一个 64 通道超声系统的侧向分辨率比 48 通道超声系统更优。

超声影像中需要考虑的另一个重要因素是，影像中侧向分辨率并不一致。靠近声波发射焦点位置的侧向分辨率比焦点区域以外更好。因此，在设置成像参数时，将聚焦区设置在感兴趣区非常重要，这样才能获得最佳的侧向分辨率。通常情况下，超声影像中的侧向分辨率比轴向分辨率差。

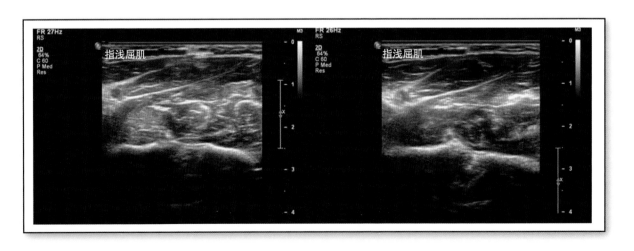

图 11.15　发送聚焦区对横向图像分辨率的影响。左侧的图像对适当的关注深度设置了聚焦区（由图像右边的条和绿色箭头指示）。右侧的图像发送聚焦区设置得太深，因此感兴趣区肌肉的成像分辨率较差

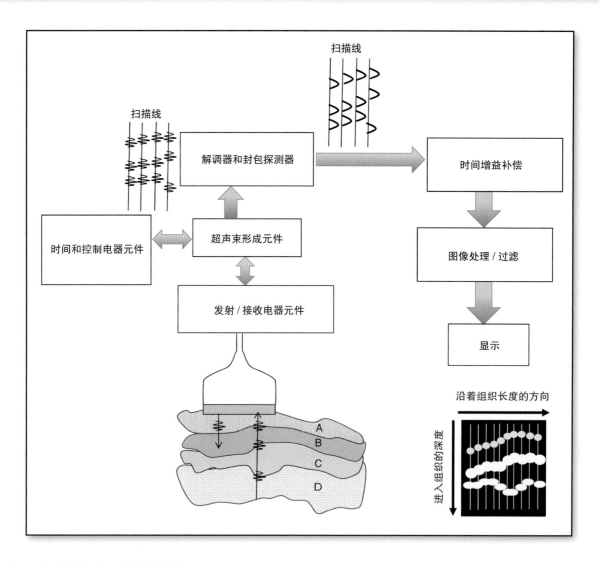

图 11.16　超声设备的信号处理框图

垂直分辨率

　　垂直分辨率是两个可分辨的点目标在垂直方向之间的最小距离，它垂直于图像平面。垂直分辨率也可以被认为是超声影像的切面厚度。在传统的二维成像换能器中，垂直平面的聚焦能力有限，且主要是利用换能器的声学透镜聚焦来实现。因此，垂直分辨率通常比侧向和轴向分辨率差。近年来，一些厂家推出了能聚焦在垂直平面的二维阵列换能器以进行实时三维成像。目前，这些二维阵列换能器主要用于心脏成像。

对比分辨率，动态范围

对比分辨率的定义是：在两个不同的回声反射性组织中，可以分辨的最小回声差异。声学物理决定了对比分辨率的基本局限性，但超声设备的图像后处理也可以提高对比分辨率。如果需要，可以调整某些成像设置以提高对比分辨率。首先可以调整的就是彩色灰阶。不同色彩图可以通过不同的灰度级提供各种对比增强程度。在某些超声设备上，还可以调节动态范围。它决定了灰度级的数量，代表了显示屏上显示的图像所对应的回声反射性。增加动态范围设置可以显示更多的亮度级别，而降低动态范围设置可限制亮度级别的数目，并增加两个紧密相邻的亮度级别之间的对比度。

先进技术

近年来，人们已经发展了一些新的技术并引入商业产品中。其中许多与肌肉骨骼成像有关。目前，这些技术只存在于高端的超声设备中，但越来越多的普通的超声设备也配备了这些功能。在此我们简要地讨论一些与肌肉骨骼成像最相关的技术。

三维影像

传统的超声换能器只能对机体形成一个二维断层影像。可以通过两种方法而扩

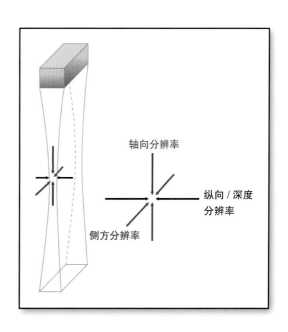

图 11.17　显示轴向、侧向和垂直空间分辨率的超声波束的三维示意图

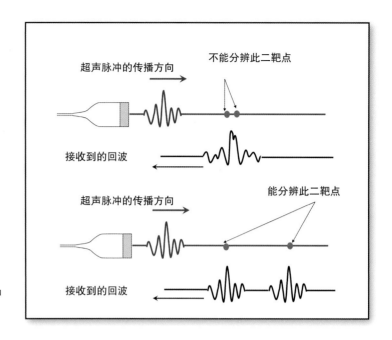

图 11.18　显示轴向分辨率及其对超声脉冲空间依赖的示意图

展到三维影像：①通过机械马达在垂直面移动换能器以产生一叠在不同的垂直方位获得的二维影像，然后把这叠影像重建为三维容积（图 11.20）；②由电子操纵一个二维矩阵的换能器单元，使它在垂直方向扫描。这使得超声波束不再局限于二维平面。这两种方法各有优缺点。机械扫描三维换能器比二维矩阵换能器便宜很多，但二维矩阵换能器的图像质量更佳，因为它可以在垂直方向聚焦。这两种类型的探头都能产生实时三维（或称四维）影像。目前，三维影像也存在一些缺点而限制了它的实际应用。对多平面的三维体积的可视化和解释是颇具挑战性的。三维超声成像耗时较长，与实时二维超声影像相比，四维超声影像的成像速度更慢。目前市售的高频率的 3D 换能器是机械旋转且十分笨拙，而二维矩阵式换能器又十分昂贵。对骨骼肌肉成像应用三维技术的效用尚未完全建立，但目前看来有如下可能：

1. 对介入操作的指导更好。
2. 能测量体积小的肌肉群或者更清楚地显示液体积聚、肌肉撕裂。
3. 能够更好地显示肌肉、肌腱和骨性标志之间的解剖关系。

全景成像

常规超声成像的限制是因为换能器的物理空间只能提供有限的视野。通常情况下，希望能看到扩展感兴趣区，才能知道肌肉的全貌。现今大多数超声系统都配备

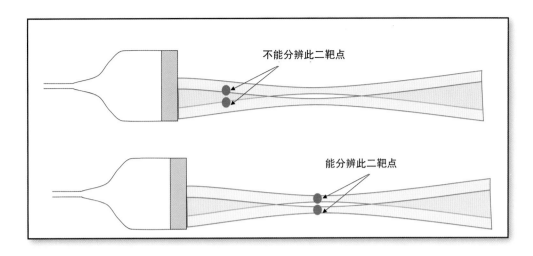

图 11.19　横向分辨率及其对超声波束形状依赖性的示意图

了全景成像的能力。它利用图像处理技术，将多个图像结合在一起获得一幅全景图。尽管这种技术可以定性地看到较大块的肌肉（图 11.21），但若非仔细地进行扫描，对肌肉体积的定量估计可能发生错误。全景成像在肌肉骨骼超声的研究中将会很有前景[4]。

复合成像

可以用电子控制阵列换能器，并通过编程可从多个稍有不同的视角来观察超声检查的对象[5]。把这些图像组合起来就可得到空间复合成像。应用于肌肉骨骼检查时，它有如下优点：

1. 它改善了对超声角度敏感的纵向结构的观察。利用复合成像可以对穿刺针、肌肉束等形成更好的影像。

2. 复合成像可提高斑点抑制。从不同角度观察，散斑图会有所改变，故将这些随机变化的散在斑点综合处理后，可以在不影响界面成像的情况下抑制斑点噪声的出现。

弹性成像

自 20 世纪 90 年代初开始，弹性成像一直没有走出学术研究的实验室，直到现在才被引入到商业应用中。弹性成像是用来评估组织对扰动响应的机械特性。人们对量化骨骼肌的机械特性有极大的兴趣，而弹性成像则是实现这一目标的有效方法[6]。基于扰动的类型，弹性成像从广义上分为两组[7]：①静态弹性成像：在扰动以静态压缩作用于被观察物体时，应用超声换能器或其他的方式观察受力的组织在静态应力作用下发生的变形。组织的变形或应变程度与组织的刚性有关。可以使用超声技术评估由于施加压缩应力而产生的应变情况在组织中的分布。这种方法也被称为应变成像；②动态弹性成像：对被研究物体施以动态的扰动，以超声来评估组织的机械反应。目前已有几种动态弹性成像方法。第一种方法是使用外部振动并估计组织中振动幅度的分布作为弹性模量的检测方法，这类方法被称为超声弹性成像。第二种方法是使用组织中的外部诱导的瞬态扰动，并且使用超声波测量该扰动传播通过组织所产生的剪切波，剪切波在组织中的传播速度与材料的弹性性质直接相关，这类方法称为瞬时弹性成像；第三种方法使用超声的辐射力在组织内部深处诱导局部扰动，并且测量所得到的剪切波的速度。肌肉组织是高度各向异性的，并且剪切波优先沿着肌肉纤维传播。这类方法被广泛地称为剪切波成像。这些方法已经用于量化肌肉在松弛状态以及收缩状态的弹性模量。

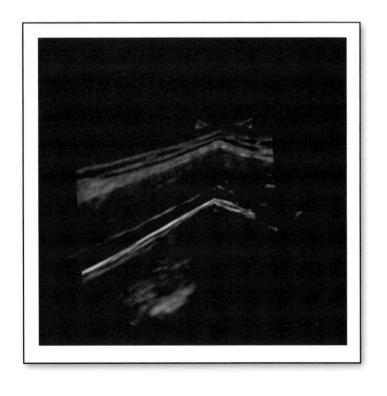

图 11.20　使用机械扫描的 3D 换能器上获取的上斜方肌的三维影像

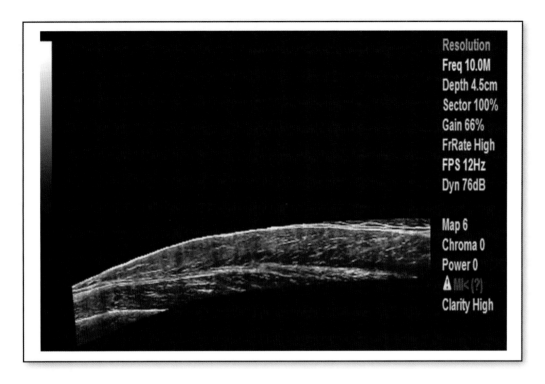

图 11.21　股直肌的全景图像

参考文献

[1] Shung KK, Zipparo M.Ultrasonic transducers and arrays[J]. IEEE Eng Med Biol Mag,1996,15:20–30.

[2] Duck FA.Physical properties of tissue: a comprehensive reference book[M]. London,UK: Academic Press,1990.

[3] B arnett SB, Ter Haar GR, Ziskin MC, et al. International recommendations and guidelines for the safe use of diagnostic ultrasound in medicine[J]. Ultrasound Med Biol,2000,26:355–366.

[4] Stokes OM, Theobald PS, Pugh ND,et al. Panoramic ultrasound to measure in vivo tendo achilles strain[J]. Foot Ankle Int,31:905–909.

[5] E ntrekin RR, Porter BA, Sillesen HH,et al. Real–time spatial compound imaging: application to breast, vascular, and musculoskeletal ultrasound[J].Semin Ultrasound CT MR,2001,22:50–64.

[6] G ennisson JL, Deffieux T, Mace E, et al. Viscoelastic and anisotropic mechanical properties of in vivo muscle tissue assessed by supersonic shear imaging[J].Ultrasound Med Biol,36,789–801.

[7] G reenleaf JF, Fatemi M, Insana M.Selected methods for imaging elastic properties of biological tissues[J]. Annu Rev Biomed Eng,2003,5:57–78.

12

超声设备和操作

Katharine E. Alter and Steven M. Skurow

自从 1958 年第一个应用于肌肉骨骼疾病诊断的超声影像设备出现以来，超声仪器已然从既往庞大的柜式机箱且只能看到分辨力低下、颗粒粗糙的静态图像，发展到了目前推车式、手提式等便携式的设备，且能产生达到甚至超越磁共振的高质量实时超声影像 [1]。现代超声设备使用先进的换能器以及能及时处理复杂信号的技术系统，从而产生细腻精致的图像。当今，超声已经是骨骼肌肉系统疾病诊断和许多其他操作中首选的影像手段 [2]。已经有大量证据表明，超声引导对提高各种操作的准确度大有裨益，包括对肌肉的注射治疗和在化学去神经阻滞中对肌肉结构靶点的定位 [3-12]。

先进的超声技术，如实时 / 动态影像、多普勒模式、空间复合成像、拓展成像和三维模式及四维模式的细腻影像已经在极大程度上扩展了超声的应用范围。现代超声设备已经具备高度自动化以及优良的用户操作体验系统，可以快速地进行信息采集和图像处理。附加的定量或半定量信号处理已经使超声诊断影像广泛应用于临床和科研 [11]。尽管有如此进展，超声影像仍然对操作者有很大的依赖性。因此，使用超声影像进行诊断、研究或引导操作（包括化学去神经阻滞）的医师必须掌握超声的基本物理知识、了解设备的性能并熟悉设备的操作。只有掌握了这些知识，才能得心应手地进行扫描操作、优化图像质量和进行介入引导 [4, 13]。

超声影像系统

所有的超声影像系统都包括处理器、显示器和各种换能器。超声设备的性能与其机器的大小、计算机及其处理器的性能、换能器的能力直接相关，在准备购置设备前，这些都是需要考虑的因素。所购置的超声设备必须能满足所有使用这台设备的专科医师的要求。施行化学去神经阻滞操作对设备 / 换能器的要求，低于对肌肉骨骼系统疾病诊断的设备要求。性能优异的处理器和各种大小及频率的换能器非常重要 [13]。施行化学去神经阻滞至少需要两个换能器：一个用于浅表结构；另一个用于深部肌肉和其他结构。若需将化学去神经阻滞用于其他方面，如胃肠道、泌尿生殖系统、耳鼻喉的操作引导，则需特殊的换能器。

超声影像系统

超声设备

超声设备大可到不易移动的车载型，小可到手提便携式（图 12.1 ~ 图 12.3）。

据超声仪器的性能和所购买换能器的数量，超声设备的价格可以从 20000 美元到超过 30 万美元。现代超声设备都包括计算机 / 处理器，它控制该设备的操作，换能器 / 信号传输、信号前处理和后处理以及图像优化。B 型超声设备使用复杂的技术处理反射回来的声波以产生二维黑白实时影像。对大多数使用超声引导化学去神经阻滞的医师来说，由中档设备（配备至少 2 个换能器）产生的图像质量和性能已经足以满足需求。但是，如果是其他专业为其他诊断或操作使用或以作研究为目的，就需要更好的设备、更先进的性能以及其他特别的换能器 [3, 12]。

在购买设备前，必须在展示现场亲自体验使用设备，最好能同时与其他设备进行比较。不同的厂商和设备之间，可能在性能、图像质量和易用性上有很大的差别，这就是必须对设备进行现场评估比较的重要性 [13-14]。

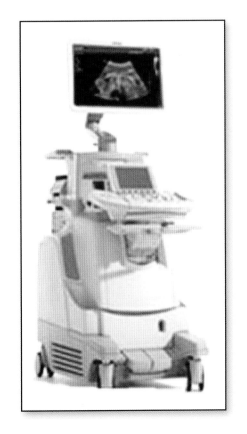

图 12.1　车载型高端 Phillips IU 22 US 超声，Phillips Bothell, WA

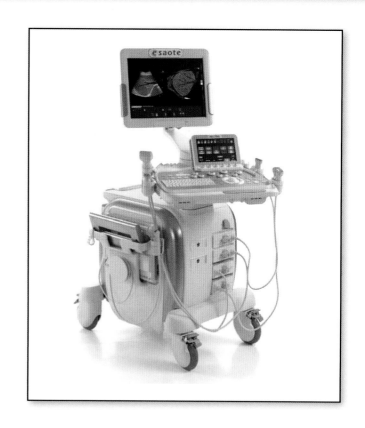

图 12.2　百胜 Esaote MyLab US unit, Esaote

显示器屏幕大小

老式的超声使用独立的阴极射线管显示器，笨重庞大，使得超声设备搬运困难[15]。现代的设备包括推车式超声机或手提式超声机，显示屏和设备是一体化的。超声影像显示在计算机显示屏或平面显示器上。在购买设备时，显示屏的大小是重要的考虑因素。便携式设备的显示屏一定比那些大型推车式设备的显示屏小。显示屏的尺寸必须令医师能看清影像结构，总的来说，医师们更喜欢大显示屏。应该在实际使用状态下体验设备的性能。

换能器

选择正确的换能器对超声扫描或超声引导下介入操作（包括化学去神经阻滞）是无论怎么强调都不过分的。换能器有各种规格、外形和频率，不同的扫描要求应选择相应的换能器（图 12.4 ~ 图 12.7）[12-13, 16]。换能器（压电晶体）将电脉冲转变为机械能 / 声波，后者穿入肌体。同时，该换能器（压电晶体）将接收到的机械波 / 振动转换为电压 / 信号，此信号再传输到计算机进行处理，最后显示出来。换能器

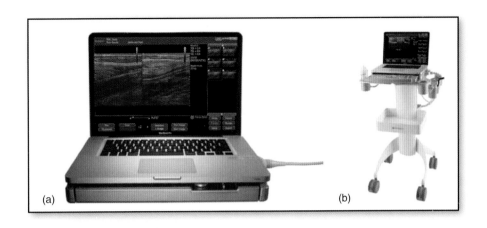

图 12.3　(a) 泰圣 Terason 3200, 分屏显示腓肠肌撕裂；(b) Terason 3200 泰圣车载移动超声机

的频率决定了穿透组织的深度和图像分辨力（表 12.1）。在扫描和操作中，医师应使用具有最高频又能达到适当深度的换能器来显示靶点[17]。

换能器的"覆盖区"是指超声探头与患者身体接触的部位。然而，超声的声束的宽度比覆盖区的短轴还窄，覆盖区也决定了超声的声束的宽度（图 12.7b 和图 12.8c）。所显示的图像只代表了一薄片或某个结构的断面，与 CT 所呈现的类似。为了补偿声束的宽度，操作者必须将换能器沿着长度 / 纵向上下移动或沿着宽度 / 横向前后移动以观察到该结构的全貌[13，16-17]。

换能器的分辨力

必须达到一定的空间分辨力才能区分出两个组织结构的不同。一般来说，频率越高，空间分辨力就越好。然而，频率并非是决定空间分辨力的唯一因素。超声波产生的过程、探测和信号处理，对空间分辨力都有影响，这些综合体现在设备和换能器的性能中。因此，各个换能器和设备均有不同之处，即同样频率的换能器，由于生产厂商不同，产生的影像也可能不同。这就是为何在购买设备前，现场体验超声设备和换能器至关重要的原因。最好能同时对不同的设备进行一一对比[13，18]。

轴向分辨力

轴向分辨力是在深度方向（Y 轴）区分两个点 / 两种结构的能力。轴向分辨力与换能器的频率成正比。

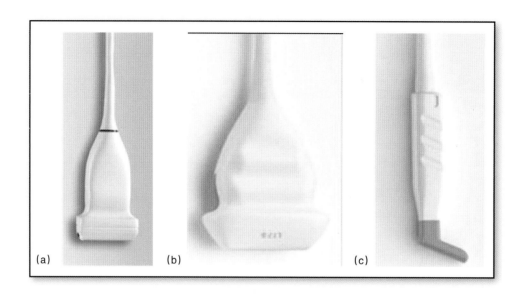

图 12.4　线阵换能器：(a) 12–5；(b) 17–5；(c) 曲棍球棒式

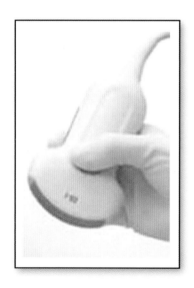

图 12.5　凸阵换能器

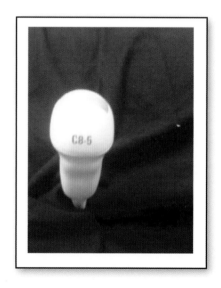

图 12.6　儿童腹部用换能器

侧向分辨力

　　侧向分辨力是区分并肩相邻垂直于声束（X 轴）的两个结构的能力。与轴向分辨力一样，侧向分辨力也随着频率的增高而改善。侧向分辨力比轴向分辨力更依赖于聚焦区放置，然而，公平来说，相比较而言，侧向分辨力在聚焦区时最好（详见下述"聚焦区"）。

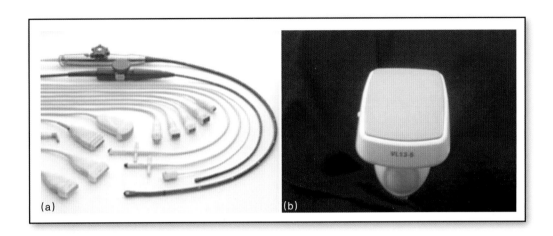

图 12.7　(a) 线阵和心脏专业换能器；(b) 三维换能器

表 12.1　换能器频率和探查深度

兆赫（MHz）	探查深度（cm）	应用
3	12 ~ 20	妇产科
5	12 ~ 15	深部肌肉：梨状肌、腰大肌、髂肌、腰方肌
7.5	8 ~ 10	中等深度肌肉：大腿、小腿
10	5	中等深度肌肉：腓肠肌、手臂、儿童下肢
12	3.5	浅部肌肉：腓肠肌、前臂
17	2	表浅结构：面部、掌间肌、足间肌

时间分辨力

时间分辨力是指在任何一个时间点区别两个点 / 两种结构的能力。时间分辨力受帧频影响。帧频越高，时间分辨力越好。对于观察运动物体，如在操作时追踪穿刺针尖，在多普勒影像上测量流速、评估震颤或者观察关节弹响，就需要高帧频（> 20 帧 /s）。< 16 帧 /s 会导致影像质量下降，降低影像的实时观察能力[13, 19]。

穿透深度

超声波的穿透深度与换能器的频率成反比（表 12.1）。应选择能达到靶区结构所需深度的最高频率的换能器。大多数换能器可以在一定范围的频率内工作，在进行多个不同深度的组织扫描时，在此频率范围内调节可增加对深部的穿透性，同时又

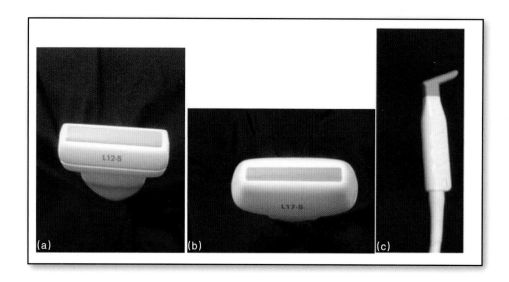

图 12.8 线阵换能器的覆盖区 :(a) 12–5 ;(b) 17–5 ;(c) 曲棍球棒式

能对表浅组织结构保持良好的分辨力[13, 15, 20–21]。

　　应用超声设备的医师必须掌握新的操作技能，能熟练地在扫描时操作换能器，特别是在进行穿刺注射操作时。作为新手，这些技巧看起来颇具难度，但须知熟能生巧。详见后面的第 13 章"超声操作指南：扫描技术和要点 / 诀窍"。

扫描模式

B 型超声 / 辉度模式

　　这是用于扫描和指导操作的基本模式。连续采集的实时灰阶图像以电影序列呈现在显示屏上。可以静帧并保存显示屏上显示的图像或以电影 / 动态视频的方式保存。回波的信号强度（幅度）转变为影像的灰阶，亮度与回波的强度成正比（图 12.9 和图 12.10）[13, 22–23]。

M 型超声 / 运动模式

　　超声影像可以在水平轴上连续显示，这主要用于心脏病学以追踪心脏和瓣膜的活动，但也可用于肌肉骨骼系统疾病和神经病学的研究中，以追踪肌肉收缩时的速度（图 12.11）[13, 22–23]。

多普勒显像

多普勒效应将在本书的其他章节中详述。简而言之，多普勒模式可检测换能器下方的运动，在临床实践中，代表血管内的血流。临床应用的多普勒模式有很多种，包括彩色、能量和脉冲多普勒。在彩色多普勒模式中，以颜色代表运动方式，它可把血管和那些看起来如同血管一样的非血管结构（神经、肌腱、囊肿）（图12.12）[23-24]用血流区分开来。彩色多普勒有着广泛的应用，包括在化学去神经阻滞的操作中。作为操作引导，彩色多普勒可帮助医师确认靶区结构，同时还能显示此区域内的血管，以便穿刺针避开它们。多普勒的频谱/脉冲波形可以显示血流速度，可用于评估化学去神经阻滞对肌肉产生的疗效或者血管内的血流[25]。

三维/四维模式

三维/四维模式已广泛应用于临床，但在引导化学去神经阻滞的操作方面用途较有限。

扫描/操作相关材料

超声用材料

耦合剂是用来降低皮肤阻抗并增强声束穿过皮肤到深部组织的能力。虽然可以

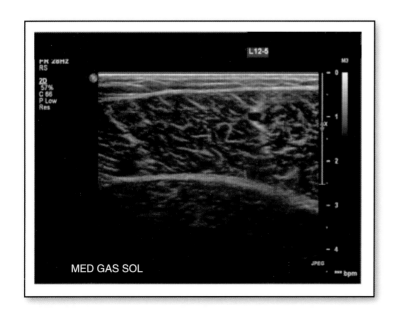

图 12.9　线阵换能器显示腓肠肌后部的 B 超图像

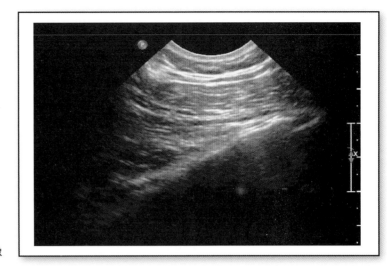

图 12.10　凸阵换能器显示臀部 B 超图像

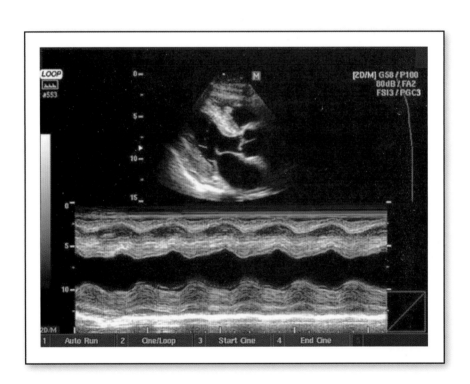

图 12.11　M 型超声图像

用生理盐水，但大多用黏稠的水基凝胶。市售的耦合剂是放在特定的瓶子或容器里，可以方便地挤出来，装有耦合剂的瓶子一般放置在超声仪器旁。通常可对瓶装耦合剂进行多次反复灌装以节约成本。也可购买无菌换能器罩和无菌耦合剂（图 12.13）。有些医师对所有的有创操作都采用无菌材料，也有的医师只是在某些特殊操作或特

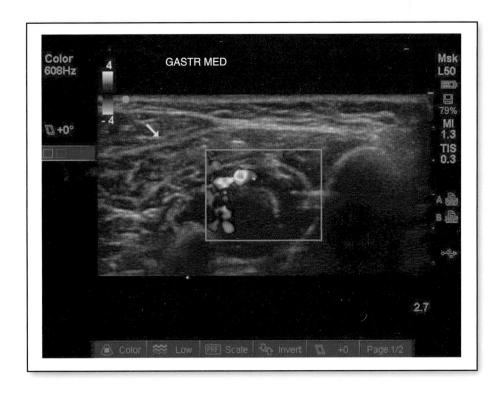

图 12.12　彩色多普勒显示腓肠肌横切面图像

殊情况下才使用无菌材料[4, 13, 26]。对于关节部位的注射，推荐使用无菌材料和无菌技术。对于有开放伤口、活动性感染或者已知有定植菌如 MRSA（耐甲氧西林金黄色葡萄球菌）的情况下，在诊断或操作过程中，要使用无菌的换能器罩。目前，在超声引导介入操作中，还没有标准的操作规范或循证医学的证据要求使用无菌的耦合剂[25-26]。有相当一部分医师，在超声引导化学去神经阻滞时并不使用无菌耦合剂。一般是在涂覆耦合剂后进行超声扫查，然后擦除需要穿刺处的耦合剂，局部的皮肤按照标准的术前（注射前）操作进行消毒。在我们这个大型科研和临床治疗中心，8年来一直使用这种方法注射肉毒毒素，没有遇到过因此而感染的病例。对于关节注射、局部激素注射和频繁地去神经阻滞时，常规使用无菌鞘和无菌耦合剂。

换能器的清洁

应该按照厂商的建议清洁换能器。大多数厂商建议用非酒精擦拭液或专用换能器清洁剂。在每次使用后，都要仔细地清洁，清除残余的耦合剂。完成扫描后，也应该用毛巾或纸巾擦除患者身上的耦合剂[25-26]。

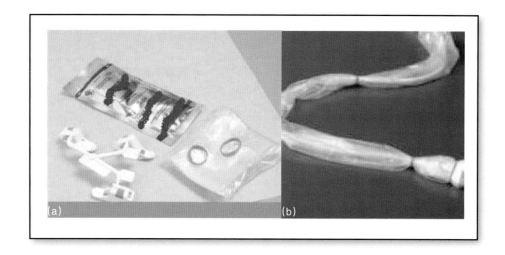

图 12.13 （a）无菌换能器包膜和耦合剂及其他材料；（b）换能器被无菌包裹之后

隔离垫

在扫描表浅结构时，有时需要用到隔离垫（图 12.14）。隔离垫是用能传导声波的固体／胶体材料制作的，它用来增加皮肤和换能器之间的距离，使那些几乎没有什么皮下脂肪覆盖的非常表浅的结构，如皮肤、手、面部，能获得较好的超声图像。常规情况下这些非常表浅的结构很难形成良好的超声图像，因为在靶区和换能器之间没有足够的距离形成声束聚焦。为了替代隔离垫，可以在皮肤表面堆起厚厚的耦合剂，然后把换能器悬浮在这堆耦合剂上（图 12.15）。另一种办法就是在手套的手指里灌满耦合剂，以此来代替隔离垫。

操作用材料

注射器、针头、酒精拭子。注射用针头可以从 30G [0.5 ~ 1in（1.27~2.54cm）]（用于浅表结构，如唾液腺和浅表肌肉）到 25G [2 ~ 3in（4.9~7.62cm）]（用于深部肌肉，如梨状肌或肥胖患者）。操作前对注射部位进行初步的探查扫描，以确定穿刺深度和靶区结构，医师也可据此选择合适的长度和规格的针头。在化学去神经阻滞时，准确地评估靶区的深度是超声比其他影像学方法更具明显优势之处。还应该牢记的是，如果不是直接穿刺到靶点，而是以切线方式进入靶区，则需要更长的针头和穿刺距离。

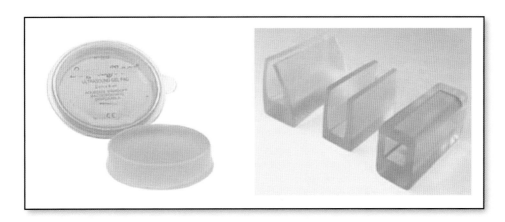

图 12.14　隔离垫

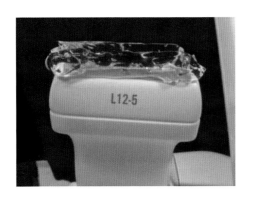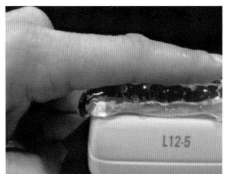

图 12.15　利用耦合剂形成隔离垫

超声设备的操作和操作键

超声扫描的结果在较大程度上依赖于操作者的技能。临床医师在扫描操作中，必须熟悉超声设备的各种设置、控制参数和潜在的缺陷。尽管现代超声设备已经预置了各种程序可以帮助操作者快速完成设定并开始扫描，但还是有一些需要操作者自行调整的参数。

设置

患者信息

在开始扫描前，必须向系统输入患者的基本信息以建立文档来保存图像。此文档可在将来离线回溯调阅（图 12.16）。

预置

针对机体的各个组织器官，大多数设备都有一系列预置程序以获得最佳图像

（图 12.17）。这些预置程序有利于选择合适的换能器、最佳的信号过滤和设备参数以及信号处理，以对特定的组织器官产生最佳图像。对于化学去神经阻滞，应选择 MSK（肌骨）模式，但在应用化学去神经阻滞针对唾液腺进行治疗时，则应选择甲状腺或乳腺的预设模式以获得优质图像[12-13]。

注解

　　此操作开关可在图像/显示屏上添加标注，即靶点名称等。对肌肉进行标注可以帮助今后自己或不熟悉情况的医师进行回顾。例如，在显示屏上标注"前臂的屈肌、横切面、注射于桡侧腕屈肌（FCR）"或"横切面，腓肠肌后部，注射于内侧腓肠肌"。许多超声设备已经内置了肌肉和靶点的名称，以便于快速填写或修改标注。

换能器：选择与操作

换能器选择

　　基于不同的用途，操作者必须选择适当频率、大小、形状的换能器（图 12.4）。如果使用不恰当的换能器，无论是作为诊断还是进行超声引导，即使是昂贵的超声设备也不会获得优质图像。对肌肉骨骼进行扫描，包括化学去神经阻滞时，应该使

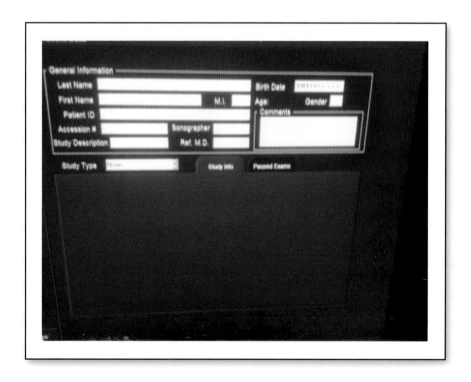

图 12.16　输入患者资料的界面

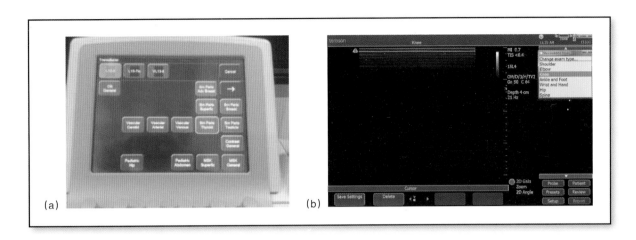

图 12.17　（a）飞利浦 IU22 的预设和设置界面；（b）泰圣 3200 的预设和检查选项

用合适大小和频率的线阵或凸阵换能器 [13-14、21]。

在线阵换能器内，压电晶体并排安装在探头上以产生长方形影像（图 12.9）。这种方式的优点是，所有的声束都在同一个方向传播，减少了各向异性的问题。凸阵换能器的压电晶体也是并排安装，但以曲线排列而非在同一平面的直线上排列。这种曲线的排列可产生一个楔形的影像，有助于对深部结构进行探测（图 12.10）。凸阵换能器的频率一般比线阵的低，较低的频率和因压电晶片排列所形成的发散的超声束导致图像分辨力较低，有产生各向异性的危险。曲棍球棒式换能器是小覆盖区的线阵换能器，可用于对体表不规则部分和手、足、脸内部肌肉的扫描，还可用于儿童患者 [4、12-14、21-22]。

换能器的频率

对上肢或小腿的扫描，大多数情况下用 5 ~ 12MHz 的线阵换能器已经足够。更高频率的换能器（高达 18MHz）可用于对浅表结构进行扫描或注药，如手内肌和足内肌、颌下或面部肌肉以及唾液腺等。超高频换能器可提高图像清晰度。低频凸阵换能器（2 ~ 5MHz）通常用于盆腔、髋部的深部肌肉或者肥胖及肌肉特别发达者 [4、12-14、21-22]。

拓展成像

拓展成像是某些高端设备的特性，在换能器沿着肢体或其他结构的关注区纵向移动时，计算机会把该区域的所有影像重建在一张图片上（图 12.18）[21]。

特殊换能器

腔内换能器是专门用于插入体腔进行扫描的，如插入食道、阴道或直肠（图12.19）。这些换能器可用于超声引导下将肉毒毒素注射于食道括约肌或者其他的胃肠道及膀胱壁的注射，治疗阴道痉挛症或良性前列腺增生。目前已有三维或四维换能器。三维成像的技术方法各有不同，但都需要在各个不同方位上扫查，然后以表面模式或多平面模式（MPR）显示三维影像。三维换能器最初是用于妇产科检查胎儿。四维影像应用的是特殊的、可以实时显示三维动态影像的换能器。三维换能器在化学去神经阻滞介入操作中的应用有限，但在追踪随访注射肉毒毒素后肌肉的改变，如肌肉的大小、长度或收缩速度时很有意义[21-22]。

换能器的操作方法

因为换能器、耦合剂以及皮肤均比较光滑，所以换能器很容易在皮肤表面滑离。初学者往往不能稳定地持握换能器[13-14, 21]，从而使换能器在扫描影像时滑离，使靶区或穿刺针脱离视野。应该以拇指和食指或拇指和食指及中指握持换能器，用第4指和第5指放在患者身上以固定换能器的位置（图12.20）[13, 16]。

换能器的方向

所有的换能器都在其一端有一个标志或凹槽。此凹槽或标志总是对应着显示屏的左侧（图12.21a 和 b）[14, 27-28]，无标志的一端对应于显示屏的右侧（图12.21c）。

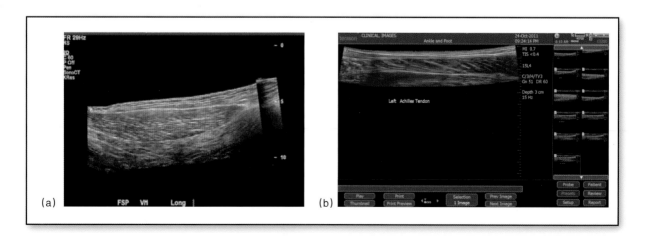

图 12.18　拓展成像：（a）股内侧肌 Phillips IU 22；（b）跟腱，泰圣 3200

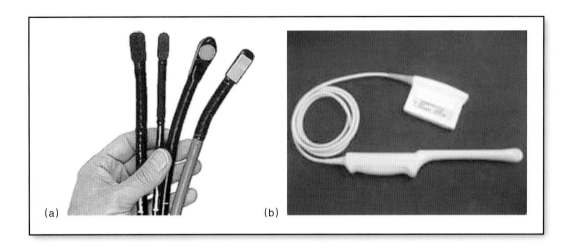

图 12.19 （a）经食道换能器；（b）经阴道 / 直肠换能器

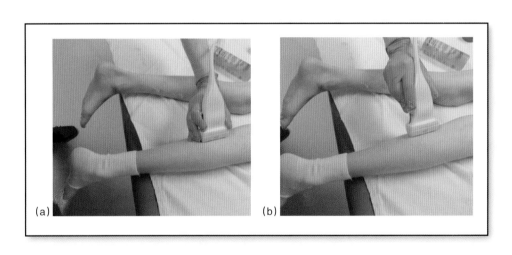

图 12.20 持握换能器的方法：（a）正确持握换能器，并接触患者以保持稳定；（b）错误持握，不能保持稳定

在扫描时，操作者必须使换能器保持正确的方向。在临床中，对影像的方向有两种规范，这使得放置换能器的方位及所产生的影像方向会有所不同。这两种规范分别是《标准横切面影像协议（Standard Cross Sectional Imaging Protocol，SCIP)》和《简化影像协议（Simplified Imaging Protocol，SIP》。

　　SCIP 的目的是超声影像与其他横断面影像（如 CT 和 MRI）互为镜像。CT 和 MRI 的影像中，患者的右侧组织结构位于显示屏或图片的左侧。许多医师使用 SCIP，因为这看起来如同检查者与患者面对面，即患者的右侧身体位于检查者的左侧。超声扫描时使用 SCIP 对患者的横切面（轴位）或冠状面（额位）进行成像时，患者的右侧组织结构显示于显示屏的左侧。在以矢状位 / 纵轴扫描时，换能器的方位是近端/头侧结构位于显示屏左侧，远端/尾侧结构位于显示屏右侧。根据规范，换能器上的标志或凹槽对应着显示屏的左侧。因此在应用 SCIP 时，在横切面（轴位）和冠状面扫描时，应将凹槽或标准侧指向患者的右侧；在矢状面/纵向扫描时，将凹槽或标志指向患者的头侧。在应用 SIP 扫描横切面（轴位）或冠状面（额位）时，换能器上的凹槽或标志点应指向患者的中线侧。因此，中线侧/内侧的结构显示在显示屏的左侧，而外侧的结构显示在显示屏右侧。

在矢状位/纵向扫描时，使用 SIP 协议时，换能器的凹槽或标志点指向患者的近端/头侧，这与 SCIP 相同。因此近端或头侧的结构将显示在显示屏的左侧，远端或尾侧的结构显示在显示屏右侧，在此方位上，SIP 与 SCIP 相同。如果换能器方向错误，大多数超声设备允许操作者翻转影像方位以纠正[14]。对于初学者来说，始终如一地保持换能器的方向十分重要，这可减少影像结构上发生的错误判读，并有利于迅速掌握超声影像技术。

换能器扫查

如前所述，超声波束较窄，它只显示通过机体或结构的薄层影像。为弥补这一缺憾，操作者必须沿着皮肤的长度和宽度方向调整或滑动换能器以获得靶区结构的全貌[13-14, 28]。化学去神经阻滞手术前，需要先探测扫查肌肉或相应结构，以使医师能够判断靶点的深度，确定注射的最佳点。同时也可发现血管、神经或其他应在穿刺时避开的结构。实时影像使医师能确定到达肌肉靶点最直接的路径，并观察穿刺针进入靶点的过程。如果靶区是复杂重叠的肌肉结构，初步的超声探查可以显示各个肌肉上的靶点，并可仅用同一个皮肤穿刺点或同一个针道路径完成治疗。作为患者，特别是儿童，当然希望穿刺越少越好，这也是超声引导化学去神经阻滞的一大

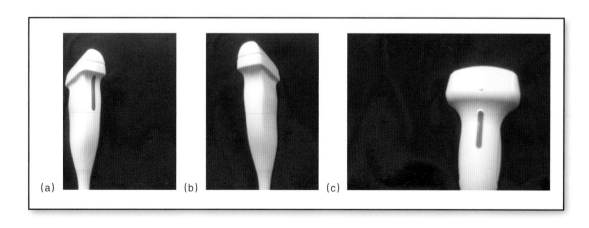

图 12.21　换能器的方向标志：（a）和（b）对应于显示屏左侧；（c）无标志的一侧对应于显示屏右侧

优点[12, 20, 28–30]。

在换能器扫查中，需要沿着短轴或长轴做移动、旋转等一系列操作，这样可调整超声波束的方向，降低各向异性和声影，同时可更好地显示靶点和穿刺针[13]。

设备操作

深度控制

深度控制是调整显示屏以显示该换能器的最大或最小显示深度。调节此控制旋钮可以使操作者观察关注区，而不显示更深层那些非关注结构。这使得浅部的结构影像显示达到最佳状态，并且可以提高帧频。因为超声波频率决定了穿透组织的深度，选择正确的换能器就决定了扫描时所能达到的深度。假如超声频率过高，声束往往不能达到深部所需观察的结构（图 12.22 ~ 图 12.24）。

增益控制

增益控制调整对回声的缩放，从而改变影像的整体亮度。总体增益控制将所有返回到换能器的回声在处理信号时同等放大或缩小（图 12.22 ~ 图 12.24）。增益过大导致影像过亮或称之为回声过强；增益太小，则图像会太暗或称之为回声过弱。调整整体增益可以优化关注区的信号强度。

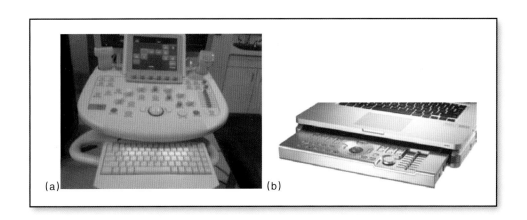

图 12.22　设备控制键盘：(a)飞利浦 Phillips IU 22 controls；(b)泰圣

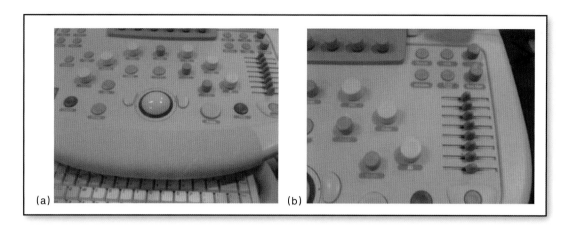

图 12.23　飞利浦 IU22 的手动控制键

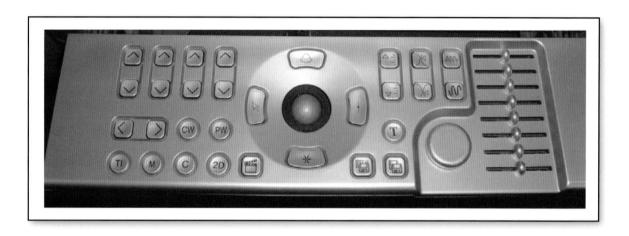

图 12.24　泰圣的手动控制键

时间增益补偿（深度增益补偿）

　　深度增益补偿（Depth Gain Compensation，DGC）也被称为时间增益补偿（Time Gain Compensation，TGC），调整此参数可以补偿超声波束的衰减，它是以分贝（dB）为单位来表示的。在声波穿过浅层组织时，部分能量被吸收或成为热量而散发，使其强度被衰减。高频声波比低频更容易被吸收，这就是为何高频换能器观察的深度有限的原因。使用 DGC/TGC 滑动按钮，可调整不同深度结构呈现在显示屏上的亮度。DGC/ TGC 向左移动可加大增益，增加关注区图像亮度，反之亦然（图 12.22 ~ 图 12.24）[12, 22, 31]。

聚焦区

换能器发出的超声波束进入机体后，先逐渐变窄，到达最狭窄之处后再逐渐变宽并进一步向深部穿行。声波束的最窄之处称为聚焦区。这个狭窄的区域是超声最高空间／侧向分辨力之处。操作者可以选择和设定聚焦区的位置。在扫描时通过调整聚焦区对关注区进行检查。但使用多聚焦区可降低帧频，同时也会降低实时 B 型超声扫描的时间分辨力（图 12.25 和图 12.26）[12, 22, 31–32]。

帧频

如前所述，帧频对时间的分辨力非常重要。＞ 20 帧 /s 的帧频可改善动态影像质量，如穿刺过程。扫描深度和聚焦区的数量都可降低帧频，即时间分辨力（这是因为每个聚焦区都需要单独的超声波束）。为了保持较高的帧频，应该尽可能地减少聚焦区的数量。聚焦区的标志一般显示在图像右侧（图 12.25 和图 12.26）。调整聚焦区控制钮可将聚焦区移到关注区 [13, 22]。

声波能量输出

声波能量的调节可改变换能器向患者输出的超声波能量，在保证图像质量的前提下，应尽可能地降低此值。

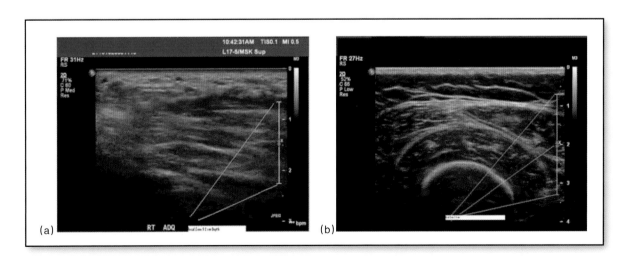

图 12.25 飞利浦 IU22 显示的聚焦区：(a) 小指外展浅肌；(b) 股四头肌

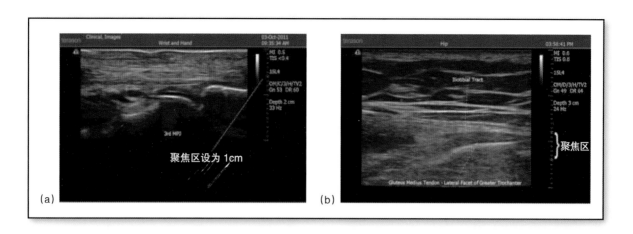

图 12.26 （a）聚焦区，泰圣，腕部浅部；（b）聚焦区，泰圣，臀外侧深部

捕捉和保存图像或动态影像

无论在进行诊断性超声检查操作还是超声引导介入操作，必然需要记录操作过程，即储存或打印图像或记录操作视频段落。须注意，如果没有保存有关的影像，则不能说明进行了相关操作，那么也不能为此收取费用。超声影像可以保存为静态图片或动态影像，在大多数超声设备上，点击或选择某个图标／按键就可选择需保存的影像。计算机会将该影像或视频片段保存，以便将来脱机回顾或通过无线网络下载到医院的 PACS（Picture Archiving and Communications System）系统中。图片或视频可以以各种格式保存，包括 DICOM、JEPG、MPG、WMV 等。脱机回顾超声 DICOM 图像需要在计算机安装相关软件（DICOM 阅读器），软件可购买或免费下载。免费版只能对图像进行有限的操作，但这对从事化学去神经阻滞的临床医师们往往已经足够了。

冻结（停帧）

这可使得显示屏上的图像保持静止，方便在扫描时进行讨论。

调整声束方向

在扫描成像过程中，超声波束是由电子控制指向左侧或右侧。调整声束的方向可以有助于看到穿刺针，并减少各向异性。调整声束方向也可通过增强对超声的反射更清楚地看清穿刺针的针尖。

穿刺 / 活检引导

它与连接在换能器上的穿刺针引导架结合使用，开启时，在显示屏上出现一条引导线。操作者可将此线对准靶区结构。有助于临床医师将穿刺针沿引导线刺入预期靶点，但对化学去神经阻滞或有经验的医师来说意义不大。

双屏显示

开启此功能后，可对显示屏进行分屏显示两个图像，以便对比正常和异常或者观察注射前与注射后的情况。

体标

在显示屏上显示身体的区域（腹部、盆腔、四肢等）。

测量工具

示踪（Trace）：使操作者能手动对某个区域进行测量。椭圆（Ellipse）：计算机产生一个可调整大小的圆圈或椭圆形，以对某个结构进行大致的描绘。其他的测量工具还可使医师准确地测量所见结构的周长、宽度和长度。

教育和培训

虽然超声影像对技巧要求非常高，但技术的进步使得那些愿意积极主动学习的医师很容易掌握超声设备的应用。但无论技术进步达到哪种高度，在临床中应用超声引导操作的学习曲线仍然非常陡峭。此陡峭的学习曲线再加上需要学习新的技能，或许令那些对超声不熟悉的医师望而却步。

目前已有数个培训项目，包括网络在线教育的自学课程[33-36]（表12.2）、医学会和厂商赞助的讲课和培训课程。这些课程可对有兴趣学习此技术的医师提供各种学习机会，尽管有了这些课程，但在超声技术和化学去神经术操作之间仍存在需要衔接之处。在近两年中，已经出现了专门的超声引导化学去神经术培训课程。

但无论什么样的课程，都无法取代临床实际操作和经常性的练习。需要同时掌握超声技术和穿刺注射技术，以使医师和患者双方都能获益。

表 12.2　**教学资料**

美国超声医学研究所 American Institute for Ultrasound in Medicine (AIUM): www.aium.org

欧洲抗风湿病联盟 European League Against Rheumatism (EULAR): www.doctor33.it/eular/ultrasound/Guidelines.htm

欧洲骨骼放射学会 European Society of Skeletal Radiology (ESSR): www.ESSR.org

慕尼黑超声课程（Munich Ultrasound Course）: www.axelhoesl.de/muc

密歇根大学超声波课程（University of Michigan Ultrasound）: www.med.umich.edu/rad/musckel/mskus/index.html

参考文献

[1] Krenkau F. Diagnostic Ultrasound: Principles and Instruments[M].6rd ed. Philadelphia,PA:WB Saunders,2002,428.

[2] O'Neil J. Introduction to musculoskeletal ultrasound[M]// O'Neill J. Musculoskeletal Ultrasound.New York, NY: Springer; 2008:3–17.

[3] Smith J, Finoff JT. Diagnostic and interventional musculoskeletal ultrasound: part2. Clinical applications[J].PM&R,2009,1:162–177.

[4] Davidson J, Jayaraman S. Guided interventions in musculoskeletal ultrasound: what's the evidence[J].Clin Radiol,2011,66:140–152.

[5] Cunnington J, Marshall N, Hide G, et al. A randomized, double–blind, controlled study of ultrasound–guided corticosteroid injections into the joints of patients with inflammatory arthritis[J].Arthritis Rheum,2010,62:1862–1869.

[6] Carayannopoulos AG, Cravero JP, Stinson MT, et al. Use of regional blockade to facilitate inpatient rehabilitation of recalcitrant complex regional pain syndrome[J].PM&R,2009,1:194–198.

[7] Henzel MK. Comparison of surface and ultrasound localization to identify forearm flexor muscles of botulinum toxin injections[J]. PM&R,2010,2:642–646.

[8] Torriani M, Gupta R, Donahue DM. Botulinum toxin injections in neurogenic thoracic outlet syndrome: results and experience using a ultrasound–guided approach[J].Skeletal Radiol,2010,39:973–980.

[9] Willenborg MJ, Shilt JS, Smith BP,et al. Technique for iliopsoas ultrasound–guided active electromyography–directed botulinum toxin injection in cerebral palsy[J].J Pediatr Orthop,2002,22(2):165–169.

[10] Kwon JY, Hwang JH, Kim JS. Botulinum toxin A injection into calf muscles for treatment of spastic equinus in cerebral palsy[J].Am J Phys Med Rehabil, 2010,89(4):279–286.

[11] Dogu O, Apaydin D, Sevim S, et al. Ultrasound–guided versus 'blind' intraparotid injections of botulinum toxin–A for the treatment of sialorrhoea in patients with Parkinson's disease[J].Clin Neurol Neurosurg,2004,106:93–96.

[12] Alter KE. High frequency ultrasound guidance for neurotoxin injections[J].PMR Clinics N America,2010,21(3):607–630.

[13] Smith J, Finoff JT. Diagnostic and interventional musculoskeletal ultrasound part 1, fundamentals[J].PM&R,2009,1:64–75.

[14] McDonald S, Fredericson M, Roh EY, et al. Basic appearance of ultrasound structures and pitfalls[J].PMR Clinics,2010,21(8):469–479.

[15] Palmer PES. Choosing a scanner.World Health Organization in Collaboration with the World Federation for Ultrasound in Medicine and Biology [M].Geneve, France: Manual of Diagnostic Ultrasound,1995,17–25.

[16] McDonald S, Fredericson M, Roh EY, et al. Basic appearance of ultrasound structures and pitfalls[J].PMR Clinics N Amer,2010,21(3):461–480.

[17] Jacobson J. Fundamentals of Musculoskeletal Ultrasound[M].Philadelphia, PA: Saunders Elsevier,2007,1–38.

[18] Ernst A, Feller–Kopman DJ. Ultrasound–Guided Procedures and Investigations. A Manual for the Clinician[M]. New York, London:Taylor and Francis ,2006,1–16.

[19] Gent R. Equipment care and quality control. In: Sanders RC, Winter T, eds. Clinical Sonography. A Practical Guide[M].Philadelphia, PA: Lippincott Williams and Wilken,2007,647–650.

[20] Sanders RC, Ledwige M. Basic Physics in Clinical Sonography. A Practical Guide[M]. Philadelphia, PA: Lippincott Williams and Wilken,2007,1–5.

[21] Derchi LE, Rizzatto G. Technical requirements. In: Biachi S, Martinoli C eds. Ultrasound of the Musculoskeletal System[M].Berlin, Heidelberg, New York: Springer, 2007,3–17.

[22] Del Prince B, Sanders RC. Instrumentation[M]//Sanders RC, Winter T eds.Clinical Sonography. A Practical Guide[M]. Philadelphia, PA: Lippincott Williams and Wilken,2007:6–18.

[23] Palmer PES. Basics of ultrasound. World Health Organization in Collaboration with the World Federation for Ultrasound in Medicine and Biology[M].Geneve, France: Manual of Diagnostic Ultrasound,1995,2–16.

[24] Ledwidge, M, Winter T, Del Prince B.Doppler and Color Flow Principles in Clinical Sonography. A Practical Guide[M].Philadelphia, PA: Lippincott Williams and Wilken,2007,24–32.

[25] Danielson K, Odderson IR. Botulinum toxin type A improves blood flow in vascular thoracic outlet syndrome[J].Am J Phys Med Rehabil,2008,87(11):956-959.

[26] DeSmet AA. Ultrasound guided injections and aspirations of the extremities[J].Semin Roentgenol,2004,39(1):145-154.

[27] Palmer PES. Basic rules of scanning. World Health Organization in Collaboration with the World Federation for Ultrasound in Medicine and Biology[M].Geneve, France: Manual of Diagnostic Ultrasound,1995,25-42.

[28] Berweck S, Heinen F. Treatment of Cerebral Palsy with Botulinum Toxin. Prinicples, Clinical Practice, Atlas[M].Bonn, Germany: Child Brain English Edition,2003.

[29] Schroeder AS, Berweck S, Lee SH, et al. Botulinum toxin treatment of children with cerebral palsy-a short review of different injection techniques[J].Neurotox Res,2006,9(2-3):189-196.

[30] Fietzek UM, Schroeder S, Wissel J, et al. Split-screen video demonstration of sonography-guided muscle identification and injection of botulinum toxin[J].Mov Dis,2010,25(13):2225-2258.

[31] Smith Miner N. Basic principles. In: Sanders RC, Winter T eds. Clinical Sonography. A Practical Guide[M].Philadelphia,PA:Lippincott Williams and Wilken,2007,33-39.

[32] Editors Ernst, Armin, Feller-Kopman D.ABCs of ultrasound imaging[M]// Ultrasound Guided Procedures and Investigations.A Manual for the Clinician,2006,1-16.

[33] American Institute for Ultrasound in Medicine. AIUM Technical Bulletin. Transducer manipulation[J].J Ultrasound Med,1999,18:183-185.

[34] Filippucci E, Meenagh G, Ciapetti A, et al. E-learning in ultrasonography: a web based approach[J].Ann Rheum Dis,2007,66:962-965.

[35] Filippucci E. Sonographic training in rheumatology: a self-teaching approach[J].Ann Rheum Dis,2004,62:565-567.

[36] Taggert A. Musculoskeletal ultrasound training in rheumatology: the Belfast experience[J].Rheumatology,2005,45:102-105.

13

超声操作指南：扫查技术和要点／诀窍

Katharine E. Alter, Michael C. Munin, and Steven M. Skurow

本章讨论使用超声换能器即探头的基本方法和技术诀窍，以利于医师在临床工作中能使用超声引导进行化学去神经阻滞治疗。

定位技术和化学去神经阻滞操作指南

为进行化学去神经阻滞，注射肉毒毒素，临床医师必须具有深入的解剖学知识，包括：平面解剖、断层解剖和功能解剖。没有任何一种定位方法（包括复杂精密的影像引导技术，如超声引导）能代替扎实的解剖基本功。

在注射肉毒毒素进行去神经阻滞时，传统的定位技术包括：利用解剖参照点、触诊、被动活动／主动活动（PROM/AROM）、肌电图（EMG）、电刺激（E-Stim）。直到最近，影像引导技术才略有应用。近年来，无论是作为对传统引导方法的辅助，还是作为独立的技术应用，超声技术的进步已经使其在肌肉骨骼和化学去神经阻滞等方面的应用大为增多[1-13]。经验丰富的医师，通过超声提高了注射靶点的准确性，缩短了定位时间，降低了其对患者的潜在危险，改善了患者在接受 MSK、化学去神经阻滞和其他治疗过程中的舒适度[2-7, 9]。为了顺利地应用超声引导进行操作，临床医师必须掌握超声影像的基本物理学知识，并能熟练地操作超声设备。也需要医师学习一系列的超声扫查操作技能，包括正确地持握超声探头，理解图像的方位，掌握获取影像时的操作手法及穿刺注射时的操作方法[11-12]。

应用超声引导的优点和缺点

超声已经广泛地应用于内科、外科等各个专科的诊断和操作引导，包括化学去神经阻滞。与其他影像导向技术相比，超声有其自身优点，但也有一些局限性（表13.1）。超声引导的优点包括：费用低廉、设备便携性好、可移动，而 X 线或 CT 则需固定安装在放射科。但超声影像最重要的优点还是分辨力高，对于软组织和神经、血管等结构能提供细致入微的图像。高频超声的图像可以和 MRI 的图像媲美，甚至优于 MRI 图像。超声可提供穿刺针和靶点的实时、连续图像。在超声引导下，可以发现针道或引导穿刺针到达目的靶点，全程观察注药过程。超声没有电离辐射，并且能动态显示图像，这也是其优越性。超声的局限性包括：临床医师不了解或不熟悉超声设备，在熟练掌握操作技巧前的学习曲线比较崎岖，学习培训机会有限，与盲穿注射相比，使用超声引导的操作时间较长。超声技术本身的局限性还有：超声探头提供的视野较小，不能穿过骨骼，深部组织的图像分辨力有限，影像结果与操作人员的个体技巧有关。

超声的操作环境

检查或操作室应提前做好准备，确保所需的设备在位且功能状态完好，所需备件物品充足。操作所需用品须让医师或超声师易于取用。保持良好的人机状态非常重要，这可减轻操作者的疲劳和煎熬。超声影像最好在低亮度的环境中判读，房间内的顶灯亮度要调低或关闭。工作区的照明可以用读片灯、检查灯或落地灯代替。这样既可以看清楚患者的情况，又可以不影响观察超声显示屏上的影像。

最好使用能电动调整高度的诊查床（图 13.1），以利于调整患者的体位以及在术中能方便地调节检查床的高度。舒适的座椅可以令患者在操作中保持稳定，医师坐在有滚轮的凳子上则更利于进行操作。

根据操作的部位不同，患者应放松舒适地保持坐位、仰卧位或俯卧位等体位。焦虑、疼痛或诊室温度过低可使患者的肌张力或痉挛状态恶化，这对术中保持进针

表 13.1　**超声的优点和缺点**

超声的优点	超声的缺点
便携性好	个体操作结果差异较大
与其他影像引导手段相比，费用低廉	培训 / 教育机会有限，缺乏知识能力认证
即刻实时图像 ·观察靶点 ·观察针道 ·观察注射部位	设备 ·设备使用时间有限 ·设备的技术性能 / 质量存在差别 ·不同的设备配制和控制方法不同
无电离辐射	不能穿透骨关节
无明显禁忌证	视野有限 / 穿透深度有限
对软组织分辨力高 ·肌肉、神经、血管 ·囊性病灶、肿物 ·异物	低频探头的图像分辨力有限 ·肥胖患者 ·深部肌肉
与盲穿相比，精准度提高	操作时可能需要助手协助

和抵达靶点都不利。若有亲属或陪护员陪伴患者，则可减轻患者的焦虑并有助于使患者保持恰当的体位或变换体位。对于儿童患者，如果在无镇静状态下进行操作，应该请其父母陪伴。我们常规邀请"儿童生活治疗师"来协助术中操作并分散小儿的注意力，这可以显著地降低儿童患者的焦虑紧张情绪。

患者和医师的准备

因为超声扫查时需要使用大量的耦合剂，患者应该换上专用的检查袍或一次性洗手衣或者请患者穿上可洗涤的无袖上衣或短装。因为在操作过程中，耦合剂一定会弄到患者以及医师的衣服上，所以穿检查袍或洗手衣可能更好。超声耦合剂是水溶性的，易于从衣服上洗去，但对仅能干洗的织物可能造成污渍。在超声扫查结束后，应以湿布或纸巾擦去残留在皮肤上的耦合剂。

调整设备和显示屏的位置

如前所述，人机关系非常重要。因为医师在整日的工作中需要完成许多病例的治疗，正确地安放超声设备、辅助用品和患者显得尤为重要，这可减轻医师的疲劳和眼睛酸痛。医师可以站在或坐在患者和超声设备旁，以利于同时接近他们。超声设备必须放置于合理的位置，以便能在清楚地看到屏幕的同时也可以方便地操作设备[11]。医师也可将超声设备置于可使患者看到屏幕的位置，因为大多数患者都乐意看到超声影像，并因此而减轻患者的紧张心情[1]。

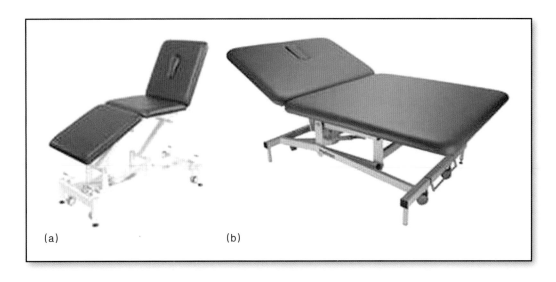

(a)　　　　　　　　　(b)

图 13.1　能调节高低的诊查床

超导密码：超声引导下的化学去神经疗法

组织的超声特性

可参见本书中第 14 章 "化学去神经术：相关组织的超声特性" 对此进行的深入讨论。

超声扫查：掌握扫查技术

应用超声引导进行操作，需要灵巧的手法和娴熟的技巧，临床医师必须同时协调多个任务，包括调整超声设备控制钮、操作超声探头获得最佳的靶点和针道影像、穿刺进针等。要协调好这些任务并熟练掌握技巧，在对患者操作前需要进行实战模拟练习。建议临床医师在影像体模上练习超声引导穿刺。超声影像体模是可透过超声的凝胶材料模型，它含有靶点以及模拟的血管或其他结构（图 13.2）。如果没有超声影像体模，也可以在火鸡胸脯肉中塞入一些青橄榄或黑橄榄来模拟。由于橄榄的超声影像与其周围的火鸡肉不同，可以作为穿刺靶点进行练习。以这种方法练习时，需注意控制感染，以保护套包裹超声探头，操作练习者必须戴手套，避免在穿刺练习时不慎刺伤自己。

准备操作

如前文章节所述，超声探头所发出的细窄声束只能在所通过部位产生一个狭长影像。操作者必须调整探头，沿着所需观察的纵轴和横轴，在体表进行移动、滑行等多种方式以完成组织结构的全面扫查[12, 14]。在进行超声引导下操作（包括化学去

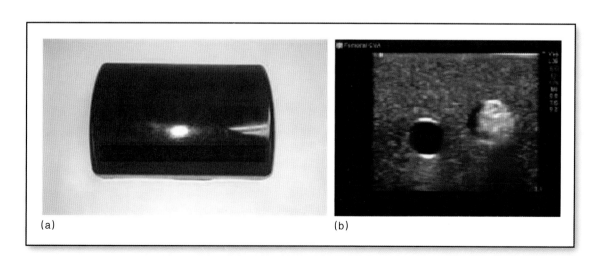

图 13.2 （a）超声体模；（b）在超声体模上练习穿刺时所见血管 / 靶点的超声影像

神经阻滞）前，必须对注射区域的完整结构进行扫查。这不仅可使操作医师了解靶点所处深度，也可以提示靶点和进针部位的最佳入路[11-12]，还可以显示神经血管结构、肌腱、囊肿或占位，以避免进针或注药时发生意外。

在开始实际治疗前，超声扫查必须包括治疗区域组织结构的横切面和纵切面。确定靶点深度，使临床医师能选择正确的针道以到达靶点。在参照影像平面和患者身体平面时，临床医师必须清楚，对某些靶点和肌肉来说，这两个平面可能并不一致。例如，对于指浅屈肌，肌肉的解剖纵断面和横断面对应于身体的纵断面和横断面图 13.3c 和 d，然而，对于旋前方肌来说，肌肉的纵轴对应于身体的横断面图 13.3e 和 f。在手术操作时详尽描述，这十分重要。

超声提供实时的影像，使临床医师能追踪穿刺针直达靶点，并观察注射肉毒毒素或其他药物的过程。在超声引导去神经阻滞时，超声影像可指导穿刺针到达邻近神经的位置，减少穿刺次数，减少需要电刺激的过程，并减少危险，提高成功率[14-17]。当注射靶点为重叠的肌肉时，术前的超声影像可提示 1 针到达多个肌肉靶点的进针入路。对于患者特别是儿童患者而言，当然是穿刺次数越少越好，这种技术也是超声引导化学去神经阻滞的优点之一[1, 8]。

探头的选择以及持握

超声探头娇嫩且昂贵，应该小心轻放。若不慎跌落就可能会损坏其中的电子元件。

因为声波的频率决定了超声对组织的穿透深度和图像分辨力，所以探头非常关键，高频超声的频率越高，分辨力越好，但却相应牺牲了其组织穿透力。临床医师必须选择合适的频率范围，以提供恰当的组织穿透深度，以能从入点起一直观察到靶点。对于深部的组织结构，可能需要用到凸阵探头，对于不规则形状，表面较小的组织结构时，曲棍球棒式探头可显著减少因空气阻隔而产生的伪像，空气阻隔会影响声波的传输。

因为超声扫查需要连续调整探头的位置和方向，因此临床医师必须始终控制好探头。新手往往难以以正确的方式持握探头，若不能稳定地控制探头，它就可能滑出我们需要扫查的范围，从而不能观察相应的组织结构和穿刺针的情况。

为了能稳固地持握超声探头，应该用拇指和食指或拇指、食指和中指舒适地握住探头，让四指和小指自由放松，将探头稳固地放在患者的身体上。操作者稳定地持握探头并与患者体表紧密接触，可保持探头稳定并防止滑落（图 13.4 a 和 b）[11, 13]。

探头的方向

超声图像的质量与操作者关系密切。扫查时，临床医师要确定探头在患者身上的指向。探头应正确地放在患者身上以最佳地显示靶点，在进行化学去神经阻滞时要显示横切面或纵切面。

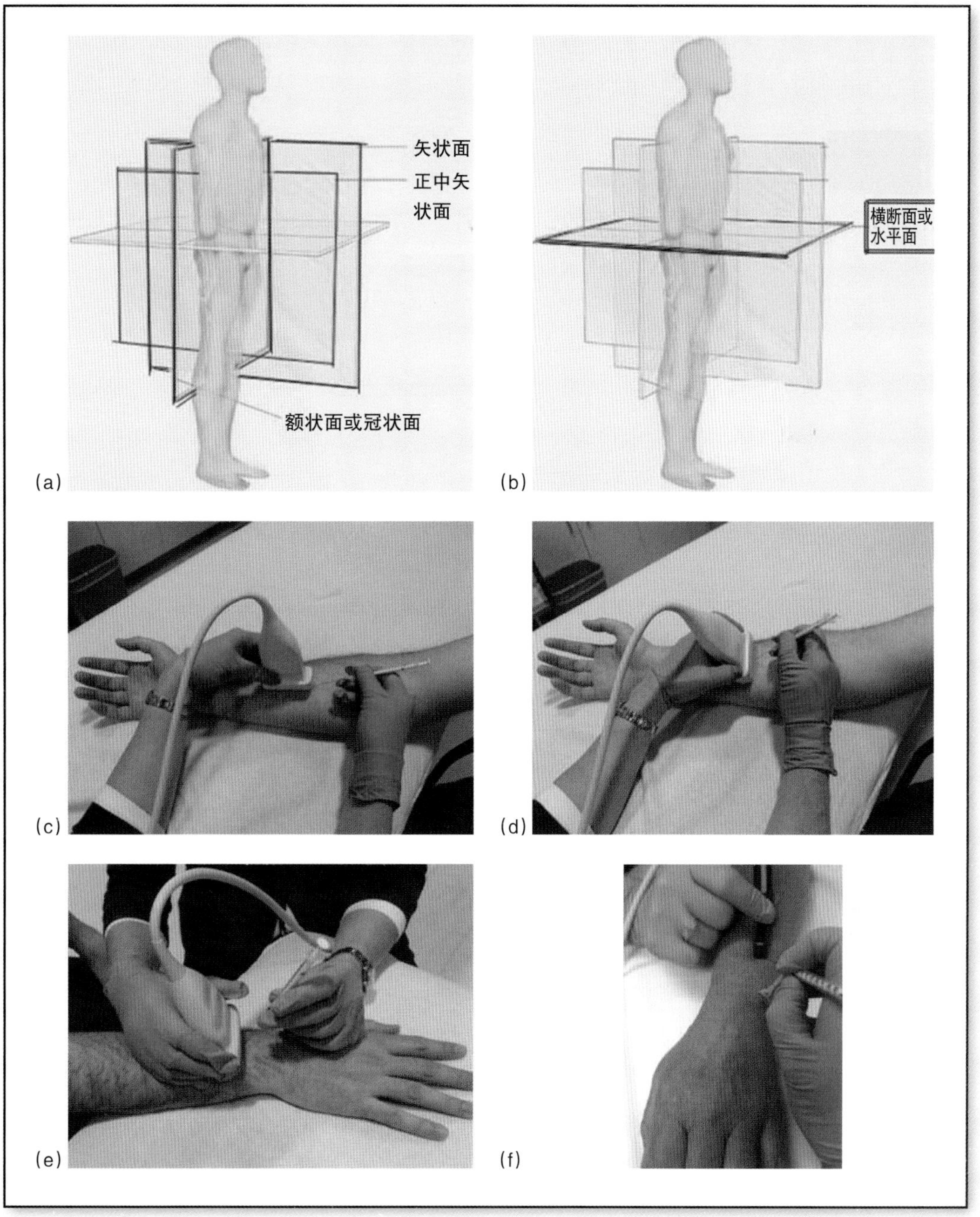

图 13.3 解剖平面：(a) 正面 / 矢状面 / 冠状面；(b) 横断面 / 水平面；(c) 对指浅屈肌（FDS）的纵向观，躯体和肌肉平面在纵轴方向相同时，超声探头沿着躯体长轴方向；(d) 对指浅屈肌（FDS）的横断面观：超声探头沿着躯干的横断面探查；(e) 扫查 / 注射：旋前方肌的肌肉 / 躯体平面相同，肌肉的长轴 = 躯体横轴；(f) 肌肉横断面 = 躯体纵断面

所有的探头都在一侧有缺口或标志（图13.5）。此标志对应于显示屏的左侧（图13.6），而探头无标志的一侧对应的是显示屏的右侧（13.7）[13]。在扫描纵向／矢状面／正面时（图13.3a），探头方向应该使显示屏左侧对应于患者的远侧（即探头标志对应远侧）。对于探头方向的详细讨论，在器械设备章节中会涉及。

在扫查横切面／轴位或正位／冠状面时，临床医师可以遵循《标准横切面影像协议（SCIP）》或《简化影像协议（SIP）》这两个规范，在本书的"器械"章节中详细讨论这部分内容。在采用《SCIP》协议时，探头的方向使患者的左侧显示于屏幕的右侧。在应用《SIP》协议时，探头的方向使内侧结构显示于屏幕的左侧。

这些不同的规范可能使那些不熟悉屏幕显示和超声影像模式的新手感到困惑。没有经验的医师应该问清楚，既往所采用的是哪种规范，在选择一种规范后，就要坚持以这种方式进行扫查。这样可以降低扫查和操作时的困惑。也有助于医师掌握

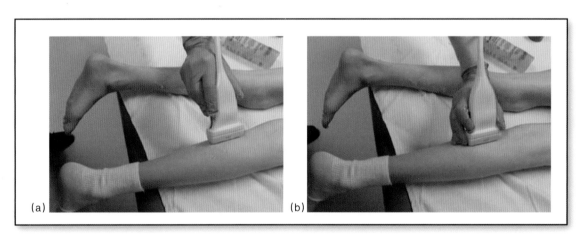

图 13.4　（a）持握探头的错误方式；（b）持握探头的正确方式

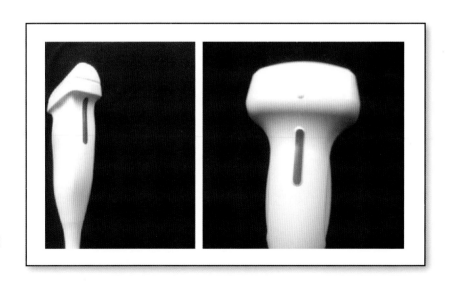

图 13.5　探头有标志一侧对应着屏幕左侧

固定的辨识模式以判读超声图像。经验不足的医师在将探头置于患者身上时，每次都应该检查探头的指向标志，以确保图像方位准确。一旦熟悉了超声的识别模式，医师也能辨识因探头反向导致的图像反转，并主动纠正探头的方向。如果不慎以错误的方式进行图像采集，大多数超声设备也提供了图像反转的功能。

扫查时移动探头的技巧

如前所述，超声探头所发出的细窄的声波产生较局部的图像，为了显示目标区域的全貌，必须沿着探头声束的长轴或短轴做旋转、移动、侧动等操作改变超声探

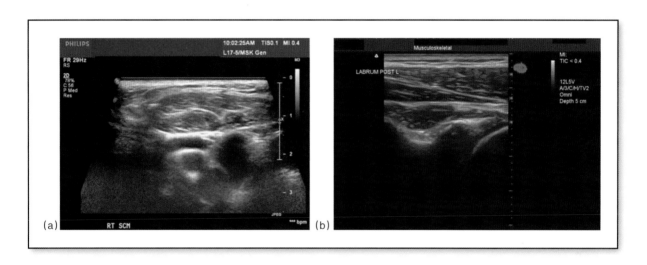

图 13.6 （a）Phillips IU22 和 （b）Terason T3000 的超声显示屏

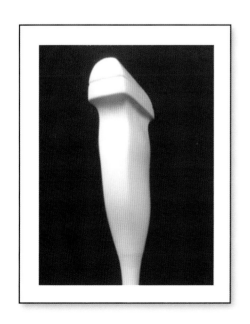

图 13.7 探头无标志一侧对应着屏幕右侧

头，以便调整波束以获得完整的影像[11-13, 18]。这些操作也有利于降低各向异性、减少声影，并能在穿刺操作中更清楚地显示靶区结构和穿刺针。

探头 / 穿刺针的方向：术中操作技巧和诀窍

在化学去神经阻滞中，穿刺针应该置于超声的实时图像的直接引导之下。对于非实时超声引导下的其他穿刺技术方法不推荐用于化学去神经阻滞，特别是神经阻滞中[11, 18]。

在实时超声引导操作中，穿刺针必须在超声引导下刺入皮下，并保持针尖一直处于超声束覆盖范围内，否则就不能在超声影像上实时观察到针尖。如果不能实时显示针尖，就要停止继续向深部穿刺。应该调整探头的方向，直到再次清晰显示针尖。如有必要，可注射少量生理盐水，这也有助于显示针尖所处位置，通过水与组织之间形成的透声窗能更清楚地显示针尖及其周围组织结构[11-12]。

操作前扫查可让我们初步了解靶点的深度和进针所需长度

穿刺针可以沿着探头的长轴方向进针（也称"平面内"，IP）或沿着短轴（也称"平面外"，OP）方向进针。在 IP 图像上，可以看到穿刺针的全长，包括针尖（图 13.8），这需要穿刺针与探头的长轴方向保持一致（如下所示）。而在 OP 图像上，穿刺针只是一个高回声点（图 13.9），如后文所述，这两种方法各有其优缺点。

平面内进针

平面内进针的主要优点是，可观察到穿刺针的全长，包括针尖（图 13.8b）。平面内图像可以看到针道与靶点的情况以及穿刺针尖，以保证其处于所期望的位置。

如果平面内进针影像显示正常，可以看到穿刺针为一细细的强回声线，有时也可看到混响伪影[11-12, 18]。出现这种情况的原因是因为大部分声波被反射回探头（图 13.8b）。为获得此图像，穿刺针必须维持准确的角度，即与超声声束保持 90° 角。为了保持这种关系，必须将穿刺针平行于探头的长轴，因为必须将穿刺针置于探头的声束之内才能看到前者。须牢记，当穿刺针与声束成 90° 时，穿刺针对声波的反射能力非常强。若处于更加倾斜的角度（< 90°），因为反射回探头的声波减少，就不容易看到穿刺针的强回声。

保持穿刺针和探头处于这种方向颇为困难，这也是 IP 技术的缺点之一。若穿刺针没有以正确的角度进入组织，则回声就不那么强，定位穿刺针的位置就比较困难，特别是对于针尖的显示尤其困难（图 13.10）。保持穿刺针与超声波束为 90°，对于特别表浅或者特别深部的组织结构是非常困难的。对于低频的探头来说，若需要观察穿刺针或针尖也是较为困难的。

IP 技术的另一个局限性就是，维持上述的角度需要穿刺针于靶点呈斜向的通道。为保持穿刺针与声束成 90° 角，则需将穿刺针在距离靶点较远之处进行穿刺，这就使得穿刺针在到达靶点时需要经过其他的组织结构，如图 13.8b 所示。在此前臂的横断位图像中，针头位于桡侧腕屈肌（FCR），在此 IP 入路中，穿刺针必须穿过掌长肌才能到达 FCR，如左侧的图像所示。

尽管人们常常提倡 IP，并认为它比其他方法更好[11-12, 18]，但对某些肌肉或神经并不是那么适合。为弥补穿刺深度较长，使用 IP 方法时常需要较长或较粗的穿刺针。

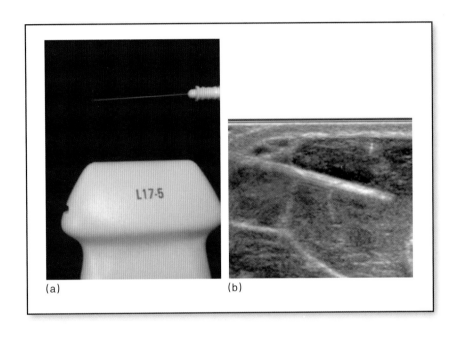

图 13.8 （a）长轴的"平面内"位置；（b）相应的穿刺针的图像

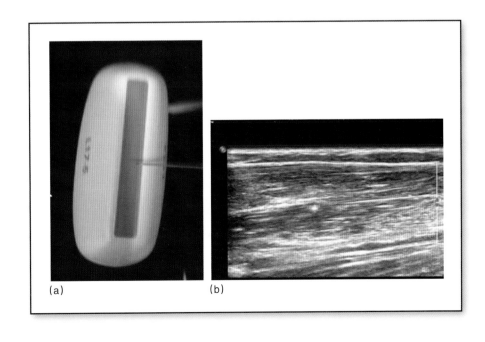

图 13.9 （a）平面外的穿刺针方向；（b）针尖对应产生的高回声点

在选用更长的穿刺针以到达靶点时，医师必须寻找出到达靶点的斜行穿刺针道。许多医师在进行超声引导下化学去神经阻滞时，并不经常使用 IP 方法，这种方法只是在某些特殊情况下应用。并且，在 IP 超声引导注射肉毒毒素时，偶尔会观察到注射药液从靶区肌肉沿着针道流出靶点区域，而弥散到针道所经过的邻近肌肉或组织结构中。这在使用较粗的穿刺针以及注射速度较快、容量较大、靶点肌肉较为细小或者注射时该肌肉有持续不断的收缩或痉挛时，尤为多见。注射药液可能弥散入邻近肌肉，至少在理论上有产生肌力下降的危险，有时也的确可在靶点外肌肉上看到此现象 [19-23]。

平面外途径

至少对于化学去神经阻滞来说，平面外途径是提供指向靶点的最直接途径。在对浅表结构进行注射时，相比于平面内途径，平面外途径的优点是，可以在注射肉毒毒素时显示多个目标肌肉。平面外途径不需要注射针头穿过其他肌肉。此外，因为此方法更为直接、路径短，所以常可用较细的针头。

平面外途径的主要缺点是，只能看到穿刺针的横切面而不是其长轴切面。也就是说，只能看到穿刺针的横切面显示为一个高回声点。须牢记，针尖和外鞘都是一个高回声点，如果不小心，针尖可能超越探头显示的范围而进入非靶点区域（图13.11）。可通过仔细观察向靶点走行的针头穿过组织时的活动来减少这种危险。在针头穿过浅层组织进入深层组织抵近靶点时，临床医师要仔细观察这种活动。穿刺

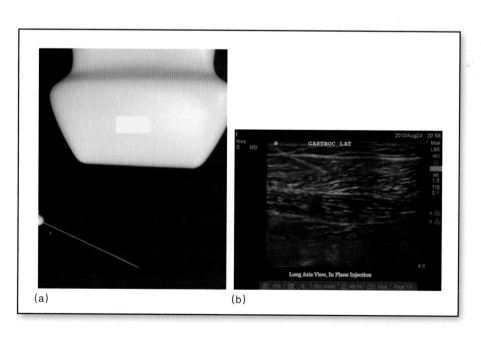

(a)　　　　　　　　　(b)

图 13.10　"平面内"穿刺，穿刺针倾斜导致高回声较少

超导密码：超声引导下的化学去神经疗法

过程中将针头晃动、摇摆或轻微振动，以增强沿此斜面组织的活动，此称之为"下楼"[11, 24] 技术。

优化针尖显示的其他技术或技巧

目前已经出现蚀刻针或具有强回声外鞘的针（图 13.12），但临床使用中一般都不需要这些特殊的针，这种额外的花费也不值得。需注意的是，外覆特氟龙的肌电图注射针比标准的针对超声的反射能力略差，因此在平面内途径进行穿刺时，不容易在超声影像上看到。但若应用 OP 技术，显示外覆特氟龙的针相对较为容易看到。一般来说，27 ~ 25G 的皮下注射针和肌电图电极注射针还是容易看见的。用于浅表注射时超细的 30G 或更细的针可能不容易看到，但应用前述的组织活动方法，也还是能看到的。

在平面内途径时，保持正确的穿刺 / 探头角度的技巧有：可以侧动探头，调节声束方向，用隔离垫或将探头放在耦合剂上减少声衰减等（图 13.13）。"波束转向"是许多超声设备已经具有的功能，可以通过调整电器控制、超声束与组织或穿刺针之间的角度就可以发生偏转（图 13.14）。应用此方法，通过调整声束与针的角度可改善对针尖的追踪。新手们有时可应用活检或穿刺导向（图 13.15），但如果以徒手穿刺进入组织，这种办法的效果也不大。

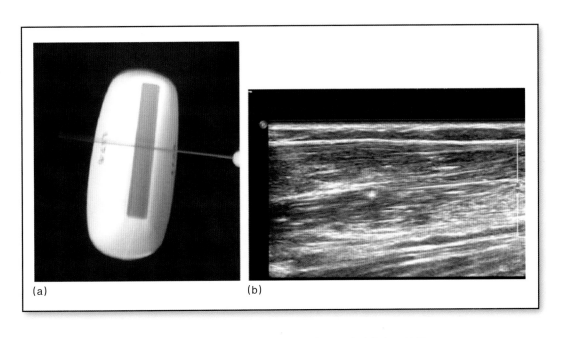

(a)　　　　　　　　　　　(b)

图 13.11　平面外途径：（a）针尖插入超过超声波束；（b）超声高亮回声波点表示针鞘

肉毒毒素治疗时的注射技巧

上肢

大多数上肢肌肉都容易看到，可以用纵切或横切方法穿刺。横切面扫查常可对肌肉之间的筋膜面和神经血管结构有较好的显示。

局灶性肌张力障碍

对于患者的原发性局灶性或节段性肌张力障碍，各种肌群都可能发病并需要接受注射。超声可用于分辨确定需要注射的特定肌束。应请患者单独移动每个手指，就可以见到肌束的运动，以指导注射。此技术快捷简便，并可对特定的肌束进行特别准确的注射。

上神经元疾病

肉毒毒素常用于治疗痉挛的肌肉，包括肩部近端、屈肘、腕、指或手的肌肉。在治疗上运动神经元综合征的患者时，需要助手协助以保持肢体处于理想的位置以利于注射，同时避免患者的不自主活动。

下肢

差不多所有的下肢肌肉，包括骨盆肌肉、腰大肌、大腿和小腿的肌肉都很容易辨别并可在超声引导下确定靶点。对肥胖患者，因为过多的脂肪覆盖可能不容易直

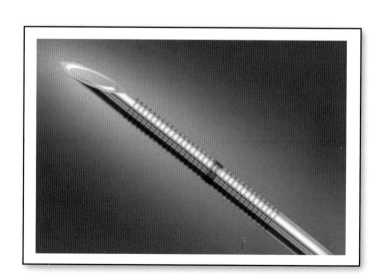

图 13.12　**外表面蚀刻的穿刺针**

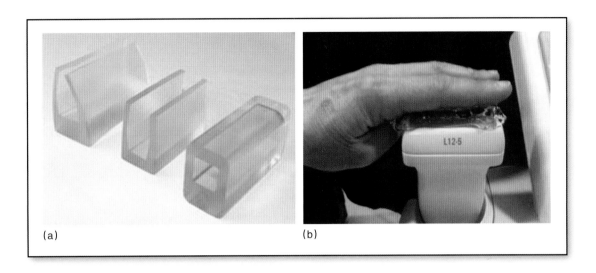

图 13.13 （a）隔离垫；（b）放置探头于耦合剂垫上

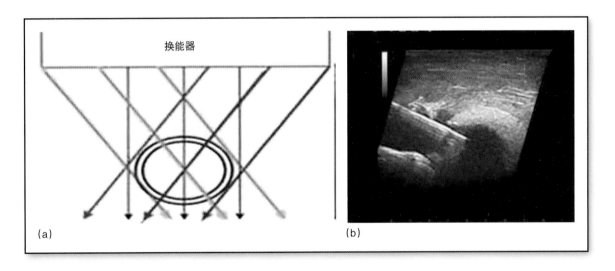

图 13.14 （a）波束转向；（b）波束转向后看到穿刺针

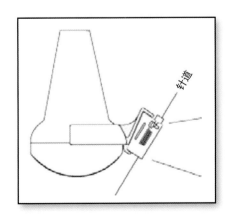

图 13.15 超声穿刺引导架

接看到肌肉，在此情况下，超声则有助于准确地评估脂肪的深度和肌肉 / 脂肪交界处。

原发性节段性或局灶性肌张力障碍

如同前面对上肢肌张力障碍的阐述一样，受累的肌肉各有不同，每个患者之间的差异很大。临床观察和功能评估可指导治疗实施。

上运动神经元综合征

最常见的是对下肢肌肉，包括屈髋、内收、屈膝 / 伸膝、踝跖屈 / 背屈、趾屈、踇长伸肌等靶点进行治疗。

头颈部

大多数用于注射肉毒毒素的靶点都可以通过超声显示。包括张开和闭合下颌的颌下肌群。唾液腺也常作为减少流涎的靶点。对脑瘫、儿童或成人颈部肌张力障碍和颈部位置异常者，可以对颈部和躯干上部肌肉进行注射，以超声定位这些肌肉较为容易。

总结

对于临床医师来说，成功地应用超声引导下化学去神经阻滞技术需要掌握各种技巧，但这都可以通过反复实践来掌握。在逐渐熟练的过程中，鼓励医师应用超声作为辅助手段来指导操作，并逐渐熟悉这种方法。对许多医师来说，一旦掌握了超声引导技术，就会在很大程度上替代其他方法。

参考文献

[1] Alter KE, Salazar LD. High frequency ultrasound guidance for neurotoxin injections[J].PMR Clinics N America,2010,219(3):607–630.

[2] Gilliland CA, Borchers JR. Ultrasound versus anatomic guidance for intra–articular and periarticular injection: a systematic review[J]. Phys Sportsmed,2011,39(3):121–131.

[3] Bum Park Y, Ah Choi W, Kim YK, et al. Accuracy of blind versus ultrasound–guided suprapatellar bursal injection J[J].Clin Ultrasound, 2012,40(1):20–25.

[4] Hashiuchi T, Sakurai G, Morimoto M, et al. Accuracy of the biceps tendon sheath injection: ultrasound–guided or unguided injection? A randomized controlled trial[J].J Shoulder Elbow Surg, 2011,20(7):1069–1073.

[5] De Smet AA. Ultrasound–guided injections and aspirations of the extremities[J].Semin Roetgenol,2004,39(1):145–154.

[6] Joines MM, Motamedi K, Seeger LL, et al. Musculoskeletal interventional ultrasound[J].Semin Musculoskelet Radio, 2007,11(2):192–198.

[7] Lee J, Lee YS. Percutaneous chemical nerve block with ultrasound–guided intraneural injection[J].Eur Radiol,2008,18(7):1506–1512.

[8] Schroeder AS, Berweck S, Lee, et al. Botulinum toxin treatment of children with cerebral palsy—a short review of different injection techniques[J].Neurotox Res,2006,9(2–3):189–196.

[9] Py AG, Zein Ag, Perrier Y, et al. Evaluation of the effectiveness of botulinum toxin injections in the lower limb muscles of children with cerebral palsy. Preliminary prospective study of the advantages of ultrasound guidance[J].Ann Phys Rehabil Med,2009,52(3):215–223.

[10] Lim ECH, Queck AML, Seet RCS. Accurate targeting of botulinum toxin injections: how to and why[J].Parkinsonism and Rel Disord,2011,17(suppl 1):S34–S39.

[11] Lento PH, Stakowski JA. The use of ultrasound in guiding musculoskeletal interventional procedures[J].PMR Clinics N America,

2010,21(3):560−583.

[12] Smith J, Finoff JT. Diagnostic and interventional musculoskeletal ultrasound part 1,fundamentals[J].PM&R, 2009,1(1):64−75.

[13] McDonald S. Basic appearance of ultrasound structures and pitfalls[J].PMR Clinics,2010,21(8):469−479.

[14] Berweck S, Heinen F. Treatment of Cerebral Palsy with Botulinum Toxin Principles, Clinical Practice, Atlas[M]. Bonn, Germany: Child Brain English Edition,2003.

[15] Fietzek UM, Schroeder S, Wissel J, et al. Split−screen video demonstration of sonography−guided muscle identification and injection of botulinum toxin[J].Mov Dis,2010,25(13):2225−2228.

[16] Palmer PES. Basic rules of scanning. In: Basics of Ultrasound in Manual of Diagnostic Ultrasound[M]. Editor Palmer, PES Geneve, France: World Health Organization in Collaboration with the World Federation for Ultrasound in Medicine and Biology,1995:25−42.

[17] Dufour E, Quennesson P, VanRobiais A, et al. Combined ultrasound and neurostimulation guidance for popliteal sciatic nerve block a prospective, randomized comparison with neurostimulation alone[J].Anesth Analg,2008,106(5):1533−1538.

[18] Perlas A, Brull R, Chan VW, et al. Ultrasound guidance improves the success of sciatic nerve block at the popliteal fossa[J].Anesth Pain Med,2008,33(3):259−265.

[19] Elovic E, Esquenazi A, Alter KE, et al. Chemodenervation and nerve blocks in the diagnosis and treatment of muscle over activity and spasticity[J].PM&R,2009,1(9):842−851.

[20] Bianchi S, Xamorani MP. US−guided interventional procedures. In: Bianchi S, Martinoli C eds. Ultrasound of the Musculoskeletal System[M]. Berlin, Heidelberg,New York: Springer, 2002:9891−817.

[21] Minamoto V. Increased efficacy and decreased systemic−effects of botulinum toxin A injection after active or passive muscle manipulation[J]. Dev Med Child Neurol,2007,49(12):907−914.

[22] Naidu K, Smith K, Sheedy M, et al. Systemic adverse events following botulinum toxin A therapy in children with cerebral palsy[J]. DMCN,2010,52(2):139−144.

[23] Roche N, Schnitzler A, Genet F, et al. Undesirable distant effects following botulinum toxin A injections[J].Neurophrmacol, 2008,52(10):272−280.

[24] Smith J, Finoff JT. Diagnostic and interventional musculoskeletal ultrasound part 2, fundamentals[J].PM&R,2009,1(2):162−177.

14

化学去神经术：相关组织的超声特性

Katharine E. Alter, Steven Nichols, and Steven M. Skurow

在扫查时，通过组织的回声反射和内在回声特性来反映组织的情况。人体组织的回声特性由其声阻抗决定。当声波遇到声阻抗明显不同的组织界面时，声波就被大量反射回来（图14.1），则产生明亮的回声，描述为高回声。当所有声波穿过组织，行进到更深的组织结构时，没有声波被反射回探头，则组织将显示为无回声。弱反射声波的组织将显示相对低回声（图14.2）[1-2]。

身体组织据其声阻抗的特性具有不同的回声反射性和超声下的特征表现。例如，超声扫查肌肉的表现为混合回声，这完全不同于唾液腺或甲状腺的均匀回声（图14.1a、b和图14.3）。一些组织的超声表现也可能因扫查切面的改变（如纵切面或横切面）而变化，见后文对肌肉、神经、肌腱的描述。这些组织差异的存在，使经验丰富的临床医师在使用超声指导操作或在诊断扫查时，很容易地区分出各种不同的组织。

化学去神经阻滞所关注的组织有：肌肉、神经、肌腱、血管、腺体以及在手术过程中要避免的各种器官。下面将详细讨论这些问题。

肌肉

肌肉的构造

虽然人类有3种类型的肌肉组织（横纹肌、平滑肌和心肌），但骨骼肌或横纹肌才是化学去神经阻滞所真正关注的组织。在超声下，肌肉的影像表现是由其纤维的物理性质决定的，肌纤维精细有机地排列组成肌束，肌束再组成特定的肌肉。骨骼肌由许多单独的圆柱形或棱柱形纤维组成，由肌纤维鞘把它们包裹起来；然后再覆以肌内膜，这是一层结缔组织层（韧带的延伸）。肌束膜把每一个肌束包裹好，再形成一束肌肉纤维。肌束也是棱形的，并且平行排列或沿着肌肉的长轴倾斜。整个肌肉覆盖于肌外膜下，它的周围围绕着供应肌肉的小血管和支配它的神经。单根肌纤维的宽度（0.51mm）远小于它的长度，肌纤维长度变化很大，可以从38mm到60cm以上[1]。

所有肌肉都有起点，也都有肌腹和肌腱与骨骼连接的终点。肌纤维和肌束的排列（而非肌腱）将决定肌肉的外观。在棱形肌肉（例如二头肌）中，单个肌纤维或

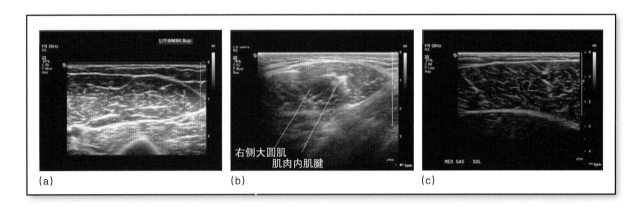

右侧大圆肌
肌肉内肌腱

(a)　　　　　　　　　　(b)　　　　　　　　　　(c)

图 14.1　肌肉的混合性高回声、低回声。横切位：(a) 肱二头肌；(b) 大圆肌；(c) 腓肠肌内侧头

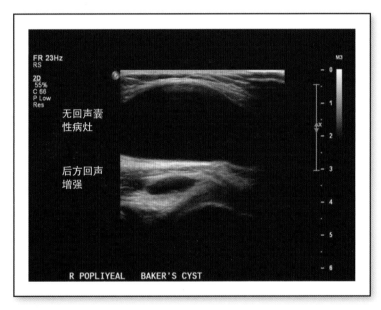

无回声囊
性病灶

后方回声
增强

R POPLIYEAL　BAKER'S CYST

图 14.2　无回声的 Baker 囊肿伴后方回声
增强

肌束逐渐变细并止于肌肉发出点或肌腱处（图 14.4a）。四边形肌肉的肌纤维（如掌短肌或咬肌）与肌腱平行（图 14.4）。三角肌起点较宽，肌纤维汇聚到止点处较细的肌腱（髂肌、冈下肌、冈上肌）。还有几种羽状肌肉，其呈羽毛样排列的肌纤维与肌肉的牵引方向成一定角度（图 14.5）。这种呈羽毛样排列的肌肉有几种类型：单向羽状纤维排列，其纤维沿着肌腱的一侧排列（如趾长伸肌）；三角形羽状排列肌（如长收肌）。三角肌是多重羽状排列肌肉的一个例子（图 14.6）。在双向羽状排列的肌肉

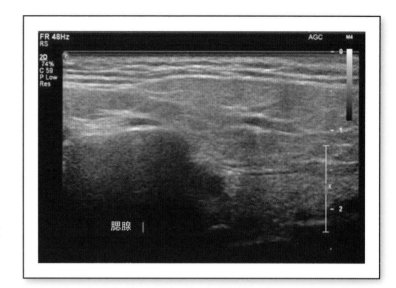

图 14.3　腮腺的超声特性为均匀一致

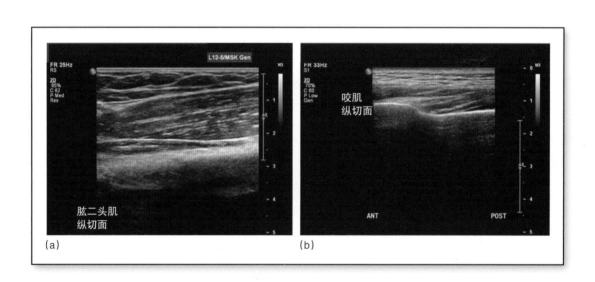

图 14.4　(a) 肱二头肌纵切面；(b) 咬肌纵切面

中，单个纤维 / 肌束沿着位于中央的肌腱两侧排列（如股直肌、腓肠肌）（图 14.5）。胫骨前肌是环形羽状排列，其中肌纤维 / 肌束是围绕着位于中央的肌腱排列的（图 14.7）[1-2]。这些肌肉的结构和羽状成角影响着肌肉的生物力学，并因此而增强了肌肉的力量 [2]。肌纤维和肌束状排列的状态决定了该肌肉所特有的超声影像。

肌肉超声外观

因为肌肉含水量高，与相邻的周围结缔组织（相对明亮的高回声）相比，肌纤

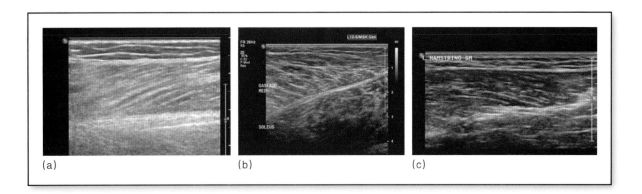

图 14.5 （a）腓肠肌纵切面；（b）腓肠肌纵切面2；（c）半膜肌纵切面

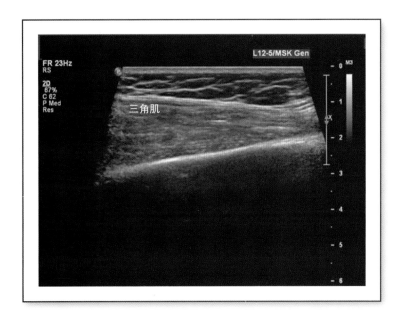

图 14.6　三角肌纵切面

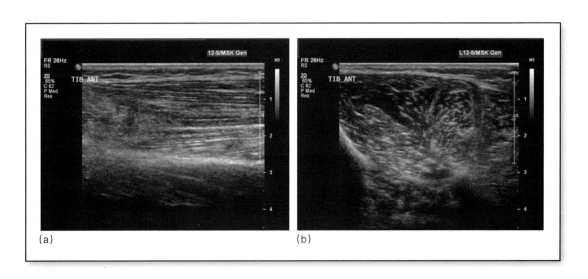

图 14.7　（a）胫骨前肌纵切面；（b）胫骨前肌横切面

维和肌束的回声比较低（图 14.8 和图 14.9）。因为高频超声的分辨力 < 1mm，而肌纤维的宽度为 0.51mm，所以在使用高频探头扫查时看到是单个的肌束[1-4]。在长轴方向最容易看到肌束，它们表现为长的低回声柱状结构[1-5]。在纵切面扫查图像上，多组肌束可表现为独立的线状低回声结构，并可见高回声结缔组织点缀其中，犹如羽毛状。可在超声上看到各种不同的肌束排列状况，这也反映了它们的实际排列（图14.9）。在横切面扫查中，难以辨别单肌束，但是若使用超高频探头，可以看到被高回声边缘包绕的低回声点。在横切面图像中，肌肉呈斑点状，犹如"星空之夜"（图14.1a、b 和图 14.8）[1-4]。肌肉也是有各向异性的，但不如肌腱那么显著[2]。每个肌肉的回声特性和超声表现都是不同的，也就是说，二头肌的回声特性与腓肠肌或四头肌是不一样的（图 14.1 和图 14.6 ~ 图 14.9）。

当肌肉收缩时，所有肌肉纤维缩短增厚，低回声范围更大。肌肉的体积也将随着肌肉变短而增加。对于翼状肌肉，羽毛状，肌纤维肌束和腱膜之间的角度增加[1-2]。在肌肉收缩期间，在纵向扫查中，肌束的运动更明显。组织学上肌肉分为两种类型：Ⅰ型，慢速收缩型或红肌纤维；Ⅱ型，快速收缩型或白肌纤维。Ⅱ型肌纤维更粗大，

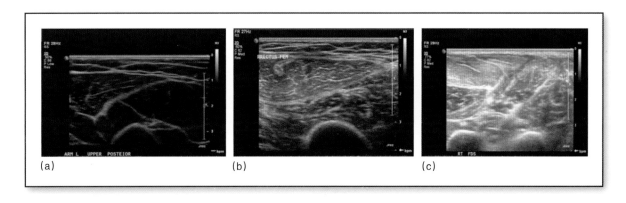

图 14.8　横切面图像：(a) 肱三头肌；(b) 股直肌；(c) 指浅屈肌（FDS）

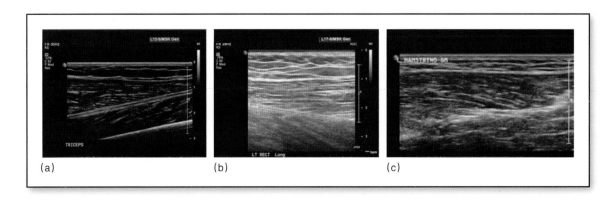

图 14.9　纵切面图像：(a) 肱三头肌；(b) 股直肌；(c) 半膜肌

肌红蛋白比Ⅰ型肌纤维少。每个肌肉都是由两种类型的肌纤维混合而成，但是特定纤维类型在某些肌肉中占优势[2]或随着训练而改变[5]。目前在超声下不能区分Ⅰ型或Ⅱ型纤维。

在超声引导操作过程中，有经验的临床医师可以判断识别出病理情况，如果术中发现病理异常，应描述观察到的异常情况，提出意见并报告，如肌肉部分或完全撕裂、肌肉劳损、血肿、筋膜缺损或肌肉疝[3-4, 6]。若遇到明显的异常时，应与健康侧相比较以确认之。关于肌肉病理学，在过去20年中，超声技术的进步，特别是超声在定量技术方面的应用已经彻底改变了神经肌肉疾病的诊断。超声可以确定肌束震颤、肌肉性质的改变和相应的神经病理变化[6-10]。现在可以在超声影像上准确地区分肌肉病理。例如，肌病的超声表现（图14.10a和b）与健康肌肉（图14.10c）完全不同。超声还能区分肌病和肌肉中的神经病变（图14.10d），据报道，超声诊断对各种肌肉变化的灵敏度为81%，特异度为98%，对神经源性疾病的诊断敏感性更高[11]。有关肌肉病理方面的超声诊断，在此就不做详细讨论了。

肌腱

肌腱将肌肉连接到骨骼，并将肌肉的收缩力传递到骨骼或关节。肌腱由致密的Ⅰ型胶原整齐地排列成束。肌腱束最常见的是沿肌腱纵向分布，但可以呈现螺旋形或横向。Ⅰ型肌腱直接插入肌腱附着点，并被腱旁组织所覆盖。Ⅱ型肌腱在插入之前穿过滑膜关节并且被滑膜覆盖[2]。这就是为什么在肌腱病理中这两者存在差异的原因。

在纵切面图像中，肌腱的超声表现为高度纤维性回声，这是由于肌腱束致密排列造成线性回声。在横切面图像中，肌腱的超声表现为多个高回声点和"扫帚端样"（图14.11a和b）。在纵切面图像中，肌腱是高度纤维状并显示高回声（图14.12a、b和图14.13a、b）。肌腱具有高度各向异性，因此它们的超声表现随着声波与肌腱之间的角度而变化。当在角度 < 90° 观察时，肌腱为高回声，但在此角度时可能出现低回声伪像（图14.13a和b）[1-2, 4]。改变探头的扫查方位，可以调整超声波束的角度为垂直，并且沿着其肌腱全程更好地观察[6]。肌内肌腱可以看作是由相对低回声的肌肉组织包围的高回声带。在某些肌肉中，如腹侧比目鱼肌，肌内肌腱汇聚以向远端的终点插入连接。肌腱作为实体结构是不可压缩的，并且在多普勒成像上，正常的肌腱没有血流信号。在病理状态，如肌腱疾病，彩色或频谱多普勒可能显示血流信号增加（图14.14）。这不应被解释为炎症，而可能是代表新生血管形成[2, 6]。在超声指导操作中可能会遇到肌腱不稳定或部分撕裂的情况，如果看到这些，应指出或出具报告。对肌腱病理学的完整讨论不在本文的范畴。

韧带

韧带将骨骼连接到其他骨骼上，如同肌腱一样，它由胶原束组成，因此在纵切

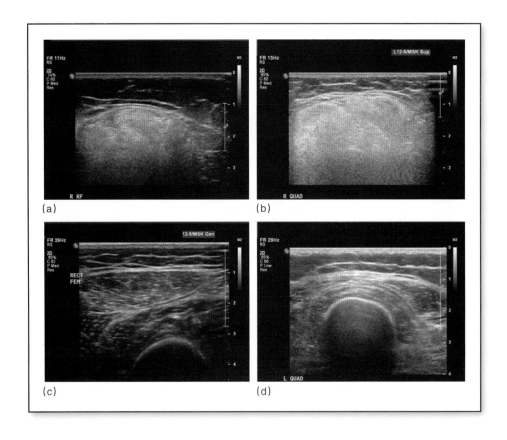

图 14.10　股直肌横切面图像：（a）股直肌；（b）先天性肌病；（c）正常肌肉；（d）神经源性肌萎缩

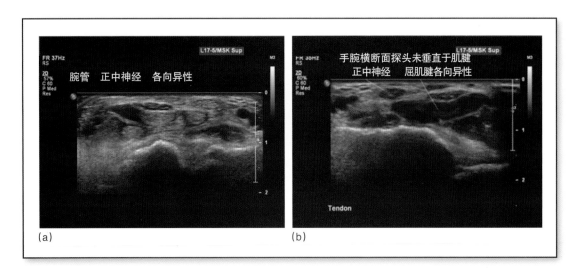

图 14.11　腕部屈肌腱 / 正中神经的横切面：（a）探头为 90° 的正确方向；（b）探头倾斜导致各向异性

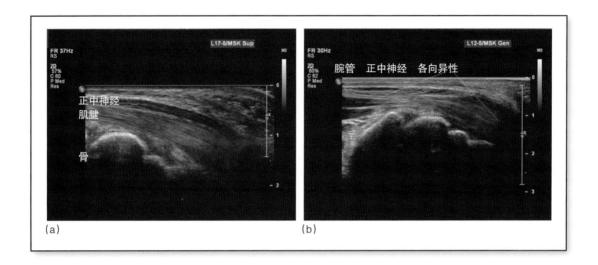

(a)   (b)

图 14.12　腕部屈肌腱和正中神经纵切面：（a）探头位置和声束角度正确；（b）探头位置和声束角度错误导致各向异性

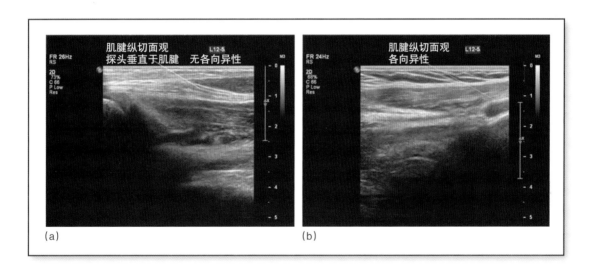

(a)   (b)

图 14.13　肌腱纵切面：（a）探头位置和声束角度正确；（b）探头位置和声束角度错误导致各向异性

面扫查时是高回声的且在外观上有些纤维状。韧带比肌腱薄并且更致密，并且在扫查时更难以区分。由于施加到韧带的应力来自各个方向，因此胶原束在韧带中的排列比肌腱变化更大。可以通过沿着起点到附着点的结构不同来区分韧带和肌腱。当韧带被拉伸或受力时，韧带呈现高回声外观，更容易被看到。动态测试或应力测试也可能显示韧带的应变、部分或完全撕裂[1, 3-4]。

神经

　　神经由排列成束的轴突组成，并被作为支撑的结缔组织和包绕轴突的神经内膜

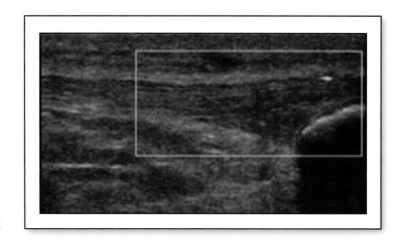

图 14.14　股四头肌新生血管形成

及围绕神经束的神经外膜所覆盖，神经束膜包绕着神经，鞘神经被施万细胞覆盖或包绕。神经内部在近端是丛状，远端则像电缆一样。单个神经轴突跨越整个神经的长度直到它所支配的目标。神经有丰富的血液供应以提供其所需的能量 [1, 6-7, 12]。

轴突和神经束的超声表现为，神经束膜和神经外膜的高回声结缔组织包绕着相对低回声的轴索和神经束。在横切面，用高频线阵探头可见到单个的神经束有如蜂窝状（图 14.11 和图 14.15）。在纵切面，单个神经束显示为由周围结缔组织的间断的线状条带所包绕的线状连续低回声带（图 14.12a）。神经在纵切面扫查中的超声表现，因其外部高回声结缔组织和内部低回声神经束，故有时被描述为有如"铁路轨道"。在横切面扫查时最容易看到神经，并可从近端追踪到远端。神经和血管通常一起包裹于神经血管束中，并在相关的肌肉旁走行 [1, 3-4, 8, 12]。可利用这种解剖关系确定或追踪神经。

神经和肌腱在超声扫查时的表现有些相似。在化学去神经术或神经阻滞手术中，认真区分它们非常重要。神经的压缩性稍微比肌腱好。与肌腱不同的是，无论是在横切面扫查还是纵切面扫查时，神经均显示为束状内部结构。神经回声低于肌腱，并且在纵切面扫查时不具有肌腱的纤维状表现。在主动活动时，肌腱的活动度比神经大，被动活动时也是如此，只是活动度的差异略小于主动活动。

通过超声可以发现神经的病理变化，如神经膨大、局部受压、外周神经损伤后失去连续性。在神经受卡压的部位可见神经的活动度降低或局部膨大。对卡压处的神经进行超声引导或施压可诱发或增强患者的症状 [1, 3-4, 8, 12]。

血管

无论是静脉还是动脉，与其他结构均有明显不同，因为它们都有流动血液。血管直径差异很大，可从粗大的股动脉到细小的肌内分支。在横切面或是纵切面超声

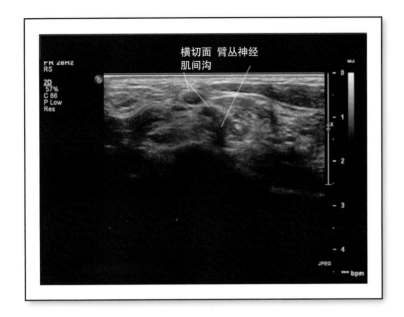

横切面 臂丛神经
肌间沟

图 14.15　肌间沟处的臂丛横切面

扫查中，血管表现为无回声或低回声。在横切面超声扫查中，血管通常是圆形或卵形；在纵切面超声扫查中，它们看起来就是管状的（图 14.16）。薄壁静脉很容易受压而变扁。彩色或频谱多普勒可显示血管内的血流（图 14.17）。依靠多普勒成像所显示的血流可以区分血管、神经和肌腱。如上所述，血管和神经常常伴行。

骨骼

　　因为骨骼是高反射性的，声波不能穿透骨皮质，因而不能看到其下方结构。因为骨骼将全部或大部分声波反射回探头，所以骨皮质表现为极强的高回声。在骨骼或其他钙化的组织（肌腱、肌肉）后方，会出现后方声影而致其后方结构无法显示。因此，超声影像在骨骼方面的应用仅局限于骨皮质表面成像（图 14.18a ~ c）。

　　超声可以提供是否有急性骨折（皮质回声中断）的信息，但超声通常不是诊断骨折的影像学首选。超声可以观察到骨质表面的侵蚀以及骨质逐渐变形或骨膜下血肿[13-14]。骨骼表面肌腱附着处不规则也提示存在病理问题。应力性骨折产生的骨痂在超声扫查时表现为高回声[15]。

关节

　　高频探头可显示关于关节囊表面部分的情况，并且可以区分关节液和软骨。人类的关节分为 3 种类型：纤维、滑膜和软骨[3, 16]。超声更常用于观察由关节骨、纤维囊、韧带形成的滑膜关节以及观察关节内结构如半月板、脂肪垫、关节内韧带和盂唇。在超声影像上，关节囊表现为线性高回声结构，并与周围的关节软组

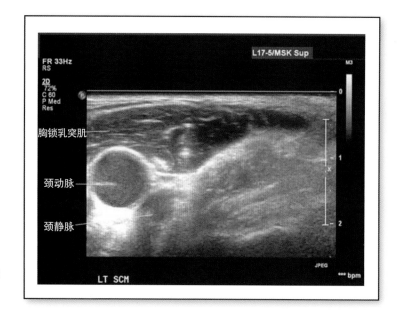

图 14.16　颈部横切面：胸锁乳突肌深部的颈动脉和部分受压的颈静脉

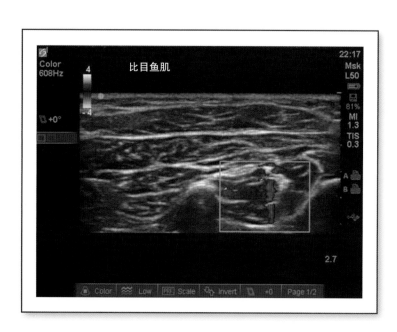

图 14.17　小腿后部横切面：胫后血管，彩色多普勒显像

织融合[17]。越来越多的证据支持肉毒毒素可治疗难治性关节疼痛和其他肌肉骨骼疾病[18-23]。熟悉关节解剖影像和关节注射入路，对进行化学去神经阻滞的医师非常有用。参见第 16 章"超声引导神经毒素注射：临床应用"。

腺体

在一些患者中，肉毒毒素可用于阻断神经分泌作用[24-28]。肉毒毒素治疗可有效减

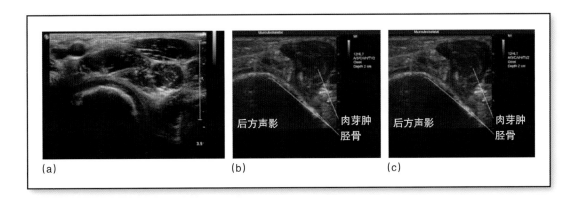

图 14.18　骨骼横切面和其后的声影：（a）股骨头近端；（b）桡骨远端；（c）胫骨远端

少过度出汗，这些注射操作一般不需要超声引导辅助，除非某些不能看到大汗腺的病例。超声很容易看到唾液腺，它表现为均匀回声，与甲状腺组织类似（图 14.3）[29]。腺体组织的均质回声性使它们在纵切面和横切面上的表现无明显差别，而不像邻近的肌肉那样有混合低回声或高回声，且肌肉在横切面和纵切面上的超声表现完全不同。前列腺的超声表现为均匀的腺体组织和腺体内平滑肌回声。对前列腺和其相关肉毒毒素治疗的详细讨论不在本文范围内。

其他组织

一般来说，在肉毒毒素注射时应避免"其他组织"，包括腹腔内容物、肺、肾、血管等。这些结构通常位于深部或邻近感兴趣的靶目标，如肌肉、神经或腺体。在注射腹直肌、腹内/外斜肌或髂骨时，要避免的最常见结构就是内脏（图 14.19a 和 b）。在使用后入路注射时，肾实质与腰大肌相邻。肺的低回声顶点通常刚好在中间斜角肌下方，通过使用超声引导可避免误伤[30-31]。

总结

如上所述，在身体中有许多组织结构都可常规使用超声检查，包括与化学去神经术相关的组织和结构，可通过其识别组织的声学特征而加以区分。许多其他身体组织也可用超声进行常规评估，如肝脏、脾脏、肾脏、心脏、婴儿大脑以及其他组织，对此感兴趣的读者可参考其他超声医学方面的教科书。

参考文献

[1] O'Neill J. Introduction to musculoskeletal ultrasound[M]//O'Neill J, Ed. Musculoskeletal Ultrasound, Anatomy and Technique[M].New York,NY:Springer, 2008,1–17.

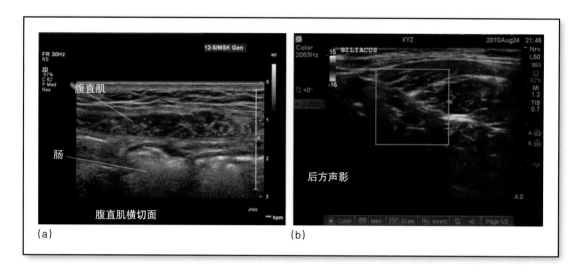

图 14.19 （a）浅部的腹直肌和肠道及腹腔内容物；（b）髂前上棘处的髂肌

[2] Pia Zamorani MP, Valle M. Muscle and tendon[M]//Bianchi S, Martinoli C, eds. Ultrasound of the Musculoskeletal System[M]. New York, NY: Springer,2007,45–96.

[3] McDonald S, Fredericson M, Roh EY, et al. Basic appearance of ultrasound structures and pitfalls[J].Phys Med Clin N Amer,2010,21(8):462–479.

[4] Smith J, Finoff JT. Diagnostic and interventional musculoskeletal ultrasound: part2. Clinical applications[J].PM&R,2009,1:162–177.

[5] Rennie CD, Hamilton SJ, Tarnopolsky MA. Changes in skeletal muscle in males and females following endurance training[J].Can J Physiol Pharmacol,2001, 79(5):386–392.

[6] Smith J, Finoff JT. Diagnostic and interventional musculoskeletal ultrasound part 1, fundamentals[J].PM&R,2009,1:64–75.

[7] Walker F. Imaging nerve and muscle with ultrasound[J].Adv Clin Neurophysiol, 2004,57:243–254.

[8] Walker F. Neuromuscular ultrasound[J].Neur Clin,2004,22(3):563–590.

[9] Pillen S, van Alfen N. Muscle ultrasound: A grown–up technique for children with neuromuscular disorders[J].Muscle & Nerve,2008,38(3):1213–1214.

[10] Boon A, Smith J. Ultrasound applications in electrodiagnosis[J].PM&R, 2012,4(1):37–49.

[11] Brockmann K, Becker P. Sensitivity and speci ficity of qualitative muscle ultrasound in assessment of suspected neuromuscular disease in childhood[J].Neuromuscul Dis,2007,17(7):517–523.

[12] Valle M, Zamorani MP. Nerve and blood vessels[M]//Bianchi S, Martinoli C, eds. Ultrasound of the Musculoskeletal System[M]. New York, NY: Springer,2007,97–136.

[13] Munk B, Bovig L, Droner K, et al. Ultrasound for diagnosis of scaphoid fractures[J].J Hand Surg,2000,25:369–371.

[14] Patten RM, Mack LA, Wang KY, et al. Nondisplaced fractures of the grater tuberosity of the numerous: Sonographic detection[J]. Radiology,2001,220:231–235.

[15] Jacobson JA. Fundamental of Musculoskeletal Ultrasound[M].Philadelphia, PA: Saunders Elsevier,2007.

[16] Erickson SJ. High resolution imaging of the musculoskeletal system[J].Radiology,1997,23:400–406.

[17] Zamori MP, Valle M. Bone and joint. In: In Bianchi S, Martinoli C eds. Ultrasound of the Musculoskeletal System[M].New York, NY: Springer,2007,137–185.

[18] Singh, JA. Botulinum toxin therapy for osteoarticular pain: an evidence based review[J].Ther Adv Musculoskelet Dis,2010,2(2):105–118.

[19] Mahowald ML, Singh JA, Dykstra D. Long–term effects of botulinum toxin A for refractory joint pain[J].Neurotox Res,2006,9:179–188.

[20] Singh, JA, Mahowald ML, Kushnaryov A, et al. Repeat injection of intra–articular botulinumtoxin A for the treatment of chronic arthritis joint pain–a case series review[J].J Clin Rheumatol,2009,15:35–38.

[21] Sing JS, Mahowald ML, Noorbaloochi S. Intra–articular botulinum toxin A for refractory shoulder pain: a randomized, double blinded, placebo controlled trial[J].Transl Res,2009,153(5):205–216.

[22] Lee JH, Lee SH, Song SH. The effectiveness of botulinum toxin type B in the treatment of subacromial bursitis or shoulder impingement syndrome[J].Clin J Pain, 2011,27(6):523–528.

[23] Waseem Z, Boulias C, Gordon A, et al. Botulinum toxin injections for low-back pain and sciatica[J].Cochrane Database Syst Rev,2011,19(1):CD008257.

[24] Lee JH, Lee BN, Kwon SO, et al. Anatomical localization of submandibular gland for botulinum toxin injection[J].Surg Radiol Anat,2010,32:945-949.

[25] Ellies M, Laskawi R, Rohrbach-Volland S, et al. Botulinum toxin to reduce saliva flow: selected indications for ultrasound-guided toxin application into salivary glands[J].Laryngoscope,2002,112(1):82-86.

[26] Gerlinger I, Sxalai G, Hollody K, et al. Ultrasound-guided, intraglandular injection of botulinum toxin A in children suffering from excessive salivation[J].JLO,2007,121:947-951.

[27] Ellies M, Laskawi R, Rohrbach-Volland S, Arglebe C. Up to date report of botulinum toxin therapy in patients with drooling caused by different etiologies[J].J Oral Maxillofac Surg,2003,61:454-457.

[28] Meijer JW, van Kuijk AA, Geurts AC, et al. Acute deterioration of bulbar function after botulinum toxin treatment for sialorrhoea in amyotrophic lateral sclerosis[J].Am J Phys Med Rehabil,2008,87(4):321-324.

[29] Wernicke D, Hess H. Ultrasonography of salivary glands—a highly specific imaging procedure for diagnosis of Sjögren's syndrome[J].J Rheum, 2008,35(2):285-293.

[30] Nikoobakht M, Daneshpajooh A, Ahmadi H, et al. Intraprostatic botulinum toxin type A injection for the treatment of benign prostatic hyperplasia: Initial experience with dysport[J].Scan J Urol Nephrol,2010,44(3):151-157.

[31] Grisinda G, Cadeddu F, Vanell S, et al. Relief by botulinum toxin of lower urinary tract symptoms owing to being prostatic hyperplasia: early and long-term results[J].Urology,2009,73(1):90-94.

15

化学去神经术的各种导向方法比较

Katharine E. Alter and Michael C. Munin

经验丰富的医师在使用肉毒毒素进行化学去神经术时，通常会采用多种方法引导注射[1-3]。传统技术包括触诊或参照用于肌电图的解剖指南和手册[4-13]。肌电图可以记录静息时肌肉的自发电活动或者可以记录肌肉活动期间的肌电活动。当使用 E-Stim 进行化学去神经术治疗时，将电极置于肌肉中并给予电刺激。然后穿刺针深入到导致收缩的目标肌肉的特定位置上。高频超声使注射操作者可直接看到目标靶点。一些医师还依赖于使用既往发表的运动点图的运动点定位，也有人结合两种甚至更多的方法来对化学去神经术进行定位。上述每种技术都有优点和缺点。本章将涵盖各种技术的优缺点，讨论一下许多临床医师都会问的问题，如"为什么我应该学习一种新技术？"或"超声能给我们带来什么额外的好处？"。

解剖 / 触诊引导

在进行肉毒毒素注射时，所有临床医师都会使用解剖和触诊引导（Anatomic Guidance and Palpation，AGP）或再联合使用 EMG、E-Stim 或超声引导。各种表面解剖图谱和文献都详细讲述了插入 EMG 电极或注射针的解剖定位方法。大多数的图谱都是以指导肌电图的电极穿刺为目的[14-20]。

虽然 AGP 是化学去神经术最容易、最简单的导向技术，但在现实中，它是最具挑战性的一项技术。这项技术需要极丰富的经验和高水平的技能，因为它依赖于检查者对三维解剖知识的掌握和正确判断各个肌肉的位置、深度和方向的能力。虽然在某些患者中，很容易正确识别肌肉靶点，但在大多数患者身上，这的确非常具有挑战性（图 15.1）。临床医师可能错误地认为，瞄准大腿或手臂的大肌肉没有什么难度，但事实并非如此。针对 EMG 进行徒手盲穿准确性的研究，揭示了在穿刺上肢和下肢肌肉中可能发生的偏差。Haig 等在 2003 年对下肢尸体进行的研究中显示，下肢肌肉中盲穿的准确性总体上为 45%，在尝试重复穿刺屈髋肌时，其准确率为 0，而在股内侧肌则可达到 100%[21]。作者还报道，穿刺针道距离非靶向结构很近，如肌腱、静脉、动脉和神经。Goodmurphy 等也比较了使用两种解剖引导进行盲穿的研究，对于体积较大、位置表浅的下肢肌肉，准确性很高；但对其他肌肉则非常困难[22]。Boon 等在 2010 年报道的尸体研究中针对 14 个下肢肌肉进行穿刺，比较了徒手盲穿与超声引导细针穿刺的准确性[23]。盲穿的准确度，从股直肌的 0 到股二头肌短头的 100%。对于盲穿，当试验结果把"准确穿刺"和"穿刺到深部靶点"合并计算时，与毫无经验的临床医师相比，经验丰富的临床医师仅具有更高的准确度。上述研究都证实了即使是经验丰富的医师，在使用盲穿瞄准技术时也会遇到困难。

在前臂、腿部或颈部区域中，因为肌肉复杂的重叠和方向性，使用 AGP 估计肌肉位置和深度则更加困难。同时，在临床工作中，患者的身材和体格各异，使用 AGP 估计肌肉位置或深度也变得困难。在肥胖的患者中，由于皮下脂肪组织的问题，通常不可能触及或估计肌肉的深度。此外，肌肉由于失用、神经系统疾病或反复化学去神经术所致的萎缩，也增加了对其大小和深度判断的难度。影响 AGP 技术的其他因素还有：肌肉协同收缩、挛缩、解剖变异或重新排列、术后改变等因素，这在上运动神经元综合征的患者中是很常见的（图 15.2a、b 和图 15.3）。所有上述因素均可能导致把药液意外注射到非靶区的肌肉或结构，虽然在脂肪组织或纤维化组织、无活性肌肉中的肉毒毒素沉积不会加重患者的症状或功能障碍，但仍应避免。

仅依靠 AGP 而不需要额外的引导技术，需要对准确估计目标的位置、深度和避免误入其他结构极具自信。因此，许多缺乏经验的临床医师反对仅仅使用 AGP 作为

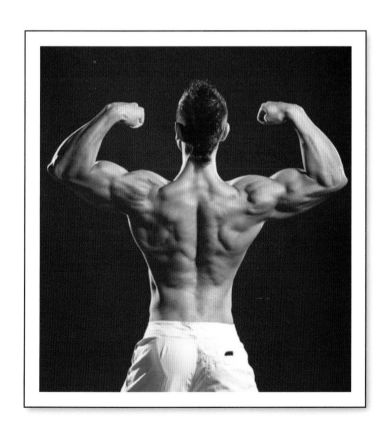

图 15.1　辨识肌肉

化学去神经术的唯一定位方法。

肌骨超声引导穿刺术：超声引导和表面解剖引导的比较

目前的证据质疑了应用于肌肉骨骼和化学去神经术的各种 AGP 技术的准确性。由于超声的众多优点，它广泛应用于引导多种肌肉骨骼疾病的介入治疗[24-27]。目前已有诸多报道认为，超声引导较盲穿更准确，包括关节内和关节周围注射、髌上囊注射、二头肌腱鞘注射以及各种穿刺抽吸积液的手术[27-31]。一些研究还指出，与盲穿相比，超声引导的手术疗效和预后更好[32-33]。

关节注射：超声引导和解剖引导的比较

对于肉毒毒素注射，与徒手穿刺注射相比，支持超声引导穿刺的证据不断增多。Berweck 等在 2004 年发表的回顾性研究，报道了 2 万多例超声引导下肉毒毒素注射的结果[34]。作者认为，实时超声引导使医师对长收肌和股薄肌的穿刺更准确。在超声引导下，手术医师可以识别内收肌痉挛，并可对其进行针对性治疗。作者认为，超声比其他技术的优点更多（包括 EMG 及其他影像技术），它快捷方便，减少 X 线的暴露。Depedhbi 等在 2008 年发表的前瞻性研究中，在各个水平／等级上评估了对脑瘫患者进行肉毒毒素注射的效果[35]，将 15U／kg 体重的 A 型肉毒毒素注射到下肢多块肌肉中，以 mPRS（Modified Physician Rating Scale）评定量表评估 A 型肉毒毒素对患者的肌肉痉挛、功能状态和步态的治疗效果。作者报道了采用超声引导以提高肌肉定位准确性后，经 MAS（Modified Ashworth Scale）评定量表、MT（Modified Tardieu）评定量表和 mPRS 评定量表评估，可见疗效明显改善。

针对下肢肌肉的注射

Yang 等在 2009 年发表了一项前瞻性研究，报道了 39 名在腓肠肌注射肉毒毒素治疗脑瘫儿童的结果[36]，以超声检查对比了根据解剖标志徒手穿刺和触诊下穿刺这两种方法的穿刺准确性，对内侧腓肠肌的穿刺准确率可达 92%。然而，对外侧腓肠肌的穿刺准确率却仅有 64%，此结果似乎令人难以接受。超声成像显示，即使是肌张力无残障的患者，外侧腓肠肌也比内侧腓肠肌薄，而已发生失用性萎缩的患者中内侧腓肠肌就更薄了。以 AGP 穿刺进行化学去神经术的医师也不能否认这一事实。

Py 等在 2009 年进行了一项前瞻性研究，来评估徒手穿刺和超声引导穿刺[37]。他们评估了不同年龄、剂量、稀释、注射部位和穿刺引导技术对整体临床效果的影响，包括有 54 名＞ 1 岁的儿童，他们接受了多个下肢肌肉（腓肠肌、比目鱼肌、腘绳肌、内收肌）注射。在 56% 的患儿的注射中给予了超声引导。临床总体有效率达到 51%，解剖引导注射的患儿有效率达到 45%，接受超声引导的患儿，有效率

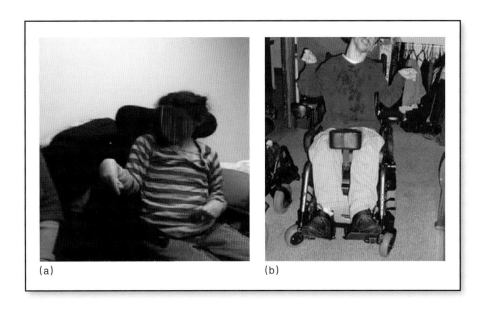

图 15.2　(a) UMN 综合征患者，肌肉协同收缩；(b) UMN 综合征患者，肌肉协同收缩和流涎症

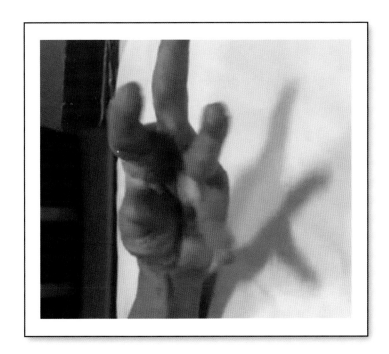

图 15.3　UMN 综合征的获得性畸形手

增加至 54%。作者认为，无论是解剖引导还是超声引导，参与该项研究的都是经验丰富的医师，而没有经验的医师，有效率的差异会更大。据报道，在年龄 < 6 岁的患儿中，剂量 > 0.8U/kg·肌肉（Onabotulinumtoxin A），对大腿腘绳肌或腓肠肌进行注射时疗效最好。注射时，肉毒毒素稀释的影响不是很大。作者总结认为，在进行化学去神经术时，超声引导不仅在疗效方面优于解剖引导，而且还能提供额外的安

全保障。

上肢

由于前臂肌肉有复杂的重叠性，使用解剖标志定位肌肉可能较为困难。在需要区分单个肌束时，如在治疗局灶性肌张力障碍的患者时常遇到这种情况，特别具有挑战性。Henzel 等在 2010 年发表了一项研究[18]，对 18 例疑似痉挛症的患者进行治疗，比较了超声引导定位和 Delagi 的表面解剖定位，该研究以前臂肌肉：桡侧腕屈肌（FCR）、拇长屈肌（FPL）、旋前圆肌（PT）[14] 和指浅屈肌（FDS）单个肌束[17] 为研究对象，仔细比较了对肌肉和肌束进行超声定位和体表标志定位的结果，通过 Wilcoxon 符号秩检验和样本 T 检验对定位方法进行统计学测试。结果表明，在几个肌肉靶点上，使用这两种方法在注射的最佳位点之间存在显著差异（表 15.1）。笔者得出的结论是，对许多前臂肌肉和单独的 FDS 肌束，超声引导更为精确，并可降低意外穿刺到神经血管的风险。

颈部肌肉

最近对 MEDLINE 和 Pub Med 的搜索显示，对颈部肌肉，尚无比较超声引导和解剖引导之间差别的文献发表。这可能是与大多数临床医师对颈部肌肉都采用 EMG 引导有关。同行评议文章里有对超声引导和 EMG 引导进行比较的研究，在最近的会议海报中，也有对使用 EMG 引导与超声引导颈部肌肉注射肉毒毒素后，发生吞咽困难情况的比较。我们将在后面讨论这些内容[38-39]。

唾液腺

据报道，注射肉毒毒素可减少各种神经障碍和其他病症患者的唾液产生[20, 40-41]。对于定位唾液腺，解剖引导和／或超声引导是有效的技术。因为腺体不含肌肉，在进行涉及唾液腺的化学去神经术时，EMG 是毫无用处的。尽管有一些学者报道采用了 AGP 技术[42]，但在对腮腺或下颌下腺定位时，触诊的效果有限。绝大多数研究都是采用超声引导定位唾液腺的[43-48]。Dobu 等在 2003 年发表了超声引导和盲穿对腮腺进行注射的比较[49]。超声引导组的患者唾液产生明显减少，在其后的每次随访中，对患者的唾液量进行了定量研究。定量研究表明，使用盲穿的患者，唾液量的减少没有统计学意义。

超声引导与肌电引导的比较

因为许多医师在住院医师或专科以上的训练中都接受了肌电引导穿刺。肌电引导是肉毒毒素注射最常用的技术（如果说 AGP 是所有穿刺都会采用的方法）。可以

表 15.1　对前臂肌肉进行超声引导定位和体表标志定位的对照研究结果

近端—远端点位	参考线的横向距离
FPL p 0.042[a]	FDS–3 p 0.011[a]
PT p 0.003[a]	FCR p 0.023[a]
FCR p 0.066[b]	FDS–2 p 0.052[b]
	FDS–4 p 0.088[b]

[a] 统计学有显著意义
[b] 趋向显著意义

使用标准 EMG 机器或配有 EMG 扩音喇叭的设备进行肌电引导（图 15.4 ~ 图 15.6）。EMG 引导需要专门的皮下注射针电极。此注射针为单极电极，需要有接地和参比电极。参比电极应放置在穿刺部位附近，用于信号的差分放大。在单独使用 EMG 引导时，医师使用 AGP 技术作为引导以确定穿刺部位，并监听穿刺针在肌肉中进行肌电监测发出的声音。穿刺针电极盲进到达目标肌肉，并调整位置，直到听见高频、清脆的运动单位活动或看见相应的描记信号。在"被动 EMG 记录"中，EMG 引导提示了目标肌肉中的电活动信息。这对于在静息时的基础状态，肌肉就有过度活动的患者，例如具有颈部肌张力障碍的患者特别有用。肌肉中运动单位活动的水平可以引导这些患者的肌肉定位和给药。EMG 引导也可以是"主动的"，即在穿刺针电极位于肌肉中时，要求患者活动该肌肉，以确认穿刺电极在正确的肌肉或肌束中。这种技术经常用于局灶性肌张力障碍的患者，如书写痉挛或音乐家肌张力障碍的患者[3]。在 UMN 综合征的患者中，通过收听 EMG 活动来确定特定的肌肉，有时颇为困难甚至是不可能的[2, 50]。这是因为存在如下多种因素，如：主动肌和拮抗肌的共同收缩、特定区域中肌肉活动的普遍增加（即所有前臂屈肌可以显示 EMG 信号增强）、肌肉"松弛"能力受损，缺乏运动控制和肌肉痉挛 / 肌张力障碍的解剖学重排等。所有这些因素使得用 EMG 不能显示单个肌肉的电活动。例如，当瞄准 FCR 时，当 EMG 显示有肌电活动时，这仅说明电极处于有活动的肌肉中，而不一定位于 FCR 中。若仅使用 EMG 作为化学去神经术的引导，上述各因素再加上不能评估靶点的深度和神经血管结构的位置，就成了它显著的缺点。

除了上述缺点，使用 EMG 引导的另一个问题是，以盲穿进行化学去神经术时，不能保证穿刺针的精确度。即使是对那些容易命中靶区的肌肉，许多研究仍质疑在上肢和下肢的肌肉中进行盲穿时 EMG 电极的准确性[2–3, 21–23]。

EMG 与超声引导的比较：证据何在

Boon 等在 2011 年报道了一项研究，他们对 14 例新鲜冷冻尸体标本的下肢肌肉使用 EMG 引导或超声引导置入细线精度[23]。由两位临床医师进行操作，一位具有丰

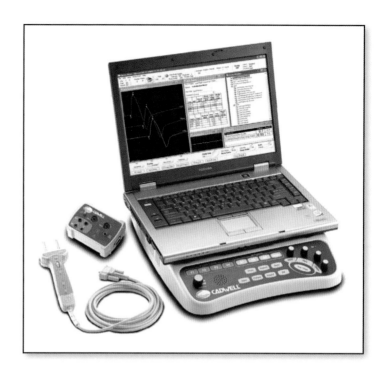

图 15.4　肌电图设备

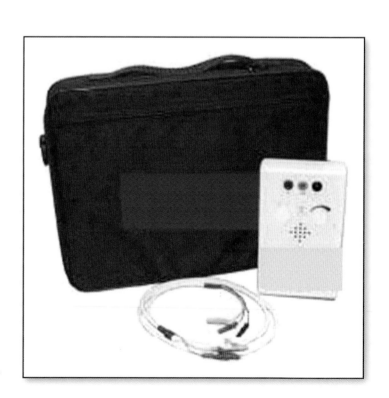

图 15.5　肌电图信号放大器

富的 EMG 经验，另一位是经过 6 个月 EMG 培训的住院医师，如果细线置于靶点或略深（< 5mm），则被判断为"准确"，若置于靶区外，则被判断为"不准确"。该研究还记录了细线至神经血管的距离。总体来说，盲穿的准确率只有 39%，而超声引导的准确率为 96%。在盲穿中，在蹈趾伸肌和股直肌的准确率为 0，在胫前肌的准确率为 100%。而在超声引导的操作中，准确率为 100%，只有半腱肌的准确率较低（50%）。值得注意的是，对于经验丰富的临床医师，徒手穿刺的准确率和超声引导没有统计学差异。上述研究结果与经验丰富的 EMG 学家长期以来的信念相矛盾，他们自认为可以使用盲穿技术准确地瞄准肌肉。

Chen 等 [50] 在一项回顾性研究中比较了超声引导定位和膀胱镜下定位的疗效：EMG 引导肉毒毒素注射治疗脊髓损伤神经源性膀胱患者的逼尿肌 / 外括约肌功能障碍。该研究对纳入治疗的患者使用相似的肉毒毒素剂量，结果发现，无论是经直肠的超声引导还是膀胱镜 EMG 引导，疗效相同。与膀胱镜相比，超声费用较低，故认为超声引导是此类手术的可选方法。

联合使用超声和 EMG 引导

Jordan 等在一项回顾性研究中 [51] 比较了使用超声 + EMG 引导和 X 线透视检查 + EMG 引导进行肉毒毒素注射治疗胸部出口综合征（Thoracicoutlet Syndrome，TOS）的患者。共 245 例手术，77 例采用超声 + EMG 引导，168 例采用 X 线透视检查 +EMG 引导。在超声 + EMG 引导下的手术没有出现并发症。在 X 线透视检查 +EMG 引导组中，并发症的发生率为 1.8%（3/168；$P = 0.3206$）。使用超声 + EMG 引导注射的患者中 91% 的患者疗效良好，而使用 X 线透视检查 +EMG 引导注射的患者中只有 81% 的患者疗效良好（$P = 0.331$）。作者得出结论，在这项针对 TOS 的肉毒毒素注射的研究中，两种引导方式并发症的发生率或疗效没有显著差异。他们认为，考虑到其他因素（费用和辐射暴露等），超声引导可能是 TOS 注射治疗的首选方法。

E-Stim 引导用于化学去神经术

E-Stim 通常用于引导多种化学去神经术手术，包括肉毒毒素的注射、运动点和神经阻滞 [1, 3-4, 52]。可以使用标准 EMG 机器的刺激器或各种手持便携式刺激器进行 E-Stim（图 15.6 和图 15.7）。对于需要诊断或进行神经和运动点阻滞的患者，可采用 E-Stim。在盲穿时，进针的同时进行 E-Stim（从 1 ~ 3mA 开始），持续进针直到低水平刺激（0.2 ~ 0.5mA）可以在目标神经的分布区或运动点阻滞的肌肉目标 [53] 内产生最大抽搐反应。

在许多情况下，E-Stim 记录被动 EMG 活动更能说明穿刺针的位置（即刺激的抽搐反应）。因此，许多临床医师认为，在进行肉毒毒素注射时，E-Stim 优于被动记录的 EMG [1-3, 54]。在盲法穿刺时，E-Stim 的局限性与 EMG 相同，E-Stim 也不能精确地判断深度、靶区或避开神经血管结构。此外，对于许多患者来说，E-Stim 很难受甚至相当痛苦。由于疼痛和患者欠配合，E-Stim 使用于儿童患者时通常需要镇静，这增加了手术的风险[53]。此外，E-Stim 不能确保穿刺针保持在目标肌肉筋膜边界内，超声引导则可以克服此缺点。

E-Stim 和超声化学及神经阻滞操作

Kwon 等在对一项脑瘫儿童和痉挛性马蹄足注射肉毒毒素的前瞻性研究中[55] 比较了 E-Stim 定位与超声引导定位的疗效。在此研究中，根据粗大运动功能分类系统（Gross Motor Function Classification System，GMFCS）纳入了 32 名患儿，将其分为两组，超声引导治疗组 16 例，E-Stim 定位组 16 例。两组患儿接受的 A 型肉毒毒素的剂量和稀释度相等，注射到腓肠肌的 4~6 个靶点上。以 MAS、MTS、SMC（Selective Motor Control）和 PRS 量表（Physician's Rating Scale）在初始状态、治疗后 1 个月和治疗后 3 个月时进行评估。在超声引导组，可见 PRS 的亚表评估（步态模式和后足位置——在站立期间的脚掌最大地面接触）具有统计学显著意义，在 MAS、MTS 和 SMC 中没有观察到统计学差异。作者认为，超声所提供的视觉反馈，在腓肠肌阻滞中，可以提高判断靶点的准确性。

联合使用超声和 E-Stim

若有需要，E-Stim 或 EMG 可以与超声联合使用以进一步提高肌肉靶点定位的准确性（图 15.8）。Willenborg 等[56] 报道了联合使用超声的方法：用于引导腰大肌的化学去神经术的主动 EMG 记录的方法。患者仰卧位，使用超声识别腰大肌和髂肌的肌腹，然后将穿刺针连接到神经刺激器上，应用刺激确认其在目标肌肉中的位置。他们报道，注射后，患者的伸髋、外展和弯腿角度有了显著改善，且没有发生并发症。

超声、E-Stim 和神经阻滞

除了用于化学去神经术外，E-Stim 还广泛用于局部麻醉。在过去 10 年中，联合使用超声与 E-Stim 或单独使用超声定位进行神经的局部阻滞已成为标准的做法。因此，目前对于应用超声和 E-Stim 进行局部麻醉进行对比的文献很多。文献普遍支持超声引导的神经阻滞优于 E-Stim 或基于体表解剖标志引导。据报道，超声引导减少了手术的时间、穿刺次数，并改善了神经阻滞的效果。也有报道认为，超声的应用降低了并发症的发生风险，包括局部麻醉诱发的抽搐和神经损伤[57-65]。越来越多的超声引导穿刺，无论是只使用超声还是与 E-Stim 联合使用，对化学去神经术来说，与单独使用 E-Stim 相比，有更多的益处[66-68]。对于超声引导化学去神经术，将在本书的其他章节介绍。

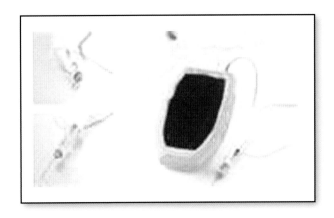

图 15.6　肌电图信号放大器和神经刺激器一体机

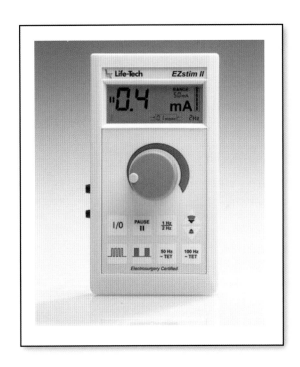

图 15.7　神经刺激器

超声引导化学去神经术

　　首次应用超声引导进行肉毒毒素注射治疗的报道是在 1996 年，当时是用超声评估经肉毒毒素注射和球囊扩张治疗贲门失弛缓症后的食管损伤[69]。在过去 20 年中，针对超声引导下对身体各部位注射肉毒毒素和神经阻滞已经有许多文章进行了讨论，如对肌肉、神经、唾液腺、膀胱、前列腺、胃肠道等的注射[42–51, 70–84]。最近，以"肉毒毒素注射和超声"为关键词在 MEDLINE 上搜索，可查找到 120 多篇文章（自 1997 年起），而搜索"超声和神经阻滞"可查找到 1400 多篇文章（从 1961 年起）。正如超声在局部麻醉领域的应用一样，作为化学去神经术最准确的定位方法，它也正迅速被广泛地接受。

超声可以对靶区结构的位置和深度以及到靶点的最佳路径提供实时评估。超声还可避免损伤神经血管、肺和其他器官及脏器。超声引导的肉毒毒素注射技术可用于唾液腺、颈部、下颌、上/下肢和躯干肌肉。目前已经有用超声引导肉毒毒素注射治疗各种肌肉过度活跃性疾病的报道，如 UMN 综合征，包括脑瘫、卒中和肌张力障碍（局灶性、节段性、全身性），对其他疾病的治疗还有 TOS、疼痛、关节炎、血管受压以及某些胃肠道（GI）和泌尿生殖系统（Genitourinary，GU）疾病。超声引导的肉毒毒素注射和神经阻滞的临床应用将在本书的其他部分详细介绍。

超声评估化学去神经术的效果

To 等在 2001 年发表了评估超声引导的肉毒毒素注射前后的咬肌外观和 EMG 活动的研究[85]。超声测量显示，在注射后 3 个月时，咬肌尺寸最多减少了 30.9%，表明精确的肉毒毒素注射可达到预期的靶肌肉萎缩效果。尽管该文是以对照肌电图信号的方法进行研究，但结论中没有描述 EMG 的变化。

据报道，超声引导已经提高了肉毒毒素注射对步态、运动范围（Range of Motion，ROM）和其他功能性任务的疗效，参见本章上文介绍的超声引导手术和 AGP、EMG 或 E-Stim 的内容[35]。

超声引导手术可减少肉毒毒素注射和化学去神经术的不良事件

与肉毒毒素注射相关的不良事件，最常见的是肉毒毒素从靶肌肉或结构中直接播散到相邻肌肉 / 结构；较不常见的是远端部位的影响[49, 53, 84, 86-89]。从直观来

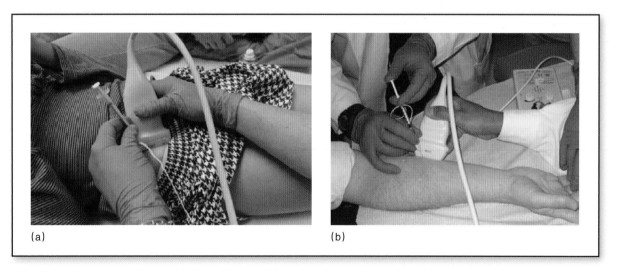

(a)　　　(b)

图 15.8　（a）对髂肌进行超声和肌电图联合定位；（b）对前臂肌进行超声和电刺激或肌电图联合定位

看，似乎增加肉毒毒素注射的准确性并减少了注射肌肉时的肉毒毒素扩散，可以减少副作用或不良事件的发生率。但支持超声引导注射的这种潜在优势的资料并不多。然而，最近的一项研究检查了 5 例颈部肌张力障碍患者，在注射肉毒毒素后出现复发性吞咽困难的情况。具体来说，使用 EMG 引导，在 98 次注射期间有 34 次发生吞咽困难发作，累计发生率为 34.7%。当这些患者使用相同的注射方案转换到超声引导时，在 27 次注射疗程后未观察到吞咽困难发作。将 5 名患者的胸锁乳突肌（Sternocleidomastoid Muscle，SCM）的测量值与年龄和性别匹配的对照进行比较，没有显示各组之间存在显著差异，并且经皮肤测量的总肌肉厚度仅为 1.1cm。作者指出，超声引导避免了肉毒毒素治疗后的复发性吞咽困难，可能与将注射液保持在 SCM 内并避免肉毒毒素直接传播到咽部肌肉有关 [38-39]。

如上所述，超声引导化学去神经术的应用是局部麻醉的标准技术，并且通常用于使用注射苯酚或酒精进行的相关神经阻滞。已有许多文献报道，相比基于体表解剖标志或基于 E-Stim 技术，超声引导的神经阻滞有许多优异之处 [57-64]。若化学去神经术可采用类似的技术，那么其他的手术也会获得相同益处。目前已有超声引导对外周神经阻滞的报道，可以减少局部麻醉诱发抽搐和周围神经损伤的发生率 [61]。

总结

本章的目的是讨论化学去神经术中，临床医师可采用的各种引导方法的准确率和固有优点 / 缺点的最新信息。鉴于各种化学去神经术的相关风险，临床医师应选择最准确的穿刺引导技术。对于大多数穿刺手术，绝大多数临床医师赞同仅依靠体表解剖标志定位技术或触诊是不够的。虽然单独使用 EMG 或 E-Stim 都比仅依靠触诊更准确，但是这些技术仍存在一定的局限性。超声引导穿刺的准确率，包括在神经和肌肉骨骼中的应用已经获得公认。虽然还需要进一步的研究来证明，超声能改善疗效并减少与化学去神经术相关的不良事件，但显而易见的是，对临床医师来说，应用超声引导比单独使用 EMG 或 E-Stim 可提供更多的信息。随着超声设备便携性的提高和费用的降低，它已经被各专业的医师接受。医师们已经认识到超声的优越性，并把超声作为一种独立的技术或与 EMG 和 E-Stim 联合应用，以提高化学去神经术的精确度和准确率。

参考文献

[1] Schroeder AS, Berweck S, Lee SH, et al. Botulinum toxin treatment of children with cerebral palsy—a short review of different injection techniques[J].Neurotox Res, 2006,9(2–3):189–196.

[2] Childers MK. The importance of electromyographic guidance and electrical stimulation for injection of botulinum toxin[J].Phys Med Rehabil Clin N Am, 2003,14(4):781–792.

[3] Lim EC, Quek AM, Seet RC. Accurate targeting of botulinum toxin injections: how to and why[J].Parkinsonism Relat Disord,2011,17(suppl 1):S34–S39.

[4] Van Campenhout A, Molenaers G. Localization of the motor endplate zone in human skeletal muscles of the lower limb: anatomical guidelines for injection with botulinum toxin[J].Dev Med Child Neurol,2011,53(2):108–119.

[5] Lee JH, Lee BN, Han SH, et al. The effective zone of botulinum toxin A injections in the sternocleidomastoid muscle[J].Surg Radiol Anat,2011,33(3):185–190.

[6] Lee JH, Lee BN, An X,et al. Location of the motor entry point and intramuscular motor point of the tibialis posterior muscle: for effective motor point block[J]. Clin Anat,2011,24(1):91–96.

[7] Lee JH, Lee BN, An X, et al. Anatomic localization of motor entry point of superficial peroneal nerve to peroneus longus and brevis muscles[J]. Clin Anat,2011,24(2):232–236.

[8] An XC, Lee JH, Im S, et al. Anatomic localization of motor entry points and intramuscular nerve endings in the hamstring muscles[J].Surg Radiol Anat,2010,32(6):529–537.

[9] Lee JH, Kim HW, Im S, et al. Localization of motor entry points and terminal intramuscular nerve endings of the musculocutaneous nerve to biceps and brachialis muscles[J].Surg Radiol Anat,2010,32(3):213–220.

[10] Kwon JY, Kim JS, Lee WI. Anatomic localization of motor points of hip adductors[J].Am J Phys Med Rehabil,2009,88(4):336–341.

[11] Im S, Han SH, Choi JH, et al. Anatomic localization of motor points for the neuromuscular blockade of hand intrinsic muscles involved in thumb-in-palm[J].Am J Phys Med Rehabil,2008,87(9):703–709.

[12] Park BK, Shin YB, Ko HY,et al. Anatomic motor point localization of the biceps brachii and brachialis muscles[J].J Korean Med Sci,2007,22(3):459–462.

[13] Oddy MJ, Brown C, Mistry R,et al. Botulinum toxin injection site localization for the tibialis posterior muscle[J].J Pediatr Orthop B,2006,15(6):414–417.

[14] Delagi EF, PerattoA, Iazetti J, et al. Anatomic Guide for the Electromyographer: The Limbs and Trunkp[M].4th ed.Springfield,IL: CC Thomas,2005.

[15] Chu-Andrews J. Electrodiagnosis: An Anatomical and Clinical Approach[M]. Philadelphia,PA:Lippincott,1986.

[16] Jost W, Valerius HP. Pictorial Atlas of Botulinum Toxin Injection: Dosage, Localization, Application[M].Hanover Park,IL: Quintessenz Verlags-GmbH,2008.

[17] Bickerton LE, Agur AM, Ashby P. Flexor digitorum superficialis: locations of individual muscle bellies for botulinum toxin injections[J]. Muscle Nerve,1997,20(8):1041–1043.

[18] Henzel MK, Munin MC, Niyonkuru C, et al. Comparison of surface and ultrasound localization to identify forearm flexor muscles for botulinum toxin injections[J].PM R,2010,2(7):642–646.

[19] Roberts C, Crystal R, Eastwood DM. Optimal injection points for the neuromuscular blockade of forearm flexor muscles: a cadaveric studyfl.J Pediatr Orthop B,2006,15(5):351–355.

[20]Lee JH, Lee BN, Kwon SO,et al. Anatomical localization of submandibular gland for botulinum toxin injectionfl[J].Surg Radiol Anat,2010,32(10):945–949.

[21] Haig AJ, Goodmurphy CW, Harris AR, et al. The accuracy of needle placement in lower-limb muscles: a blinded study[J].Arch Phys Med Rehabil,2003,84(6):877–882.

[22] Goodmurphy C, Chiodo A, Haig A. The accuracy of needle placement in extremity muscles: a blinded study[J].J Clin Neurophysi-ol,2007,24(4):366–378.

[23] Boon AJ, Oney-Marlow TM, Murthy NS, et al. Accuracy of electromyography needle placement in cadavers: non-guided vs. ultrasound guided[J].Muscle Nerve,2011,44(1):45–49.

[24] Lento PH, Stakowski JA.The use of ultrasound in guiding musculoskeletal interventional procedures[J].PMR Clinics N America,2010,21(3):560–583.

[25] Joines MM, Kambiz M, Seeger LL, et al. Musculoskeletal interventional ultrasound[J].Semin Musculoskel Radio,2012,11(2):192–198.

[26] Smith J, Finnoff JT. Diagnostic and interventional musculoskeletal ultrasound: part 2. Clinical applications[J].PM R,2009,1(2):162–177.

[27] Davidson J, Jayaraman S. Guided interventions in musculoskeletal ultrasound: what's the evidence[J].Clin Radiol,2011,66(2):140–152.

[28] Gilliland CA, Salazar LD, Borchers JR. Ultrasound versus anatomic guidance for intra-articular and periarticular injection: a systematic review[J].Phys Sportsmed,2011,39(3):121–131.

[29] Bum Park Y, Ah Choi W, Kim YK,et al. Accuracy of blind versus ultrasound-guided suprapatellar bursal injection[J].J Clin Ultrasound,2012,40(1):20–25.

[30] Hashiuchi T, Sakurai G, Morimoto M,et al. Accuracy of the biceps tendon sheath injection: ultrasound-guided or unguided injection? A randomized controlled trial[J].J Shoulder Elbow Surg,2011,20(7):1069–1073.

[31] De Smet AA. Ultrasound-guided injections and aspirations of the extremities[J].Semin Roentgenol,2004,39(1):145–154.

[32] Eustace JA, Brophy DP, Gibney RP,et al. Comparison of the accuracy of steroid placement with clinical outcome in patients with shoulder symptoms[J].Ann Rheum Dis,1997,56(1):59–63.

[33] Jones A, Regan M, Ledingham J,et al. Importance of placement of intra-articular steroid injections[J].BMJ,1993,307(6915):1329–1330.

[34] Berweck S, Heinen F. Use of botulinum toxin in pediatric spasticity (cerebral palsy) [J]. Mov Disord,2004,19(suppl 8):S162–S167.

[35] Depedhbi R, Cevikol A, Akkaya T, et al. Ultrasound-guided botulinum toxin type A injection to the Iliopsoas muscle in the management of children with cerebral palsy[J].NeuroRehabilitation,2008,23(3):199–205.

[36] Yang EJ, Rha DW, Yoo JK, et al. Accuracy of manual needle placement for botulinum toxin injections in the lower limb muscles of children with cerebral palsy checked against ultrasound[J].Arch Phys Med Rehab,2009,90:741–744.

[37] Py AG, Zein Addeen G, Perrier Y,et al. Evaluation of the effectiveness of botulinum toxin injections in the lower limb muscles of children with

cerebral palsy. Preliminary prospective study of the advantages of ultrasound guidance[J].Ann Phys Rehabil Med,2009,52(3):215–223.

[38] Sathe GG, Hong JS, Munin MC. Elimination of dysphagia using ultrasound guidance for botulinum toxin injections in cervical dystonia: A case report[J].Muscle and Nerve,2011,44:622.

[39] Hong JS, Munin MC. Sternocleidomastoid muscle thickness in cervical dystonia is not different from normal individuals[J]. AJPMR,2012,91:a29.

[40] Benson J, Daugherty KK. Botulinum toxin A in the treatment of sialorrhea[J].Ann Pharmacother,2007,41(1):79–85.

[41] Tan EK. Botulinum toxin treatment of sialorrhea: comparing different therapeutic preparations[J].Eur J Neurol,2006,(suppl 1):60–64.

[42] Pena AH, Cahill AM, Gonzalez L,et al. Botulinum toxin A injection of salivary glands in children with drooling and chronic aspiration[J].J Vasc Interv Radiol,2009,20(3):368–373.

[43] Ellies M, Laskawi R, Rohrbach–Volland S,et al. Botulinum toxin to reduce saliva flow: selected indications for ultrasound–guided toxin application into salivary glands[J].Laryngoscope,2002,112(1):82–86.

[44] Reid SM, Johnstone BR, Westbury C,et al. Randomized trial of botulinum toxin injections into the salivary glands to reduce drooling in children with neurological disorders[J].Dev Med Child Neurol,2008,50(2):123–128.

[45] Gerlinger I, Szalai G, Hollódy K, et al. Ultrasound–guided, intraglandular injection of botulinum toxin A in children suffering from excessive salivation[J].J Laryngol Otol,2007,121(10):947–951.

[46] Ellies M, Laskawi R, Rohrbach–Volland S, et al. Up–to–date report of botulinum toxin therapy in patients with drooling caused by different etiologies[J].J Oral Maxillofac Surg,2003,61(4):454–457.

[47] Turk–Gonzales M, Odderson IR. Quantitative reduction of saliva production with botulinum toxin type B injection into the salivary glands[J]. Neurorehabil Neural Repair,2005,19(1):58–61.

[48] Porta M, Gamba M, Bertacchi G,et al. Treatment of sialorrhoea with ultrasound guided botulinum toxin type A injection in patients with neurological disorders[J].J Neurol Neurosurg Psychiatr,2001,70(4):538–540.

[49] Dogu O, Apaydin D, Sevim S, et al. Ultrasound–guided versus 'blind' intraparotid injections of botulinum toxin–A for the treatment of sialorrhoea in patients with Parkinson's disease[J].Clin Neurol Neurosurg,2004,106(2):93–96.

[50] Chen SL, Bih LI, Chen GD,et al. Comparing a transrectal ultrasound–guided with a cystoscopy–guided botulinum toxin a injection in treating detrusor external sphincter dyssynergia in spinal cord injury[J]. Am J Phys Med Rehabil,2011,90(9):723–730.

[51] Jordan SE, Ahn SS, Gelabert HA. Combining ultrasonography and electromyography for botulinum chemodenervation treatment of thoracic outlet syndrome: comparison with fluoroscopy and electromyography guidance[J].Pain Physician,2007,10(4):541–546.

[52] Elovic E, Esquenazi A, Alter KE, et al. Chemodenervation and nerve blocks in the diagnosis and treatment of muscle over activity and spasticity[J].PM&R,2009,1(9):842–851.

[53] Alter KE. High–frequency ultrasound guidance for neurotoxin injections[J].Phys Med Rehabil Clin N Am,2010,21(3):607–630.

[54] O'Brien CF. Injection techniques for botulinum toxin using electromyography and electrical stimulation[J].Muscle Nerve Suppl,1997,6:S176–S180.

[55] Kwon JY, Hwang JH, Kim JS. Botulinum toxin A injection into calf muscle for treatment of spastic equinus in cerebral palsy: a controlled trial comparing sonography and electric stimulation–guided injection techniques: a preliminary report[J].Am J Phys Med Rehab,2010,89:279–286.

[56] Willenborg MJ, Shilt JS, Smith BP, et al. Technique for iliopsoas ultrasound–guided active electromyography–directed botulinum a toxin injection in cerebral palsy[J].J Pediatr Orthop,2002,22(2):165–168.

[57] Fredrickson MJ, Ball CM, Dalgleish AJ, et al. A prospective randomized comparison of ultrasound and neurostimulation as needle end points for interscalene catheter placement[J].Anesth Analg,2009,108(5):1695–1700.

[58] Liu SS, Gordon MA, Shaw PM,et al. A prospective clinical registry of ultrasound–guided regional anesthesia for ambulatory shoulder surgery[J].Anesth Analg,2010,111(3):617–623.

[59] Taboada M, Rodríguez J, Amor M, et al. Is ultrasound guidance superior to conventional nerve stimulation for coracoid infraclavicular brachial plexus block[J].Reg Anesth Pain Med,2009,34(4):357–360.

[60] Bubnov RV, Strokan' AM, Abdullaiev R. Comparative study of performance of lower extremities blocks under ultrasonography and nerve stimulator guidance[J].Lik Sprava,2011,(1–2):126–131.

[61] Orebaugh SL, Williams BA, Vallejo M, et al. Adverse outcomes associated with stimulator–based peripheral nerve blocks with versus without ultrasound visualization[J].Reg Anesth Pain Med,2009,34(3):251–255.

[62] Orebaugh SL, Williams BA, Kentor ML. Ultrasound guidance with nerve stimulation reduces the time necessary for resident peripheral nerve blockade[J].Reg Anesth Pain Med,2007,32(5):448–454.

[63] Dufour E, Quennesson P, VanRobiais A, et al. Combined ultrasound and neurostimulation guidance for popliteal sciatic nerve block a prospective, randomized comparison with neurostimulation alone[J].Anesth Analg,2008,106(5):1533–1538.

[64] Perlas A, Brull R, Chan VW, et al. Ultrasound guidance improves the success of sciatic nerve block at the popliteal fossa[J].Reg Anesth Pain Med,2008,33(3):259–265.

[65] Wadhwa A, Kandadai SK, Tongpresert S, et al. Ultrasound guidance for deep peripheral nerve blocks: a brief review[J]. Anesthesiol Res Pract. 2011;2011:262070.

[66] Akkaya T, Unlu E, Alptekin A,et al. Neurolytic phenol blockade of the obturator nerve for severe adductor spasticity[J]. Acta Anaesthesiol

Scand,2010,54(1):79-85.

[67] Koyama H, Murakami K, Suzuki T, et al. Phenol block for hip flexor muscle spasticity under ultrasonic monitoring[J].Arch Phys Med Rehabil,1992,73(11):1040-1043.

[68] Lee J, Lee YS. Percutaneous chemical nerve block with ultrasound-guided intraneural injection[J].Eur Radiol,2008,18(7):1506-1512.

[69] Schiano TD, Fisher RS, Parkman HP,et al. Use of high-resolution endoscopic ultrasonography to assess esophageal wall damage after pneumatic dilation and botulinum toxin injection to treat achalasia[J].Gastrointest Endosc,1996,44(2):151-157.

[70] Lim EC, Seet RC. Use of botulinum toxin in the neurology clinic[J].Nat Rev Neurol,2010,6(11):624-636.

[71] Berweck S, Schroeder AS, Fietze U, et al. Sonography-guided injection of botulinum toxin in children with cerebral palsy[J].Lancet,2004,363(9404):249-250.

[72] Berweck S, Heinen F. Treatment of Cerebral Palsy with Botulinum Toxin Principles, Clinical Practice, Atlas[M].Bonn, Germany: Child Brain English Edition,2003.

[73] Westhoff B, Seller K, Wild A, et al. Ultrasound-guided botulinum toxin injection technique for the iliopsoas muscle[J].Dev Med Child Neurol,2003,45(12):829-832.

[74] Fietzek UM, Schroeder AS, Wissel J,et al. Split-screen video demonstration of sonography-guided muscle identification and injection of botulinum toxin[J].Mov Disord,2010,25(13):2225-2228.

[75] Sconfi enza LM, Perrone N, Lacelli F, et al. Ultrasound-guided injection of botulinum toxin A in the treatment of iliopsoas spasticity[J].J Ultrasound,2008,11:113-117.

[76] von Coelln R, Raible A, Gasser T, et al. Ultrasound-guided injection of the iliopsoas muscle with botulinum toxin in camptocormia[J].Mov Disord,2008,23(6):889-892.

[77] Danielson K, Odderson IR. Botulinum toxin type A improves blood flow in vascular thoracic outlet syndrome[J].Am J Phys Med Rehabil,2008,87(11):956-959.

[78] Lee IH, Yoon YC, Sung DH,et al. Initial experience with imaging-guided intramuscular botulinum toxin injection in patients with idiopathic cervical dystonia[J].AJR Am J Roentgenol,2009,192(4):996-1001.

[79] von Coelln R, et al.Ultrasound-guided injection of the iliopsoas muscle with botulinum toxin in camptocormia[J].Mov Dis,2008,23(6):889-892.

[80] Torriani M, Rajiv G, Donahue DM. Botulinum toxin injection in neurogenic thoracic outlet syndrome: results and experience using a ultrasound-guided approach[J].Skeletal Radiol,2010,39(10):973-980.

[81] Flynn MK, Amundsen CL, Perevich M,et al. Outcome of a randomized, double-blind, placebo controlled trial of botulinum A toxin for refractory overactive bladder[J].J Urol,2009,181(6):2608-2615.

[82] Chuang YC, Chancellor MB. The application of botulinum toxin in the prostate[J].J Urol,2006,176(6 Pt 1):2375-2382.

[83] Bach-Rojecky L, Lackovic Z. Central origin of the antinociceptive action of botulinum toxin type A[J].Pharmacol Biochem Behav,2009,94(2):234-238.

[84] Mahowald ML, Singh JA, Dykstra D. Long-term effects of botulinum toxin A for refractory joint pain[J].Neurotox Res,2006,9:179-188.

[85] To EWH, Ahuja T, Ho WS, et al. A prospective study of the effect of botulinum toxin A on masseteric muscle hypetrophy with ultrasonographic and electromyographic measurement[J].Br J Plastic Surg,2001,54:197-200.

[86] Naidu K, Smith K, Sheedy M,et al. Systemic adverse events following botulinum toxin A therapy in children with cerebral palsy[J].Dev Med Child Neurol,2010,52(2):139-144.

[87] Roche N, Schnitzler A, Genêt F F, et al. Undesirable distant effects following botulinum toxin type a injection[J].Clin Neuropharmac ol,2008,31(5):272-280.

[88] Meijer JW, van Kuijk AA, Geurts AC, et al. Acute deterioration of bulbar function after botulinum toxin treatment for sialorrhoea in amyotrophic lateral sclerosis[J].Am J Phys Med Rehabil,2008,87(4):321-324.

[89] Ghosh B, Das SK. Botulinum toxin: a dreaded toxin for use in human being[J].J Indian Med Assoc,2002,100(10): 8607-8610.

16

超声引导神经毒素注射：临床应用

Katharine E. Alter and Michael C. Munin

众多罹患身体各部分疾病的患者转诊来接受化学去神经术，症状因此而获得缓解。肉毒毒素治疗已经从最初的眼科（斜视和睑痉挛）扩展到治疗多学科疾病，包括神经病学、神经内分泌、胃肠道、泌尿系统、肌肉骨骼和疼痛。超声引导已被用于绝大部分部位的穿刺注射。本章涵盖了应用超声引导肉毒毒素治疗的具体临床应用实例，包括肌张力增高、唾液腺和肌肉骨骼疾病。对于超声引导其他身体系统肉毒毒素治疗的详细讨论不在本章节范畴，但也会简要提及。超声引导的神经阻滞会在本书其他章节阐述。

选择适于接受治疗的患者

对于肌肉活动过度、神经内分泌功能障碍或疼痛的患者，需要进行详细的病史询问和体格检查以确认诊断，同时回顾既往治疗，评估当前的功能状态。这些评估有利于为接受肉毒毒素注射或其他化学去神经术的患者制订合理的治疗目标。例如，不是所有 UMNS 综合征伴有肌张力增高的患者，都有肌肉过度活动问题而需要注射肉毒毒素。所以应进行详细的评估以确定是否有肌肉过度活动的治疗指征。对患者进行全面评估的信息有助于医师确定应该对患者进行何种治疗：物理治疗、职业治疗、语言治疗、口服药物、外科手术和 / 或化学去神经术 [1-2]。由于本文重点是讨论技术性问题，特别是超声对化学去神经术的引导，故假定医师已经对患者进行了上述评估，并且已经选择化学去神经术作为最佳的治疗手段。

肉毒毒素注射技术

肉毒毒素注射或使用苯酚或乙醇进行神经阻滞术需要精确定位靶点。因此，临床医师可使用各种定位技术，包括触诊、EMG、E-Stim、X 线透视、超声或者联合使用这些技术 [1-4]。在本书的其他章节，已经对各种定位引导技术的优缺点进行了讨论。

应用超声引导进行神经阻滞最早的报道是在 1985 年，是关于酒精对腹腔神经丛进行的神经阻滞术的报道 [5]。将超声用于肉毒毒素注射的最早报道是在 1996 年，是关于贲门失弛缓症术后注射肉毒毒素的报道 [6]。最近在 MEDLINE 和 Pub Med 上以"超声引导的神经阻滞"和"超声引导的肉毒毒素注射"为关键词,可查到 800 多篇关于神经阻滞的文章和近 50 篇将超声引导应用于肉毒毒素注射的文章。

肌张力增高:UMNS 综合征、痉挛、肌张力障碍和其他疾病

读者可参考本书有关超声引导肉毒毒素注射技术的插图以及超声图片来学习。

上肢注射

通过纵切面或横切面扫查,超声很容易对上肢的大多数肌肉进行定位。通常,横切面对于区分各种肌肉之间的筋膜平面,例如手臂中的二头肌/肱肌,前臂屈肌或小腿后部肌肉的显示比较有利。肌肉之间的筋膜平面在纵切面扫查时有可能不太明显(图 16.1a 和 b)。在扫查前臂时,在横切面扫查中更容易发现前臂肌肉的复杂重叠的方向以及在注射治疗期间要避免的神经血管结构的位置和方向(图 16.2a 和 b)。对某些患者,可能纵切面扫查更好,特别是为了区分个别肌束时。在治疗局灶性肌张力障碍患者时,通常需要区分个别肌束。应用该技术时,可请患者用单个手指轮流在一定范围内进行主动活动(Active Range of Motion,AROM)。高频超声可以很容易地区分单个肌束,然后可以实时地引导靶肌束的注射。由于运动功能受损,对 UMNS 综合征患者使用这种技术可能比较困难。在这种情况下,医师或助手可以对患者的手指进行一定范围内被动活动(Passive Range of Motion,PROM),同时在超声显示屏上实时观察。

上肢局灶性肌张力障碍

对于患有原发性局灶性或节段性肌张力障碍的患者,很多肌群都可能受累并需要接受肉毒毒素注射。对于肌肉定位,目前已有很多解剖图谱和各种技术[7-11]。超声是理想的定位引导技术,因为其他任何方法都不能像超声那样显示细致的解剖影像,如靶点深度、方向和特定肌束的位置。如果患者单独活动手指,就可观察到肌束的运动。以这种定位技术引导注射,可使临床医师避免注射到未参与活动的肌束。在超声下,还可以观察到注射后药液的扩散,以避免对该肌束注射过量或药液扩散到相邻的肌束和肌肉中。这种实时超声技术不仅快速、简单,还能提示注射药液后肉毒毒素的精确位置。笔者认为,超声对肌束的定位比任何其他技术都理想[7-11]。

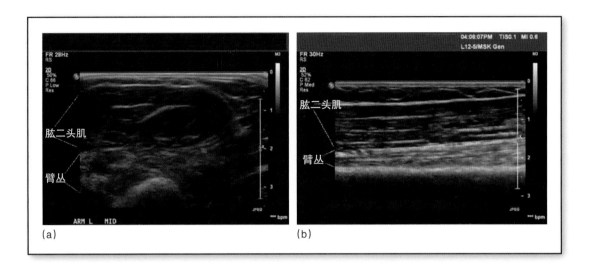

图 16.1 （a）手臂屈肌的横切面；（b）手臂屈肌的纵切面

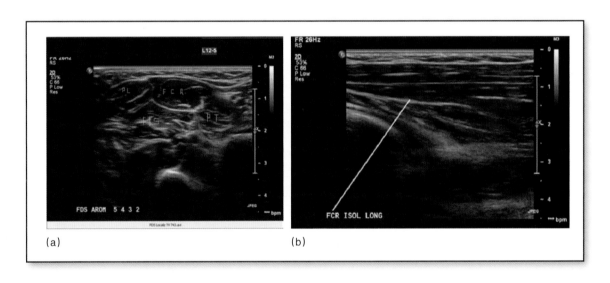

图 16.2 （a）前臂近端屈肌横切面；（b）前臂近端屈肌纵切面

上肢 UMNS 综合征

在患有 UMNS 综合征而产生痉挛或肌张力障碍的患者中，例如卒中和脑瘫，尽管也有其他的形式，上肢的屈曲协同仍很常见（图 16.3）。通常，肉毒毒素治疗的靶点肌肉包括肩部和肘部的近端肌肉，例如胸肌、背阔肌、大圆肌、肱二头肌和肱肌。在前臂中，常用于注射的屈肌包括肱桡肌、旋前圆肌、桡侧腕屈肌、指浅屈肌 / 指深屈肌和拇长屈肌。超声对于选择性运动控制受限和具有协同模式的患者特别有用，这些患者肌肉难以放松，EMG 只能显示全部区域内肌电活动增加，而超声就可以区分靶肌肉。无论是否应用超声，都需要助手协助将患者的肢体保持固定，摆放于最佳位置进行注射并防止患者的不自主运动。

下肢注射

在超声的引导下几乎可以看到所有的下肢和臀部的肌肉。在肥胖患者中，可能因覆盖的脂肪组织太厚而难以显示肌肉，需要使用 4~8MHz 的低频探头。尽管低频探头的图像分辨力略低，但超声引导仍是肥胖患者最准确的靶向引导技术。超声可以告诉医师脂肪组织的厚度以及肌肉的深度，并能准确地提示脂肪肌肉界面。

原发性节段性或局灶性肌张力障碍

与上肢疾病类似，下肢受累肌肉也因人而异、变化多端。临床观察和功能评估对指导治疗非常重要。

下肢 UMNS 综合征

下肢肌肉最常见的靶点肌肉包括髋关节屈肌 / 内收肌、膝关节屈肌 / 伸肌、踝关节屈肌 / 伸肌、趾屈肌 / 伸肌。

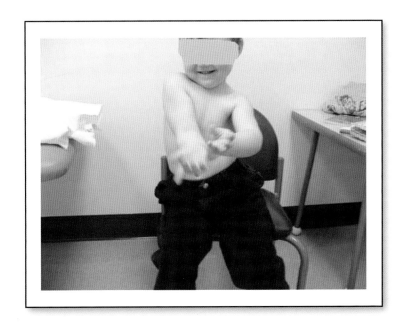

图 16.3　4 岁患儿，因屈曲和旋前不能，手臂呈反掌姿势

髋关节肢带肌和骨盆肌肉

若没有超声影像的直接引导，对髋关节肢带肌和骨盆的深部肌肉进行注射是非常困难的。这些肌肉深在，难以触诊，但超声却可以很容易地定位，同时可以避免误伤附近的血管和神经。

髋部屈肌

对于髋部屈肌的超声引导注射方法有如下几种：

髂肌，远端，前方入路

在腹股沟皱褶远端进行横切面扫查，可清楚地显示髂肌肌肉和相邻结构（包括缝匠肌、股直肌、耻骨肌、股骨头、血管和神经）（图 16.4)[12-15]。

腰大肌

通过脊旁肌外侧的后入路或通过腹部的前入路都可达到腰大肌[15-16]。在近侧后入路中，可从 L2～L4 开始进行定位扫查，在椎旁肌深面就可看到腰大肌，穿刺针从浅部肌肉到达深层的腰大肌。Willenborg 描述了在髂前上棘处进行的前外侧穿刺法：将探头放在内侧并且从近侧向远侧扫查，穿刺针与髂前上棘成 45° 角进入腰大肌，穿刺时必须小心避开肠管和髂骨结构[14]。Brunenghi-Marre 等描述了通过腹部的前入路。因为笔者没有使用过该技术，因此不再进一步讨论。

髂肌

报道中最常用的方法是在超声引导下穿刺，并常联合使用 EMG[14]。如果患者比较瘦，且医师经验丰富，可能就不需要使用 EMG 辅助。在髂骨的骨盆侧起点处就可看到髂肌。

在髂前上棘穿刺向肌肉时，要远离肠内容物，在超声影像上可以看到肠道在髂肌内侧（图 16.5）。

梨状肌

梨状肌综合征是下腰痛、臀部疼痛以及坐骨神经痛的常见原因。许多保守治疗无效的患者，在注射肉毒毒素后可获得缓解。注射时可采用超声、EMG 和 X 线引导。但如前所述，超声比 X 线定位更好。超声触痛试验通常可用于定位疼痛触发点，并引导对此区域的注射。超声引导也减少了误伤坐骨神经的风险（图 16.6)[17-20]。

小腿后部

足底屈肌和伸肌

    腓肠肌、比目鱼肌和胫骨后肌是治疗痉挛中最常用的 3 个靶肌肉。虽然大多数临床医师似乎有信心通过触诊或 EMG 对腓肠肌进行定位，但有证据表明并非如此。以触诊引导穿刺，错失腓肠肌靶点者可达 22% ~ 63%。而超声可以提高对此肌肉靶点穿刺的准确性[21-22]。对于较薄的腓肠肌，超声可精确判断其深度，并且可显示它位于小腿的后部而不是外侧。若需准确地定位在深腓肠肌和比目鱼肌深部的胫骨后

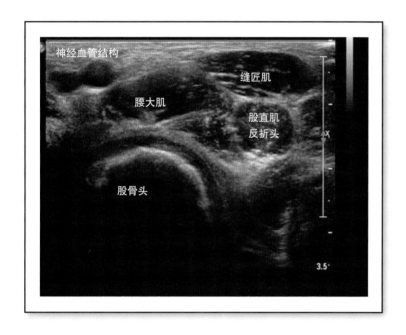

图 16.4　腹股沟皱褶近端髂腰肌横切面

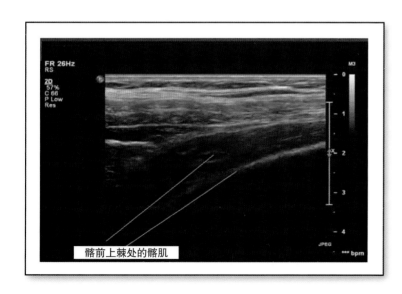

图 16.5　髂前上棘处的髂肌

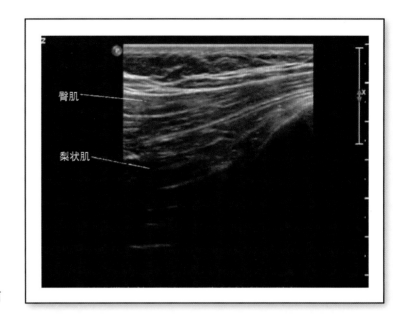

图 16.6　**梨状肌附着点纵切面**

（图中标注：臀肌、梨状肌）

肌，即使是 E-Stim 定位也颇为不易。胫骨后肌常用前入路穿刺，这就需要有非常精确的穿刺角度才能到达靶点[22-23]。超声有助于从前入路穿刺胫骨后肌或从比较容易的后入路定位胫骨后肌。在后入路方法中，胫骨后肌上覆盖着腓肠肌和比目鱼肌。超声可显示这些肌肉在小腿后部的密切关系、单个肌肉的深度以及胫后血管和神经的位置（图 16.7）[3, 11-12]。因为在同一个平面就可以观察全部 3 个肌肉，所以可通过单针穿刺对多个肌肉靶点进行注射，从而减少穿刺次数。在使用这种技术时，笔者建议，首先对浅层肌肉进行注射，然后进入到更深层的肌肉。通过这种顺序，可减少药液通过针道从深层到浅层的弥散。推测其原因，首先注射表面肌肉时，由药液产生的肌肉的膨胀导致表面肌肉中的压力增加，这种压力梯度阻止了其后深层肌肉的药液流入浅层肌肉；如果首先注射深层肌肉，这些肌肉内压力比邻近的浅层肌肉压力大，从而使药液容易从深层肌肉流入浅层肌肉。

头颈部

　　与四肢情况类似，对大多数需要注射神经毒素的头部和颈部结构，超声很容易定位，如唾液腺以及下颌和颈部肌肉。面部表情的许多肌肉都相当细小和表浅，这些肌肉通常不需要 EMG 或超声引导，可使用 30G[0.5in（1.27cm）] 穿刺针进行皮下注射或肌内注射。

唾液腺

　　流涎症是脑性麻痹、帕金森病和 ALS 等多种神经系统疾病的常见临床问题。除

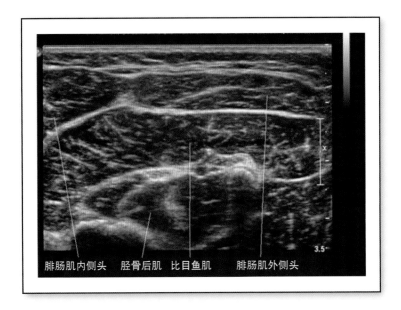

腓肠肌内侧头　胫骨后肌　比目鱼肌　腓肠肌外侧头

图 16.7　小腿后部腓肠肌近端横切面

了解剖引导[24] 和触诊，超声可准确定位腮腺和下颌下腺，这是肉毒毒素治疗的常用靶点[25-27]。与肌肉的条纹状或"星夜"外观不同，超声影像下的腺体组织呈均匀回声（图 16.6 ~ 图 16.8）。必须对唾液腺进行精确定位，以减少注射肉毒毒素后吞咽困难的发生风险。据报道，ALS 患者延髓麻痹较多见，故在对此类患者进行肉毒毒素治疗时，临床医师必须保持谨慎的态度[28]。

颈部肌肉

所有颈部肌肉都可以通过超声引导定位。颈部的大血管（颈动脉、颈静脉）、神经（膈丛、臂丛）以及肺的顶点和肺上叶都是颈部肌肉注射时要避开的重要结构，而超声可做出非常重要的提示（图 16.9）[29-30]。颈部肌张力障碍（CD）或胸廓出口综合征（TOS）的患者，在对所有的斜角肌进行注射时，笔者常规使用超声[31-33]。颈部肌张力障碍的患者，其颈部肌肉在重复注射后发生肌肉萎缩，而使触诊变得更加困难时，超声引导则特别重要。

疼痛

很久以前就有应用肉毒毒素减轻各种疾病疼痛的报道。肉毒毒素的抗伤害性作用，部分原因是对可溶性 N- 乙基马来酰亚胺敏感性融合附着蛋白受体（Soluble N-ethylmaleimide Sensitive Fusion Attachment Protein Receptor，SNARE）的作用和减少疼痛神经递质的释放。这种作用机制表明了肉毒毒素可抑制肌肉中乙酰胆碱释放的某个独立途径[34-35]。在美国，除了用于缓解与偏头痛、颈部肌张力异常、膀胱活动过度或上肢痉挛有关的疼痛外，将肉毒毒素治疗应用于止痛是目前"超说明书"范畴的。

疼痛 / 头痛

截至本书出版之日，A 型肉毒毒素是在美国批准用于治疗慢性偏头痛的唯一的肉毒毒素[36]。文献检索结果显示，目前没有超声引导肉毒毒素注射治疗头痛的报道。有几篇应用肉毒毒素注射治疗偏头痛的方案报道，包括"痛点注射"方法和固定点和剂量方案。通常注射的靶肌肉包括眉间肌、额肌、颞肌、枕部 / 项部肌肉和斜方肌。如前所述，对面部表情肌和面部的其他表浅肌肉进行注射时，通常不需要超声引导，甚至不需要触诊指导[19, 37-38]。通常采用"痛点注射"和"固定点剂量"的方案对这些肌肉进行注射。对项部和颞部肌肉进行注射时，超声引导可能略有帮助。

偏头痛

A 型肉毒毒素只被批准用于每月发生偏头痛次数很多的慢性偏头痛患者。注射剂量为 A 型肉毒毒素 100 ~ 155U[36]。也可使用其他产品，但 FDA 并未批准其他产品可用于此适应证。

颈部肌张力障碍

疼痛是颈部肌张力障碍患者的常见症状，常使人苦恼不已。肉毒毒素治疗可纠正异常姿势和肌张力障碍相关性疼痛，达到改善生活质量的目的[19]。EMG 通过靶肌

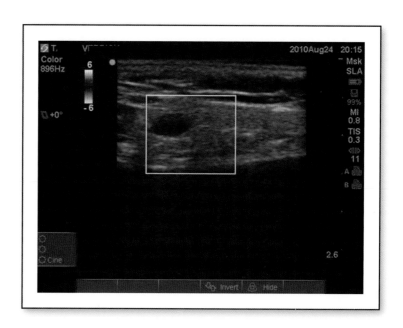

图 16.8　注射肉毒毒素后的腮腺

肉的肌电活动增加而确定注射的靶点。超声则可进一步对头颈部层次复杂的肌肉进行直接观察而引导穿刺注射（图 16.8 和图 16.10）[30]。在反复注射肉毒毒素治疗后，常发生颈部肌肉萎缩。在这种情况下，超声引导对于避免误入非目标肌肉或其他结构具有特别重要的作用。此外，超声可以确保穿刺针位于靶肌肉内，避免发生针尖移动到咽后肌肉的情况。

胸廓出口综合征（TOS）

TOS 是由在斜角肌间沟、肋锁骨沟或胸小肌后的间隙中的神经血管结构受压所引起的一系列临床表现。其症状可以是血管源性、神经源性或两者均存在，即周围肌肉对血管或神经结构挤压所引起（图 16.9）。据报道，肉毒毒素可减轻疼痛和无力症状。已有很多超声引导下进行肉毒毒素注射的报道[31-33]。鉴于常被作为靶肌肉的斜角肌邻近颈动脉、臂丛和肺尖，超声引导可以降低此"高风险"的注射并提高穿刺的准确性。使用超声横切面扫查，在斜角肌间沟处可以看到斜角肌和臂丛的中间干。在超声下看清局部的肌肉、臂丛和神经血管结构后，可使用平面内和平面外方法穿刺，实时地在超声影像下进针到达靶肌肉。当使用平面外法进针时，针尖应当始终位于探头下方，以避免误伤肺尖或其他深部结构。

肉毒毒素注射在其他肌肉骨骼疾病和疼痛方面的应用

有关肉毒毒素的止痛作用的报道使人们对用肉毒毒素治疗各种肌肉骨骼疼痛的疗效有了更为深入的研究，包括因关节炎引起的关节疼痛[19-20, 30-32, 39-43]、骨盆

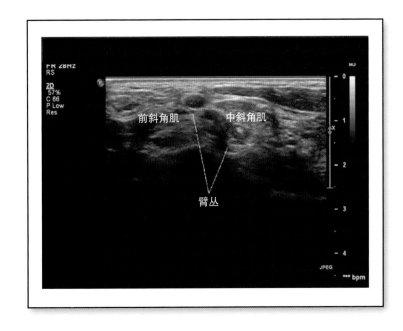

图 16.9　前斜角肌、中斜角肌，臂丛，横切面

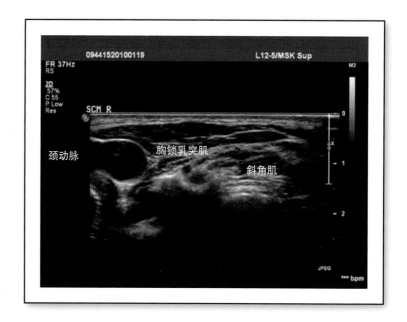

图 16.10　SCM 近端横切面

图中标注：颈动脉、胸锁乳突肌、斜角肌

疼痛、腰背痛 / 坐骨神经痛、梨状肌综合征[16, 20, 44]、触发点疼痛、外上髁炎[45-51]、足底筋膜炎[52-53]、磨牙 / 颞下颌关节综合征[54-56] 等。由于超声比其他影像引导方法更有优势，因此正迅速成为肌肉骨骼手术中最常用的引导方法，内外科的各个亚专科医师都乐于使用它。超声引导也顺理成章地成为肉毒毒素治疗疼痛的常用方法[17-18, 20, 43, 45, 50, 57-61]。

在胃肠道和泌尿生殖系统中的应用

胃肠道

目前超声引导下胃肠道（GI）肉毒毒素注射在美国还是"超适应证"应用。胃肠病学专家们已经将肉毒毒素治疗应用于各种 GI 问题，包括贲门失弛缓症、出口梗阻性慢性便秘、肥胖患者的胃窦注射、肛裂疼痛等。超声引导已经应用于上述疾病的穿刺注射中。对于胃肠道疾病，肉毒毒素治疗的临床目的是减少肌肉过度活动或减少肌肉收缩。肉毒毒素的抗胆碱能作用减少了胃肠道腺体的分泌，也同样有益于缓解疾病症状。

泌尿生殖系统

肉毒毒素治疗已用于泌尿生殖系统的各种疾病，如逼尿肌 / 括约肌失调、膀胱过度活动症、间质性膀胱炎和良性前列腺肥大[60-74]。A 型肉毒毒素被批准用于治疗神经源性逼尿肌过度兴奋，最大剂量为200U[36]。用于治疗特发性膀胱过度活动症的Ⅲ期临床试验正在进行中，治疗良性前列腺肥大还处于Ⅱ期临床试验中[36]。

　　肉毒毒素减少膀胱逼尿肌和括约肌过度活动的效果与其在肌肉中的抗胆碱能作用直接相关。良性前列腺肥大的原因是平滑肌肥厚以及尿道周围的腺体增大。支配前列腺的副交感神经刺激导致乙酰胆碱释放，使平滑肌收缩和腺体分泌增加。研究认为，肉毒毒素可通过减少腺体分泌和阻断平滑肌收缩来减轻前列腺肥大的症状，并且随着时间的推移，平滑肌萎缩导致前列腺尺寸减小和对尿流的阻塞减少。超声引导技术常用于逼尿肌、括约肌和前列腺注射。一般常使用经直肠超声引导穿刺[69-74]。

总结

　　在临床中，肉毒毒素的治疗面不断扩展，针对机体各系统的疾病，新的治疗适应证层出不穷。但无论需要对哪个结构进行注射，必须保持高度准确。虽然可以使用常规技术，例如触诊、EMG 或 E-Stim 来区分靶肌肉和相关的组织结构，但是对于某些特定肌肉或非肌肉靶点，这些方法并不适用。而实时超声引导能提供靶点的准确信息，包括预期的靶点和结构的位置及深度。穿刺精度的提高降低了此类操作的固有风险。对使用超声引导后是否可提高疗效并减少肉毒毒素使用剂量，还需进一步研究。虽然在超声引导化学去神经术时，需要学习一些新的技能，但这些技能可增强医疗的安全性并降低了这些创伤性操作的风险。

参考文献

[1] Mayer NH, Simpson DM. Clinical neurophysiologic concepts of spasticity and motor dysfunction in adults with an upper motor neuron lesion. In Spasticity: etiology, Evaluation, Management and the Role of Botulinum Toxin[M].New York, NY: We Move Organization,2002,1–10.

[2] Elovic EP, Esquenazi A, Alter KE, et al. Chemodenervation and nerve blocks in the diagnosis and management of spasticity and muscle overactivity[J].PM R,2009,1(9):842–851.

[3] Alter KE. High–frequency ultrasound guidance for neurotoxin injections[J].Phys Med Rehabil Clin N Am,2010,21(3):607–630.

[4] Schroeder AS, Berweck S, Lee SH, et al. Botulinum toxin treatment of children with cerebral palsy—a short review of different injection techniques[J].Neurotox Res,2006,9(2–3):189–196.

[5] Greiner L. Puncture–sonographic alcohol neurolysis of the celiac plexus. A new technic for the therapy of severe chronic upper abdominal pain[J].Dtsch Med Wochenschr,1985,110(21):833–836.

[6] SchianoTD, Fisher RS, Parkman HP, et al. Use of high resolution endoscopic ultrasonography to assess esophageal wall damage after balloon dilation and botulinum toxin injection to treat achalasia[J].Gastrointest Endosc,1996,44(2):151–157.

[7] Roberts C, Crystal R, Eastwood DM. Optimal injection points for the neuromuscular blockade of forearm flexor muscles: a cadaveric study[J].J Pediatr Orthop B,2006,15(5):351–355.

[8] Delagi EF, PerattoA, Iazetti J, et al. Anatomic Guide for the Electromyographer: The Limbs and Trunk[M].4th ed.Springfield, IL: CC Thomas,2005.

[9] Bickerton LE, Agur AM, Ashby P. Flexor digitorum superficialis: locations of individual muscle bellies for botulinum toxin injections[J].Muscle Nerve,1997,20(8):1041–1043.

[10] Henzel MK, Munin MC, Niyonkuru C,et al. Comparison of surface and ultrasound localization to identify forearm flexor muscles for botulinum toxin injections[J].PM R,2010,2(7):642–646.

[11] Berweck S, Schroeder AS, Fietzek UM,et al. Sonography–guided injection of botulinum toxin in children with cerebral palsy[J].Lancet,2004,363(9404):249–250.

[12] Berweck S, Heinen F. Treatment of Cerebral Palsy with Botulinum Toxin Principles, Clinical Practice, Atlas[M].Bonn, Germany: Child Brain English Edition,2003.

[13] Westhoff B, Seller K, Wild A,et al. Ultrasound–guided botulinum toxin injection technique for the iliopsoas muscle[J].Dev Med Child Neurol,2003,45(12):829–832.

[14] von Coelln R, Raible A, Gasser T,et al. Ultrasound-guided injection of the iliopsoas muscle with botulinum toxin in camptocormia[J].Mov Disord,2008,23(6):889-892.

[15] Willenborg MJ, Shilt JS, Smith BP,et al. Technique for iliopsoas ultrasoundguided active electromyography-directed botulinum a toxin injection in cerebral palsy[J].J Pediatr Orthop,2002,22(2):165-168.

[16] Marrè-Brunenghi G, Camoriano R, Valle M,et al. The psoas muscle as cause of low back pain in infantile cerebral palsy[J].J Orthop Traumatol,2008,9(1):43-47.

[17] Chen CP, Shen CY, Lew HL. Ultrasound-guided injection of the piriformis muscle[J].Am J Phys Med Rehabil,2011,90(10):871-872.

[18] Smith J, Hurdle MF, Locketz AJ, et al. Ultrasound-guided piriformis injection: technique description and verification[J].Arch Phys Med Rehabil,2006,87(12):1664-1667.

[19] Jabbari B, Machado D. Treatment of refractory pain with botulinum toxins—an evidence-based review[J].Pain Med,2011,12(11):1594-1606.

[20] Peng PW, Tumber PS. Ultrasound-guided interventional procedures for patients with chronic pelvic pain—a description of techniques and review of literature[J]. Pain Physician,2008,11(2):215-224.

[21] Yang EJ, Rha DW, Yoo JK, et al. Accuracy of manual needle placement for botulinum toxin injections in the lower limb muscles of children with cerebral palsy checked against ultrasound[J].Arch Phys Med Rehab,2009,90:741-744.

[22] Py AG, Zein Addeen G, Perrier Y,et al. Evaluation of the effectiveness of botulinum toxin injections in the lower limb muscles of children with cerebral palsy. Preliminary prospective study of the advantages of ultrasound guidance[J].Ann Phys Rehabil Med,2009,52(3):215-223.

[23] Chu-Andrews J. Electrodiagnosis: An Anatomical and Clinical Approach[M]. Philadelphia,PA: Lippincott,1986.

[24] Lee JH, Lee BN, Kwon SO,et al. Anatomical localization of submandibular gland for botulinum toxin injection[J].Surg Radiol Anat,2010,32(10):945-949.

[25] Ellies M, Laskawi R, Rohrbach-Volland S,et al. Botulinum toxin to reduce saliva flow: selected indications for ultrasound-guided toxin application into salivary glands[J].Laryngoscope,2002,112(1):82-86.

[26] Gerlinger I, Szalai G, Hollódy K, et al. Ultrasound-guided, intraglandular injection of botulinum toxin A in children suffering from excessive salivation[J].J Laryngol Otol,2007,121(10):947-951.

[27] Ellies M, Laskawi R, Rohrbach-Volland S,et al.Up to date report of botulinum toxin therapy in patients with drooling caused by different etiologies[J].J Oral Maxillofac Surg,2003,61:454-457.

[28] Meijer JW, van Kuijk AA, Geurts AC, et al. Acute deterioration of bulbar function after botulinum toxin treatment for sialorrhoea in amyotrophic lateral sclerosis[J].Am J Phys Med Rehabil,2008,87(4):321-324.

[29] Lim EC, Quek AM, Seet RC. Accurate targeting of botulinum toxin injections: how to and why[J].Parkinsonism Relat Disord,2011,17(suppl 1):S34-S39.

[30] Lee IH, Yoon YC, Sung DH,et al. Initial experience with imaging-guided intramuscular botulinum toxin injection in patients with idiopathic cervical dystonia[J].AJR Am J Roentgenol,2009,192(4):996-1001.

[31] Torriani M, Rajiv G, Donahue DM. Botulinum toxin injection in neurogenic thoracic outlet syndrome: results and experience using an ultrasound-guided approach[J].Skeletal Radiol,2010,39(10):973-980.

[32] Jordan SE, Ahn SS, Gelabert HA. Combining ultrasonography and electromyography for botulinum chemodenervation treatment of thoracic outlet syndrome: comparison with floroscopy and electromyography guidance[J].Pain Physician,2007,10(4):541-546.

[33] Danielson K, Odderson IR. Botulinum toxin type A improves blood flow in vascular thoracic outlet syndrome[J].Am J Phys Med Rehabil,2008,87(11):956-959.

[34] Lim EC, Seet RC. Use of neurotoxin in the neurology clinic[J].Nat Rev Neurol,2012,6:624-636.

[35] Bach-Rojecky L, Lackovic Z. Central origin of the antinociceptive action of botulinum toxin type A[J].Pharmacol Biochem Behav,2009,94(2):234-238.

[36] Botox package insert, Allergan Irvine California

[37] Davis NT. Dynamic optimization of migraine treatment. Current and future options[J].Neurology, 2009,(suppl 1):S14-S20.

[38] Lipton RB, Varon SF, Grosberg B, et al. OnabotulinumA improves quality of life and reduces impact of chronic migraine[J].Neurology,2011,77(15):1465-1472.

[39] Singh JA. Botulinum toxin therapy for osteoarticular pain: an evidence-based review[J].Ther Adv Musculoskelet Dis,2010,2(2):105-118.

[40] Mahowald ML, Singh JA, Dykstra D. Long term effects of intra-articular botulinum toxin A for refractory joint pain[J].Neurotox Res,2006,9(2-3):179-188.

[41] Singh JA, Mahowald ML, Kushnaryov A,et al. Repeat injections of intra-articular botulinum toxin A for the treatment of chronic arthritis joint pain[J].J Clin Rheumatol,2009,15(1):35-38.

[42] Singh JA, Mahowald ML, Noorbaloochi S. Intra-articular botulinum toxin A for refractory shoulder pain: a randomized, double-blinded, placebo-controlled trial[J].Transl Res,2009,153(5):205-216.

[43] Lee JH, Lee SH, Song SH. Clinical effectiveness of botulinum toxin type B in the treatment of subacromial bursitis or shoulder impingement syndrome[J].Clin J Pain,2011,27(6):523-528.

[44] Waseem Z, Boulias C, Gordon A, et al. Botulinum toxin injections for low-back pain and sciatica[J].Cochrane Database Syst Rev,2011,(1):CD008257.

[45] Botwin KP, Sharma K, Saliba R,et al. Ultrasound-guided trigger point injections in the cervicothoracic musculature: a new and unreported technique[J].Pain Physician,2008,11(6):885-889.

[46] Boisaubert B. Non surgical treatment of tennis elbow [Lest traiements non chiurgicaux de la tendinopathy des epicondyiteiens] [J].Literature review, Ann Readatp Med Phys,2004,47:346-355. (In French).

[47]Wong SM, Hui AC, Tong PY,et al. Treatment of lateral epicondylitis with botulinum toxin: a randomized, double-blind, placebo-controlled trial[J].Ann Intern Med,2005,143(11):793-797.

[48] Keizer SB, Rutten HP, Pilot P,et al. Botulinum toxin injection versus surgical treatment for tennis elbow: a randomized pilot study[J].Clin Orthop Relat Res,2002,401:125-131.

[49] Oskarsson E. Improved intramuscular blood flow and normalized metabolism in lateral epicondylitis after botulinum toxin treatment[J].Scand J Med Sci Sports,2009,19(3):323-328.

[50] Knobloch K. Non-operative therapy in lateral epicondylitis[J].MMW Fortschr Med,2009,151(8):28-30.

[51] Chou LW, Hong CZ, Wu ES,et al.Serial ultrasonographic findings of plantar fasciitis after treatment with botulinum toxin a: a case study[J]. Arch Phys Med Rehabil,2011,92(2):316-319.

[52] Huang YC, Wei SH, Wang HK,et al. Ultrasonographic guided botulinum toxin type A treatment for plantar fasciitis: an outcome-based investigation for treating pain and gait changes[J].J Rehabil Med,2010,42(2):136-140.

[53] Robiny M. Intramuscular injection of botulinum toxin as an adjunct to total joint replacement in temporomandibular joint ankylosis: preliminary reports[J].J Oral Maxillofac Surg,2011,69(1):280-284.

[54] Hoque A, McAndrew M. Use of botulinum toxin in dentistry[J].N Y State Dent J,2009,75(6):52-55.

[55] Song PC, Schwartz J, Blitzer A. The emerging role of botulinum toxin in the treatment of temporomandibular disorders[J].Oral Dis,2007,13(3):253-260.

[56] To EW, Ahuja AT, Ho WS, et al. A prospective study of the effect of botulinum toxin A on masseteric muscle hypertrophy with ultrasonographic and electromyographic measurement[J].Br J Plast Surg,2001,54(3):197-200.

[57] Davidson J, Jayaraman S. Guided interventions in musculoskeletal ultrasound: what's the evidence[J].Clin Radiol,2011,66(2):140-152.

[58] Sanchez O, Harrell JS, Chiou-Tan FY,et al. Procedure-oriented sectional anatomy of the elbow[J].J Comput Assist Tomogr,2012,36(1):157-160.

[59] Housner JA, Jacobson JA, Misko R. Sonographically guided percutaneous needle tenotomy for the treatment of chronic tendinosis[J].J Ultrasound Med, 2009, 28(9):1187-1192.

[60] Finnoff JT, Hurdle MF, Smith J. Accuracy of ultrasound-guided versus fluoroscopically guided contrast-controlled piriformis injections: a cadaveric study[J].J Ultrasound Med,2008,27(8):1157-1163.

[61] Smith J. Ultrasound-guided piriformis injection: technique description and verification[J].Arch Phys Med Rehab,2006,87(12):1664-1667.

[62] Lakhtakia S, Monga A, Gupta R, et al. Achalasia cardia with esophageal varix managed with endoscopic ultrasound-guided botulinum toxin injection[J].Indian J Gastroenterol,2011,30(6):277-279.

[63] Lozano-Lanagrn M. Treatment of achalasia with botulinum toxin injection guided by endoscopic ultrasonography in a patient with esophageal varices[J].Revista Española De Enfermedades Digestivas,2012,103(12):663-664.

[64] Klapman JB, Chang KJ. Endoscopic ultrasound-guided fine-needle injection[J].Gastrointest Endosc Clin N Am,2005,15(1):169-177.

[65] Cadeddu MG, Brandara F, Marniqa S, et al. Experience with type A botulinum toxin for treatment of outlet-type constipation[J].Am J Gastroen terol,2006,101(11):2570-2575.

[66] Li L, Liu QS, Liu WH, et al. Treatment of obesity by endoscopic gastric intramural injection of botulinum toxin a: a randomized clinical trial[J]. Hepatogastroenterology,2012,59(118):2003-2007.

[67] Foschi D, Corsi F, Lazzaroni M, et al. Treatment of morbid obesity by intraparietogastric administration of botulinum toxin: a randomized, double-blind, controlled study[J].Int J Obes (Lond),2007,31(4):707-712.

[68] Christiansen J, Bruun E, Skjoldbye B,et al. Chronic idiopathic anal pain: analysis of ultrasonography, pathology, and treatment[J].Dis Colon Rectum,2001,44(5):661-665.

[69] Chen SL, Bih LI, Chen GD,et al. Comparing a transrectal ultrasound-guided with a cystoscopyguided botulinum toxin a injection in treating detrusor external sphincter dyssynergia in spinal cord injury[J].Am J Phys Med Rehabil,2011,90(9):723-730.

[70] Apostolidis A, Dasgupta P, Denys P, et al. Recommendations on the use of botulinum toxin in the treatment of lower urinary tract disorders and pelvic floor dysfunctions: a European consensus report[J].Eur Urol,2009,55(1):100-119.

[71] Nikoobakht M, Daneshpajooh A, Ahmadi H, et al. Intraprostatic botulinum toxin type A injection for the treatment of benign prostatic hyperplasia: Initial experience with Dysport[J].Scand J Urol Nephrol,2010,44(3):151-157.

[72] Brisinda G, Cadeddu F, Vanella S,et al. Relief by botulinum toxin of lower urinary tract symptoms owing to benign prostatic hyperplasia: early and long-term results[J].Urology,2009,73(1):90-94.

[73] Maria G, Brisinda G, Civello IM,et al. Relief by botulinum toxin of voiding dysfunction due to benign prostatic hyperplasia: results of a randomized, placebo-controlled study[J].Urology,2003,62(2):259-264.

[74] Chuang YC, Chancellor MB. The application of botulinum toxin in the prostate[J].J Urol,2006,176(6 Pt 1):2375-2382.

17

超声引导神经和运动点阻滞

Katharine E. Alter and John L. Lin

概述

几十年来，诊断和治疗性的神经阻滞（Nerve Blocks，NBs）、运动点阻滞（Motor Point Blocks，MPBs）和肉毒毒素注射已经广泛应用于症状性肌张力增高所致痉挛的患者。在使用肉毒毒素之前，广泛使用的神经消融剂是苯酚和酒精，因为它们能持久地缓解肌肉过度活跃所致的痉挛。由于更易于使用，且具有相对较低的风险以及副作用，目前许多医师都以肉毒毒素作为化学去神经术的首选。尽管如此，神经消融剂仍用于临床缓解痉挛状态的治疗中，医师们应该熟悉这些药品及其使用方法（表 17.1）。

虽然精确的靶点定位对于所有化学去神经术都很重要，但这种精确性对于神经阻滞和运动点阻滞更为重要。将药物精确地注射于靶点，不仅可提高疗效，还能降低这些技术的固有风险和并发症。传统上，临床医师们在进行化学去神经术时采用各种定位技术，包括参照解剖引导、触诊、EMG 和 E-Stim 引导[1-2]。最近，诸如 X 线透视引导和超声引导也已作为辅助定位的方法或与上述技术联合使用应

表 17.1　用于神经和运动点阻滞时，肉毒毒素与苯酚／酒精的优缺点比较

优点		缺点	
肉毒毒素	苯酚／酒精	肉毒毒素	苯酚／酒精
易于使用	费用低廉	价格昂贵	操作困难
特异性好	起效迅速	疗效持续时间相对较短	注射时较为疼痛
几乎没有副作用	注射点较少	需要多点注射	可产生肌肉瘢痕／纤维化
	可以重复注射	12 周内不能重复注射	需要精确定位
	可以增补药物的剂量		对运动和感觉阻滞缺乏选择
	药效持续时间长		感觉异常
			感觉迟钝
			对儿童患者需要镇静

用于临床[3-5]。现在，许多医师都认为，在进行神经阻滞术时，超声引导是标准的技术方法[3, 6-7]。各种引导方法的优缺点已在本书其他章节讨论过，本章将重点阐述超声引导神经阻滞术。

神经阻滞

1985 年，首次出现用超声引导以酒精阻滞腹腔神经丛的操作报道[8]，1992 年，采用超声引导神经阻滞[4]，1996 年采用超声引导肉毒毒素注射，当时的研究是用来评估贲门失弛缓症患者在接受肉毒毒素治疗后食管的情况[9]。最近，在 MEDLINE 以"超声引导的神经阻滞"和"超声引导的肉毒毒素注射"为关键词进行搜索，可显示 800 多篇有关神经阻滞的文章和近 50 篇超声引导肉毒毒素注射的文章。

自 20 世纪 80 年代以来，超声已被用于引导各种操作，包括麻醉、诊断和治疗性神经阻滞。对超声引导神经阻滞术的安全性和疗效已获公认，许多医师认为它也应是规范的操作程序[10-22]。

E-Stim 引导神经阻滞术

在使用 E-Stim 引导进行神经阻滞术（无超声引导）时，根据解剖学标志、参照解剖图谱及操作指南和 / 或表面 E-Stim 的引导，选择穿刺注射点。在使用表面刺激时，将刺激器置于感兴趣的区域中，然后施加刺激，再移动刺激器重复刺激，以期产生肌肉抽搐反应。然后，移开表面刺激器并在皮肤上做好标记，将表面涂覆有特氟隆的注射针单极电极连接到刺激器，以无菌技术将该针电极经皮肤穿刺到预期的注射部位（图 17.1）。为了尽量减少针尖周围的刺激区域，建议开始时用 0.2 ~ 0.5ms 的脉宽和 5 ~ 10mA 的刺激强度。随着穿刺针的深入，观察抽搐反应并调节刺激强度，然后，再随着穿刺针的深入，在保持抽搐反应的前提下减小刺激强度。在 0.2 ~ 0.3mA 的刺激强度下，观察到所期望的、适当的抽搐反应范围后，就可注射神经消融剂。这种使用最小刺激强度、产生最大抽搐反应的方法，可以确保近神经位置的治疗[1-2]（详见下文的讨论）。

对运动点定位和注射也采用类似的技术。目前已经出版了许多运动点解剖参考指南以辅助运动点定位[1-2, 23-34]。

在神经阻滞时应用 Stim 的局限性

超声引导神经阻滞术的经验，使临床医师在对神经 / 运动点定位时单独使用 E-Stim 提出了质疑。在使用超声引导神经阻滞术时，可观察到穿刺针的位置，Umey

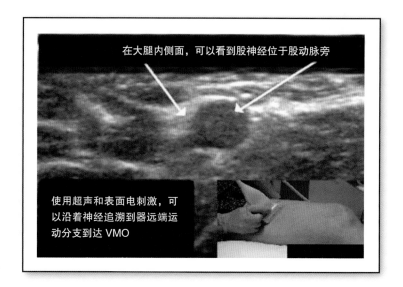

在大腿内侧面，可以看到股神经位于股动脉旁

使用超声和表面电刺激，可以沿着神经追溯到器远端运动分支到达 VMO

图 17.1　对股神经的超声定位

和 Perlas 分别发表了他们各自的观察结果，他们认为，神经刺激与运动反应可能并不一致，甚至在穿刺针直接接触到神经上并进行 E-Stim 后，仍没有出现所期望的运动反应[35-36]。若没有超声引导确认穿刺针已经接近神经，临床医师可能继续刺激和推进穿刺针，导致穿刺针意外刺入神经，增加神经损伤或神经内注射药物的风险[35-36]。Bigelesien 使用超声评估了所有在腋窝神经阻滞操作期间感觉异常的患者。在超声引导下，他检查了穿刺针的位置和术中药液的注射部位，产生感觉异常的患者中，85% 的患者至少穿刺到 1 个神经；他还报道说，在 81% 的患者中，药液注射到神经内，而不是所期望的神经周围；在其后 6 个月的随访中，没有观察到永久性神经损伤。但此结论仍然存疑，因为术前没有电生理诊断确认神经功能是否正常，术后及其后 6 个月随访时，没有与未注射的肢体进行对照[37]。

当使用 E-Stim 作为神经阻滞的引导时，临床医师经常使用的方法是：在进针的同时减少刺激强度（如上所述），并确认这样已经达到近神经位置。但已经有研究显示，在保持最大运动反应的同时降低电流，并不对应于近神经位置（Al-Nasser）。出现临床神经损伤或电生理显示神经损伤的患者，并不一定都发生了神经内注射药液[38-40]，该结论认为超声引导可以提高工作效率并可改善疗效[40-41]，E-Stim 的安全性问题使得许多临床医师考虑哪种技术才是最好的。

超声引导神经 / 运动点阻滞（有或无 E-Stim 或 EMG 辅助）

超声引导穿刺正迅速成为神经阻滞麻醉的适应证，也越来越多地用于化学去神经术[3-20]。使用 12 ~ 15MHz 的探头可以很容易地看到神经，即使采用超高频探头，在目前的技术条件下，也不能看到运动点。但对于运动点阻滞，超声引导仍然很有帮助，正如在神经阻滞时一样，它可以帮助医师避开非目标结构和血管，并尽可能地向远端追踪运动神经。超声引导通常与 EMG 和 E-Stim 联合使用，并且，据报道，它可更准确地评估靶区结构，特别是穿刺针接近目标神经时显示两者的位置关系 [19-20, 42-44]。

超声引导神经阻滞的适应证大致如下：用于治疗慢性痉挛的长期神经消融，用于选择性运动神经阻滞以治疗痉挛，暂时性局部神经阻滞（用于各种操作、石膏固定之前），进行诊断性神经阻滞。在区分与上运动神经元综合征相关的静态（挛缩）或是动态肌张力增高方面，超声也发挥很大作用。超声引导除了上述对神经阻滞术的帮助之外，在其他各种情况下，如因为重建、挛缩或创伤等解剖学改变而难以进行解剖定位和 E-Stim 确认或存在血管损伤及出血的风险较高（血友病患者或使用抗凝药物）的患者，超声引导的作用就更为重大了。须牢记，化学去神经术的大多数靶点神经，都紧贴于大血管周围。

超声引导神经阻滞技术

超声引导的肉毒毒素化学去神经术的基本原理已在本书其他章节有详细讨论，它与超声引导的神经阻滞相似 [45]。术中使用探头频率的最佳范围为 12 ~ 15MHz。频率再高就不太适用了，因为超高频不足以穿透达到适当的深度以显示所关注的运动神经的细节（图 17.2 和图 17.3）。这些神经通常深植于其他组织内，超高频探头并不能看到它们（图 17.4）。同样，频率较低的探头也存在某些局限性，因为它的分辨力不足以区分神经与周围组织，用低频探头扫查，神经与肌腱等组织的回声较相似。话虽如此，对于深在的神经或肥胖患者，仍可能需要使用低频探头（5 ~ 12MHz）。

运用神经解剖位置、走行、方向的基本解剖知识，就可以用超声对所关注区域进行初步探查或定位 [2, 45]。初步扫查可以识别目标区域中的肌肉、肌腱、血管以及解剖变异。从而为制订合理的操作计划，选择合适的穿刺点提供信息。穿刺点应该是到达靶神经的最直接的路径，且能避开血管或其他非靶点结构（图 17.5）[18-20, 45-46]。

在使用超声引导进行神经阻滞术的定位时，需要重视的是，神经通常与血管伴行或在神经血管束内与血管并行 [46]。知道这一点，就可以进行彩色多普勒扫查（图 17.6）。使用彩色多普勒技术，就可以很容易地将血管和与其相邻的神经区分开，而血管和神经在 B 型超声图像上的表现十分相似。神经也经常与肌腱并存或在肌腱中走行（图 17.7 和图 17.8）。在静态扫查时，特别是在横切面中，肌腱的超声影像常与神经类似。可以通过回声特征和各向异性的差异来区分肌腱和神经。与肌腱相比，神经的各向异性较小。在纵切面扫查时，在一定范围内进行运动，可以观察到肌腱比相邻的神经移动更显著 [45-46]。参见"组织的超声特性"中对这些差异和相似性的详细描述。

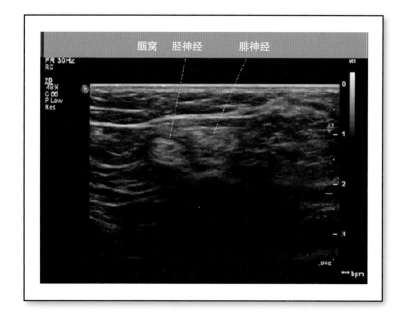

图 17.2 腘窝近端横切面 B 型超声图像，应用 12-5 线阵探头，显示胫神经和腓神经

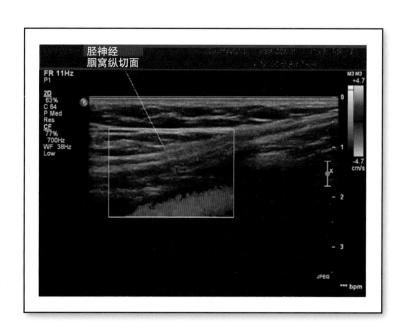

图 17.3 彩色多普勒图像，应用 12-5 线阵探头，腘窝纵切面显示胫神经

超声引导神经阻滞的优点

在进行神经阻滞时，在超声下看到神经，不仅有引导穿刺的作用，还可以达到起效快、改善神经阻滞的效果[12-13, 40-42, 44, 47-49]。已有文献报道，超声引导可以明显减少操作所需时间[47, 49-50]和达到同样治疗效果时所需的注射剂量[51]。

在进行神经阻滞时，还需进一步的研究来说明是单独使用超声引导，还是超声

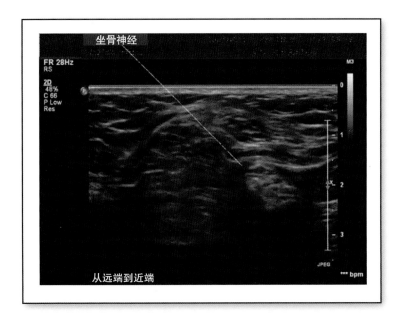

图 17.4　B 型超声 12-5 线阵探头，横切面显示坐骨神经近端

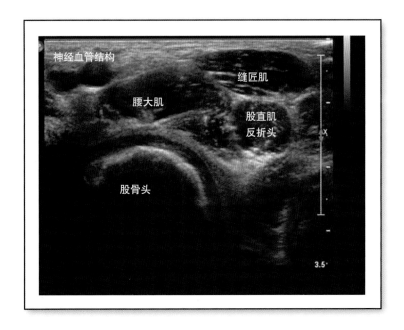

图 17.5　B 型超声 12-5 线阵探头，大腿 / 腹股沟横切面，显示股神经、血管、肌肉

联合 E-Stim 引导的方法更好。为了提高神经阻滞的准确性并降低其风险，许多临床医师联合使用两种方法。因为有证据表明，即使当针电极直接与神经接触时，E-Stim 仍然不能诱发运动反应[35-36]。此外，使用 E-Stim 时需考虑的另一个因素是，针电极周围的刺激 / 去极化区域可能相当大，在需要高电流刺激以获得运动反应[1, 52] 时，就会发生这种情况。这种大面积的刺激 / 去极化，降低了 E-Stim 进行神经定位的准确性。综合考虑多方面因素，一些临床医师得出结论，认为单独使用 E-Stim 不足以

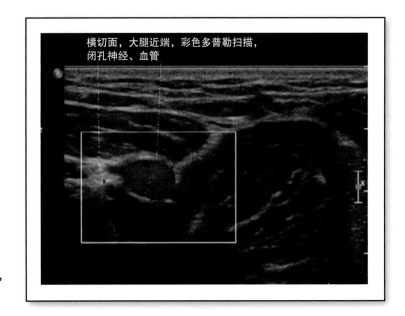

图 17.6　彩色多普勒图像，横切面，12-5 线阵探头，显示闭孔神经和血管

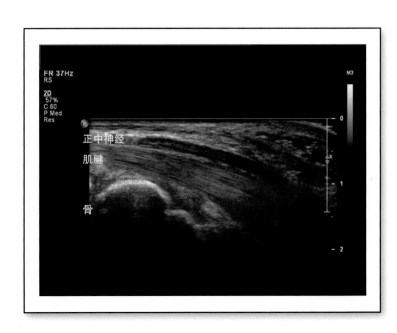

图 17.7　B 型超声图像，12-5 线阵探头，手腕纵切面

引导神经阻滞，特别是在使用硬化剂如苯酚或酒精时。

迄今为止，关于联合使用超声和 E-Stim 引导神经阻滞有各种不同的研究结果，这可能与所采用的技术方法和研究设计方案有一定的关系。有学者报道，联合使用超声和 E-Stim 引导进行神经阻滞，在临床疗效上没有差异[53-56]；而另有学者报道，在超声引导下进行神经阻滞时，若增加 E-Stim 辅助引导，临床疗效会略有提高，但患者的负担也会有所增加[57]。除了减少操作时间和提高阻滞效果外，Rothe 报道，使

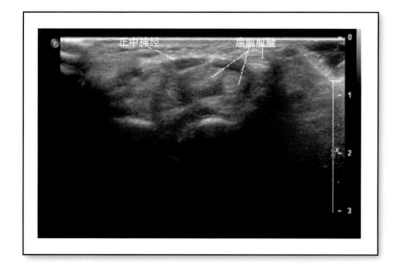

图 17.8　B 超图像，12-5 线阵探头，横切面显示腕部远侧和腕管

用超声联合 E-Stim 用于引导腋神经阻滞的其他优点。Rothe 认为，在使用超声引导时，电刺激可有助于神经定位。他还报道说，超声引导可以识别周围的解剖标志和避免误伤旋肱动脉[58]。

有报道认为，超声引导神经阻滞的好处是降低了神经损伤的风险[59]。然而，即使联合使用 E-Stim 和超声进行引导，仍有神经损伤的报道[56, 60]。因此，对于联合使用超声和 E-Stim 引导是否能增加神经阻滞的安全性，还需进一步研究。

虽然需要更多的研究来说明上述问题，但超声与 E-Stim 联合引导的价值已经显现，特别是对于那些初学超声的临床医师而言[7, 40-41]。鉴于上述研究显示，尽管穿刺针已经接近神经，但仍不能诱发运动反应，所以，临床医师在将针穿过不熟悉的组织时必须小心。缺乏运动反应不是安全地进针或位置良好的保证，局部运动反应也不能说明附近就是靶神经的运动点。

运动点阻滞

使用神经消融剂进行化学去神经运动点阻滞，是神经阻断运动点阻滞的另一种方法，它需要分辨出肌肉的运动终板，并且需要 E-Stim 和 / 或 EMG 来指导操作。用 EMG（监听终板噪声）或 E-Stim，在运动点阻滞时分辨运动终板[1-2, 57, 61]。运动点通常位于肌肉的特定条带或区域，且为不均匀地分布[23-33]。不同的肌群，其运动点的位置也不同。目前已经出版了一些解剖参考指南，可以帮助医师进行这些操作。对痉挛状态的治疗，是选择运动点阻滞还是神经阻滞，在一定程度上与医师的个人经验和培训经历有关。许多医师选择运动点阻滞以降低感觉异常 / 感觉迟钝的风险，尤其见于对含有感觉神经的混合神经（如正中神经）进行神经阻滞时。

用于神经阻滞和运动点阻滞的药物

目前用于神经阻滞的药物分为两大类：短效（1~6h）和长效（6~18个月）（表17.2）[1-2, 62]。短效药物通常用于协助操作（石膏固定等）或用于如上所述的诊断性阻滞。使用短效局部麻醉剂进行诊断性阻滞，可有助于制订治疗计划，并且可区分肌肉过度活动还是肌张力增高和挛缩。长效药物可以在数月内减低肌张力，并改善被动活动和主动活动功能。

短效药物

进行短期神经阻滞使用的局部麻醉剂有：丁哌卡因（布比卡因）、依替卡因和利多卡因。这些药剂具有短效期，可对感觉神经和运动神经产生局部麻醉效果。局部麻醉剂通过降低离子通道的通透性和阻断钠通道，减少或阻断神经去极化/传导[62-66]。这些短效药物对运动或感觉神经没有持久或永久效应，并且不产生组织破坏。作用持续时间由其脂质溶解度以及它是否与肾上腺素组合而定。肾上腺素通过使血管收缩、减少血流而延长了药物作用的持续时间[62]。

尽管肾上腺素延长了局部麻醉剂的作用持续时间，但周围神经阻滞通常仅用局部麻醉剂进行，即不用肾上腺素。这是因为肾上腺素可产生强烈的血管收缩效应，而可能发生神经或组织缺血的风险，特别是注射于肢体远端时[62-63, 65]。

其他与局部麻醉阻滞相关的风险有：超敏反应或过敏反应、心肺事件，如果药

表 17.2　化学去神经药物比较

	肉毒毒素	局部麻醉剂	苯酚	乙醇
起效部位	神经肌接头	神经/运动点	神经/运动点	神经/运动点
生理效应	阻止乙酰胆碱和其他神经递质的释放	阻止钠通道而消除神经的动作电位	蛋白变性 脱髓鞘 沃勒变性	蛋白变性 脱髓鞘 沃勒变性
选择性	对运动神经阻断有高度选择性	运动、感觉阻断 无选择性	运动、感觉 无选择性	运动、感觉 无选择性
药效持续时间	3~4个月	1~6h	6~18个月	6~18个月
给药方法	超声/EMG/E-Stim			
镇静	儿童患者可能需要	大多数儿童患者	大多数儿童患者	大多数儿童患者
精确度	必须注射于正确的肌肉，最好接近运动点	需要精确地定位神经或运动点	需要精确地定位神经或运动点以避免组织损伤	需要精确地定位神经或运动点以避免组织损伤

超导密码：超声引导下的化学去神经疗法

剂进入系统循环还可能发生全身反应。由于有发生心肺事件的风险，在操作时，必须备有急救用品，医师也应接受过相关培训。对于肝功能不全或 G6PD 缺乏的患者，应谨慎使用这些药物。文献认为，在神经周围进行局部麻醉注射时，产生神经毒性作用的风险很低 [62, 65]。

局部麻醉药物

利多卡因是一种氨基乙酰胺，常用 0.5%～4% 的浓度，与肾上腺素联合使用或单独使用均可。对于神经阻滞，更常用的是 0.5%～2% 的不含肾上腺素的药液。如上所述，尽管联合使用肾上腺素可使神经阻滞的有效时间加倍，但大多数医师还是选择不含肾上腺素的利多卡因以降低血管收缩 / 缺血引起的神经 / 组织损伤的风险。利多卡因起效快（3min），阻滞效果强烈，药效持续时间与局部血流量、浓度和总剂量以及阻滞注射的准确性有关。不含肾上腺素时，神经阻滞至少持续 60min。使用不含肾上腺素的利多卡因的总剂量不应超过 4.5mg / kg [2, 62]。

依替卡因和丁哌卡因（布比卡因）产生强烈的感觉和运动神经阻断，药效的持续时间比利多卡因长 2～3 倍。因此，许多医师选择这些药物用于诊断神经疾患或运动点阻滞。依替卡因常用浓度为 1%～1.5%，建议最大剂量为 6mg / kg 体重。有报道称，依替卡因可选择性地作用于运动阻滞 [66]。丁哌卡因（布比卡因）常用浓度为 0.25%～0.75%，推荐总剂量 < 3mg / kg 体重 [62]。

用于神经消融的苯酚和乙醇

将苯酚和乙醇用于神经或运动点阻滞时，可产生持久性的肌张力减低 [2–3, 62, 64, 67–71]。这些药剂通过诱导蛋白质神经分解，导致神经和运动点的沃勒变性，从而减轻痉挛或降低肌张力。通常使用 3%～7% 的苯酚水溶液和 30%～45% 的乙醇（以下称为"酒精"）水溶液。较低浓度（5%～10%）的酒精可用作局部麻醉剂。多年来，人们已经成功地使用苯酚和酒精缓解肌张力增高，达到良好的临床疗效。具体选择何种药剂因医院和医师而定，但苯酚较为常用。由于这些试剂有组织硬化的作用，在使用苯酚或酒精时需要精确地定位运动神经和运动点。精确定位的重要性无论怎样强调都不过分，并且需要特别注意，避免发生意外注射导致组织损伤的风险 [2, 45, 62, 67]。注射苯酚和酒精会引起强烈的疼痛，是来自药剂本身的疼痛，再加上操作过程中使用的 E-Stim 所引起的疼痛，因此对大多数儿童患者需要进行镇静。需要镇静本身就是明显的缺点，因此与肉毒毒素相比，苯酚和酒精对儿童患者可产生更大的风险。

苯酚：在成人最大剂量不应超过 1g/d。在儿童，推荐的最大剂量 ≤ 30mg/kg 体重或 1g/d。例如，10mL 4% 的溶液含有 0.4g 苯酚，或 25mL 5% 溶液含有 1g。此剂量远远低于报道的成人 8.5g 和儿童 0.1～0.2g / kg 体重的致死剂量 [62, 71–74]。

苯酚和酒精的不良作用包括由这些药品诱导蛋白质变性产生的直接作用，如对周围组织和感觉神经的损伤。患者可以抱怨操作后疼痛，感觉异常和持续性感觉缺失。与苯酚进行的神经阻滞相比，酒精的并发症相对较少。这可能是与药品的安全性有关，因为苯酚比酒精或两者合用都更广泛[62, 67]。注射苯酚后的并发症包括局灶性、区域性和全身性，可能发生血管并发症，包括小动脉坏死和深静脉血栓形成。苯酚过量可引起中枢神经系统抑制和痫样发作。

总结

神经阻滞和运动点阻滞，可持续有效地缓解痉挛和与上运动神经元综合征相关的肌肉过度活动等情况。虽然在临床实践中，肉毒毒素治疗已经在很大程度上取代了其他药物，但是这些方法和药物仍继续发挥着重要的作用。因此，应该熟悉进行神经阻滞的操作和所需的定位技术。超声引导的应用在不断扩展，医师们应该精通此技术，因为它具有很多优点，并能减少神经阻滞时的各种危险。

参考文献

[1] Childers MK. The importance of electromyographic guidance and electrical stimulation for injection of botulinum toxin[J].Phys Med Rehabil Clin N Am,2003,14(4):781–792.

[2] Elovic EP, Esquenazi A, Alter KE,et al. Chemodenervation and nerve blocks in the diagnosis and management of spasticity and muscle overactivity[J].PM R,2009,1(9):842–851.

[3] Chin KJ, Chan V. Ultrasound–guided peripheral nerve blockade[J].Curr Opin Anaesthesiol,2008,21(5):624–631.

[4] Koyama H, Murakami K, Suzuki T,et al.Phenol block for hip flexor muscle spasticity under ultrasonic monitoring[J].Arch Phys Med Rehabil,1992,73(11):1040–1043.

[5] Lee J, Lee YS. Percutaneous chemical nerve block with ultrasound–guided intraneural injection[J].Eur Radiol,2008,18(7):1506–1512.

[6] Linqvist PA.Is ultrasound guidance mandatory when performing paediatric regional anaesthesia[J]. Curre Opin Anaesthes,2010,23(3):337–341.

[7] Hogan Q. Finding nerves is not simple[J]. Reg Anesth Pain Med,2003,28(5):367–371.

[8] Greiner P. Puncture–sonograhic alcohol neurolysis of the celiac plexus. A new technique for the therapy of severe chronic upper abdominal pain[J].Dtsch Med Wochenschr,1985,110(21):833–836.

[9] Schiano TD, Fisher RS, Parkman HP, et al. Use of high resolution endoscopic ultrasonography to assess esophageal wall damage after balloon dilation and botulinum toxin injection to treat achalasia[J].Gastrointerst Endosc,1996,44(2):221–223.

[10] Davidson J, Jayaraman S. Guided interventions in musculoskeletal ultrasound: what's the evidence[J].Clin Radiol,2011,66(2):140–152.

[11] Liu SS, Gordon MA, Shaw PM,et al. A prospective clinical registry of ultrasound–guided regional anesthesia for ambulatory shoulder surgery[J].Anesth Analg,2010,111(3):617–623.

[12] Taboada M, Rodríguez J, Amor M, et al. Is ultrasound guidance superior to conventional nerve stimulation for coracoid infraclavicular brachial plexus block[J].Reg Anesth Pain Med,2009,34(4):357–360.

[13] Bubnov RV, Strokan AM, Abdullaiev R. Comparative study of performance of lower extremities blocks under ultrasonography and nerve stimulator guidance[J].Lik Sprava,2011,(1–2):126–131.

[14] Wadhwa A, Kandadai SK, Tongpresert S,et al. Ultrasound guidance for deep peripheral nerve blocks: a brief review[J].Anesthesiol Res Pract,2011,2011:262070.

[15] Akkaya T, Unlu E, Alptekin A,et al. Neurolytic phenol blockade of the obturator nerve for severe adductor spasticity[J].Acta Anaesthesiol Scand,2010,54(1):79–85.

[16] Koyama H, Murakami K, Suzuki T,et al. Phenol block for hip flexor muscle spasticity under ultrasonic monitoring[J].Arch Phys Med Rehabil,1992,73(11):1040–1043.

[17] Lee J, Lee YS. Percutaneous chemical nerve block with ultrasound–guided intraneural injection[J].Eur Radiol,2008,18(7):1506–1512.

[18] Fingerman M, Benonis JG, Martin G. A practical guide to commonly performed ultrasound–guided peripheral–nerve blocks[J].Curr Opin Anaesthesiol, 2009,22(5):600–607.

[19] Chin V, Chin K, Perlas A, et al. Needle visualization in ultrasound–guided regional anesthesia: challenges and solutions[J].Reg Anesth Pain Med,2008,33(6):532–544.

[20] Chin KJ, Chan VW, van Geffen GJ. Ultrasound–guided infraclavicular block: the in–plane versus out–of–plane approach[J].Paediatr Anaesth,2008,18(12):1279–1280.

[21] Kapral S, Krafft P, Eibenberger K,et al.Ultrasound–guided supraclavicular approach for regional anesthesia of the brachial plexus[J].Anesth

Analg,1994,78(3):507-513.

[22] Ting PL, Sivagnanaratnam V. Ultrasonographic study of the spread of local anaesthetic during axillary brachial plexus block[J].Br J Anaesth,1989,63(3):326-329.

[23] Van Campenhout A, Molenaers G. Localization of the motor endplate zone in human skeletal muscles of the lower limb: anatomical guidelines for injection with botulinum toxin[J].Dev Med Child Neurol,2011,53(2):108-119.

[24] Lee JH, Lee BN, An X,et al.Location of the motor entry point and intramuscular motor point of the tibialis posterior muscle: for effective motor point block[J].Clin Anat,2011,24(1):91-96.

[25] Lee JH, Lee BN, An X,et al. Anatomic localization of motor entry point of superficial peroneal nerve to peroneus longus and brevis muscles[J]. Clin Anat,2011,24(2):232-236.

[26] An XC, Lee JH, Im S, et al. Anatomic localization of motor entry points and intramuscular nerve endings in the hamstring muscles[J].Surg Radiol Anat,2010,32(6):529-537.

[27] Lee JH, Kim HW, Im S, et al. Localization of motor entry points and terminal intramuscular nerve endings of the musculocutaneous nerve to biceps and brachialis muscles[J].Surg Radiol Anat,2010,32(3):213-220.

[28] Kwon JY, Kim JS, Lee WI. Anatomic localization of motor points of hip adductors[J].Am J Phys Med Rehabil,2009,88(4):336-341.

[29] Im S, Han SH, Choi JH, et al. Anatomic localization of motor points for the neuromuscular blockade of hand intrinsic muscles involved in thumb-in-palm[J].Am J Phys Med Rehabil,2008,87(9):703-709.

[30]Park BK, Shin YB, Ko HY,et al. Anatomic motor point localization of the biceps brachii and brachialis muscles[J].J Korean Med Sci,2007,22(3):459-462.

[31] Oddy MJ, Brown C, Mistry R,et al. Botulinum toxin injection site localization for the tibialis posterior muscle[J].J Pediatr Orthop B,2006,15(6):414-417.

[32] Aquilonius SM, Askmark H, Gillberg PG,et al.Topographical localization of motor endplates in cryosections of whole human muscles[J].Muscle Nerve,1984,7(4):287-293.

[33] Delagi EF, Peratto A, Iazetti J, et al. Anatomic Guide for the Electromyographer: The Limbs and Trunk[M].4th ed.Springfield, IL: CC Thomas, 2005.

[34] Chu-Andrews J. Electrodiagnosis: An Anatomical and Clinical Approach[M].Philadelphia, PA: Lippincott,1986.

[35] Perlas A, Chan VW, Simons M. Brachial plexus examination and localization using ultrasound and electrical stimulation: a volunteer study[J]. Anesthesiology,2003,99(2):429-435.

[36] Urmey WF, Stanton J. Inability to consistently elicit a motor response following sensory paresthesia during interscalene block administration[J]. Anesthesiology,2002,96(3):552-554.

[37] Bigeleisen PE. Nerve puncture and apparent intraneural injection during ultrasound-guided axillary block does not invariably result in neurologic injury[J].Anesthesiology,2006,105(4):779-783.

[38] Jeng CL, Rosenblatt MA. Intraneural injections and regional anesthesia: the known and the unknown[J].Minerva Anestesiol,2011,77(1):54-58.

[39] Sala-Blanch X, López AM, Pomés J,et al.No clinical or electrophysiologic evidence of nerve injury after intraneural injection during sciatic popliteal block[J].Anesthesiology,2011,115(3):589-595.

[40] Orebaugh SL, Williams BA, Kentor ML. Ultrasound guidance with nerve stimulation reduces the time necessary for resident peripheral nerve blockade[J].Reg Anesth Pain Med,2007,32(5):448-454.

[41] Perlas A, Brull R, Chan VW, et al. Ultrasound guidance improves the success of sciatic nerve block at the popliteal fossa[J].Reg Anesth Pain Med,2008,33(3):259-265.

[42] Wiederhold WC. End-late noise in elecromyography[J].Neurology,1970,20:214-224.

[43] Jordan SE, Ahn SS, Gelabert HA. Combining ultrasonography and electromyography for botulinum chemodenervation treatment of thoracic outlet syndrome: comparison with fluoroscopy and electromyography guidance[J].Pain Physician,2007,10(4):541-546.

[44] Fredrickson MJ, Ball CM, Dalgleish AJ,et al. A prospective randomized comparison of ultrasound and neurostimulation as needle end points for interscalene catheter placement[J].Anesth Analg,2009,108(5):1695-1700.

[45] Dufour E, Quennesson P, VanRobiais A, et al Combined ultrasound and neurostimulation guidance for popliteal sciatic nerve block a prospective, randomized comparison with neurostimulation alone[J].Anesth Analg,2008,106(5):1533-1538.

[46] Alter KE. High-frequency ultrasound guidance for neurotoxin injections[J].Phys Med Rehabil Clin N Am,2010,21(3):607-630.

[47] Smith J, Finnoff JT. Diagnostic and interventional musculoskeletal ultrasound: part 2[J].Clinical applications. PM R,2009,1(2):162-177.

[48] Li M, Xu T, Han WY, et al. Use of ultrasound to facilitate femoral nerve block with stimulating catheter[J].Chin Med J,2011,124(4):519-524.

[49] Marhofer P, Schrögendorfer K, Koinig H,et al. Ultrasonographic guidance improves sensory block and onset time of three-in-one blocks[J]. Anesth Analg,1997,85(4):854-857.

[50] Zencirci B. Comparision of nerve stimulator and ultrasonography as the techniques applied for brachial plexus anesthesia[J].Int Arch Med,2011,4(1):4.

[51] Song IA, Gil NS, Choi EY, et al. Axillary approach versus the infraclavicular approach in ultrasound-guided brachial plexus block: comparison of anesthetic time[J].Korean J Anesthesiol,2011,61(1):12-18.

[52] Marhofer P, Schrögendorfer K, Wallner T,et al. Ultrasonographic guidance reduces the amount of local anesthetic for 3-in-1 blocks[J].Reg

Anesth Pain Med,1998,23(6):584-588.

[53] Altermatt FR, Corvetto MA, Venegas C, et al. Brief report: The sensitivity of motor responses for detecting catheter-nerve contact during ultrasound-guided femoral nerve blocks with stimulating catheters[J].Anesth Analg,2011,113(5):1276-1278.

[54] Ponde VC, Desai AP, Dhir S. Ultrasound-guided sciatic nerve block in infants and toddlers produces successful anesthesia regardless of the motor response[J]. Paediatr Anaesth. 2010;20(7):633-637.

[55] Sites BD, Beach ML, Chinn CD,et al. A comparison of sensory and motor loss after a femoral nerve block conducted with ultrasound versus ultrasound and nerve stimulation[J].Reg Anesth Pain Med,2009,34(5):508-513.

[56] Beach ML, Sites BD, Gallagher JD. Use of a nerve stimulator does not improve the efficacy of ultrasound-guided supraclavicular nerve blocks[J].J Clin Anesth,2006,18(8):580-584.

[57] Gürkan Y, Tekin M, Acar S,et al.Is nerve stimulation needed during an ultrasound-guided lateral sagittal infraclavicular block[J].Acta Anaesthesiol Scand,2010,54(4):403-407.

[58] Rothe C, Asghar S, Andersen HL,et al. Ultrasound-guided block of the axillary nerve: a volunteer study of a new method[J].Acta Anaesthesiol Scand,2011,55(5):565-570.

[59] Orebaugh SL, Williams BA, Vallejo M,et al. Adverse outcomes associated with stimulator-based peripheral nerve blocks with versus without ultrasound visualization[J].Reg Anesth Pain Med,2009,34(3):251-255.

[60] Reiss W, Kurapati S, Shariat A,et al. Nerve injury complicating ultrasound/electrostimulation-guided supraclavicular brachial plexus block[J]. Reg Anesth Pain Med,2010,35(4):400-401.

[61] Wiederhold WC. End-late noise in electromyography[J].Neurology,1970,20:214-224.

[62] Gracies JM, Elovic E, McGuire J,et al. Traditional pharmacological treatments for spasticity. Part I: Local treatments[J].Muscle Nerve Suppl,1997,6:S61-S91.

[63] Ritchie JM, Greene NM. Local anesthetics. In Goodman LS, Gilma A eds. The Pharmacolocical Basis of Therapeutics[M].6th ed.New York,NY:Macmillan,1980,300-320.

[64] Khalili AA, Benton JG. A physiologic approach to the evaluation and the management of spasticity with procaine and phenol nerve block: including a review of the physiology of the stretchrflex[J].Clin Orthop Relat Res,1966,47:97-104.

[65] Kalichman MW, Moorhouse DF, Powell HC, et al. Relative neural toxicity of local anesthetics[J].J Neuropathol Exp Neurol,1993,52(3):234-240.

[66] Bramage PR, Catta A, Dunford LA. An evaluation of etidocaine in epidural analgesia for obstetrics[J]. Can Anaesth Soci J,1974,90:303-318.

[67] Garvey MA, Giannetti ML, Alter KE,et al. Cerebral palsy: new approaches to therapy[J].Curr Neurol Neurosci Rep,2007,7(2):147-155.

[68] Katz RT, Dewald, Schmit BD. Spasticity. In Bradom R Ed. Phsical Medicine and Rehabilitation[M]. 2nd ed.Philadelphia PA, W.B:Saunders,2007, 606-608.

[69] Tardieu G, Tardieu C, Hariga J,et al. Treatment of spasticity in injection of dilute alcohol at the motor point or by epidural route. Clinical extension of an experiment on the decerebrate cat[J].Dev Med Child Neurol,1968,10(5):555-568.

[70] Yadav SL, Singh U, Dureja GP,et al. Phenol block in the management of spastic cerebral palsy[J].Indian J Pediatr,1994,61(3):249-255.

[71] Carpenter EB, Seitz DG. Intramuscular alcohol as an aid in management of spastic cerebral palsy[J].Dev Med Child Neurol,1980,22(4):497-501.

[72] DeLateur B. A new technique of intramuscular phenol neurolysis[J].Arch Phys Med Rehabil,1972,53:179-185.

[73] Wood KE. The use of phenol as a neurolytic agent, a review[J].Pain,1978,5:205-229.

[74] Gormley ME Jr. Management of spasticity in children: part 1: chemical denervation[J].J Head Trauma Rehabil,1999,14(1):97-99.

解剖和穿刺操作图谱

Nicole A. Wilson and Katharine E. Alter

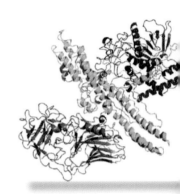

在应用超声导向进行化学神经阻滞时，最重要的就是对解剖有深入的理解，所以，在本部分将特别对超声下的解剖进行了详细介绍。本部分的每一节都按照解剖区域，从近端到远端进行排序。在相关的解剖图中，都有了肌肉相关解剖的素描画、临床进行超声引导的照片以及对该肌肉注射的最常用的技术方法。为便于读者阅读，对开页的超声图显示了该肌肉在超声下的典型图像以及相关解剖。某些实例中还呈现了纵切面和横切面两种超声截面图。

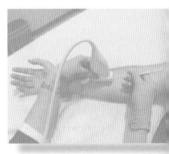

对于实施化学神经阻滞的医师来说，可从本图谱中受益良多。

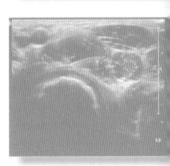

头部和颈部

躯干

上肢

手

下肢

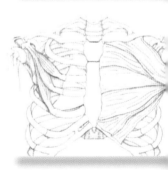

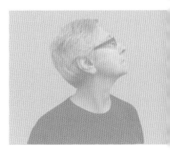

笑肌

起点：咬肌筋膜

止点：口角的皮肤

神经支配：面神经（CN Ⅶ）

作用：拉开口角

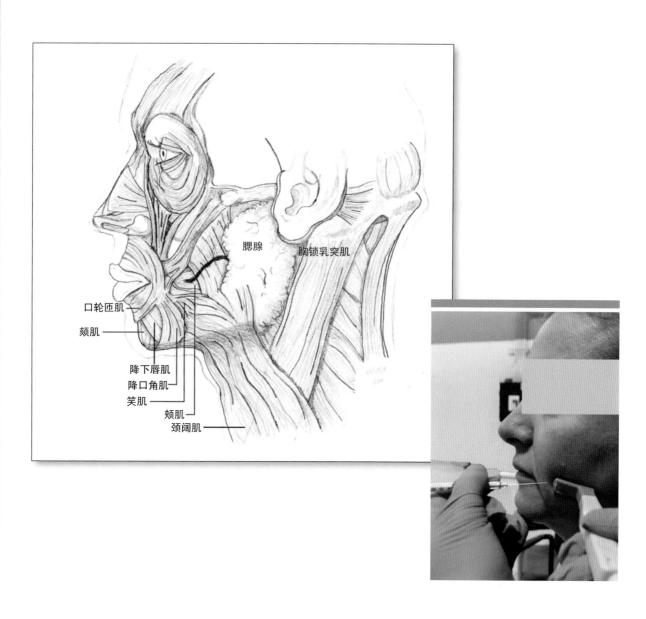

腮腺

胸锁乳突肌

口轮匝肌

颏肌

降下唇肌

降口角肌

笑肌

颊肌

颈阔肌

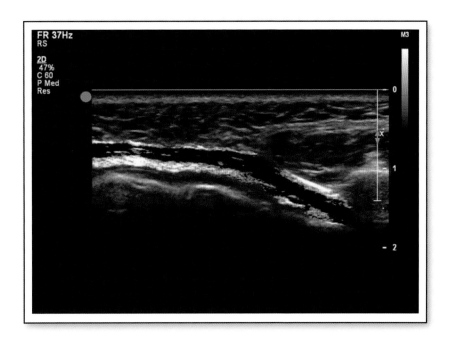

咬肌

起点：颧弓和颧骨上颌突

止点：下颌骨粗隆

神经支配：三叉神经咬肌支（V3 的分支）

作用：抬高下颌骨

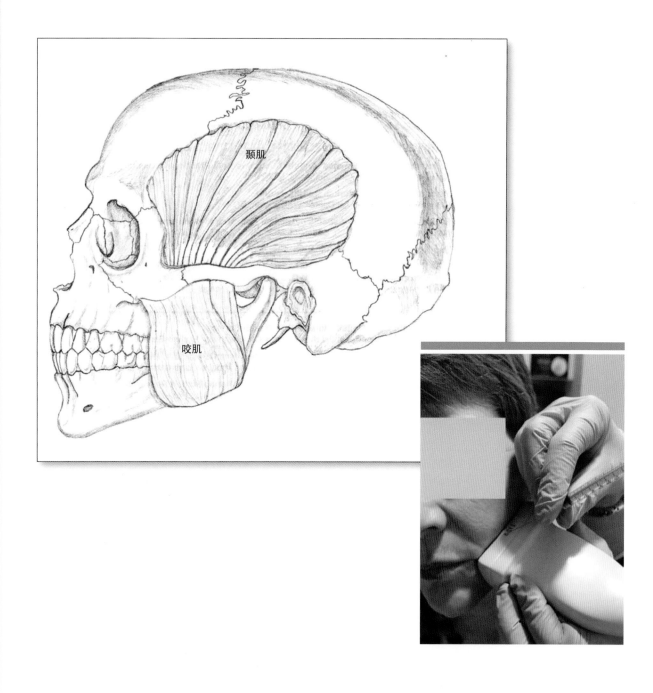

颞肌

咬肌

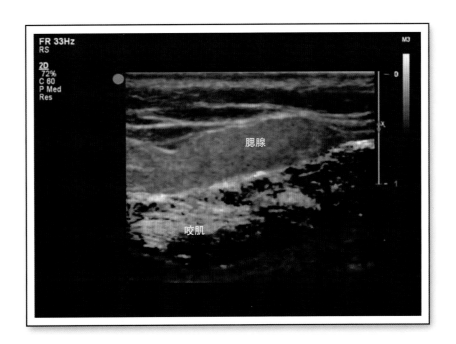

颞肌

起点： 颞窝和颞筋膜

止点： 下颌骨喙突和下颌支

神经支配： 三叉神经颞深神经（V3 的分支）

作用： 抬高并后拉下颌骨

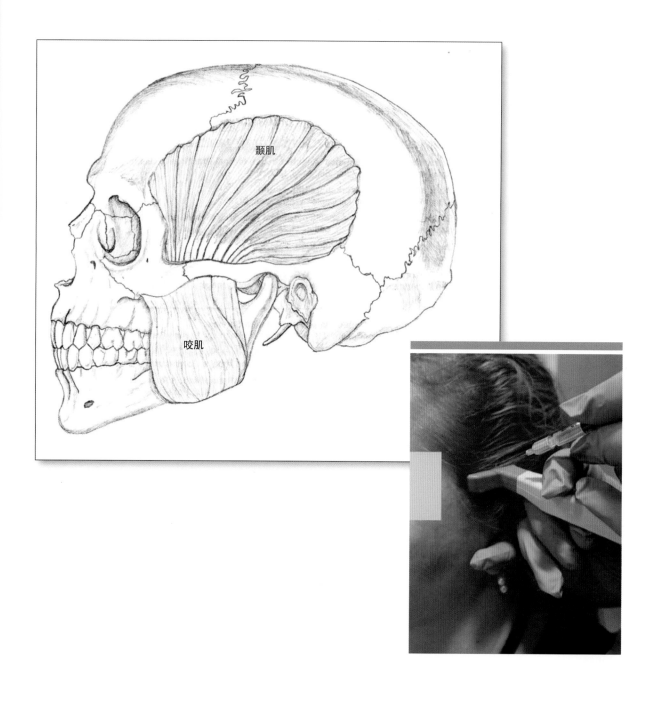

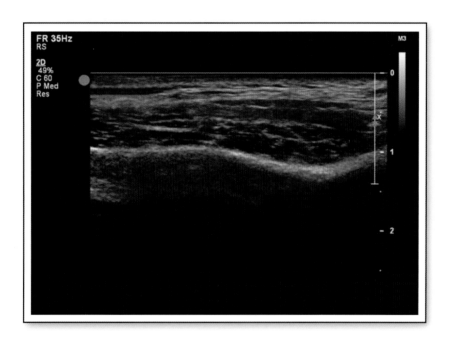

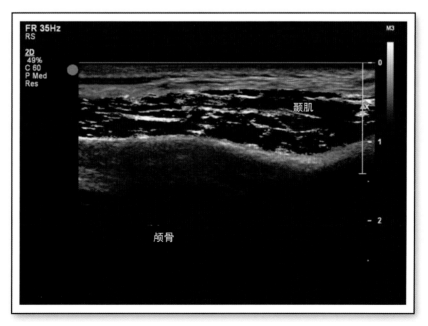

翼内肌

起点：内侧浅头：上颌骨结节和椎突

内侧深头：翼突外侧板和腭骨椎突

止点：下颌骨内表面靠近下颌角附近，起自翼窝，向下外方止于下颌角内面的翼肌粗隆

神经支配：三叉神经下颌神经分支（V3分支）

作用：使下颌骨抬高并向对侧移动

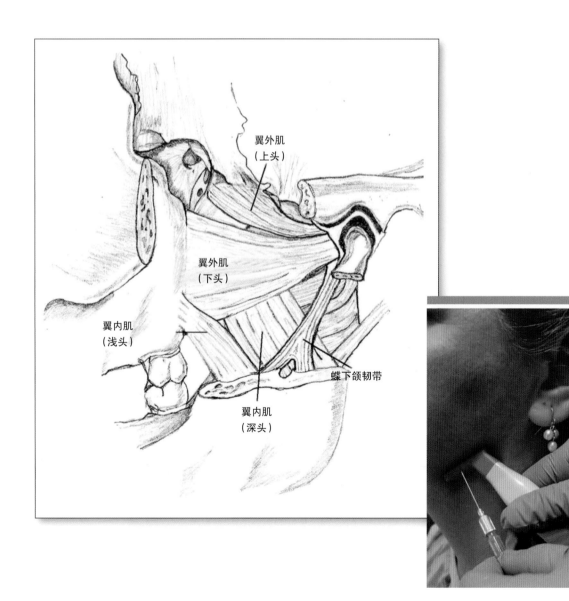

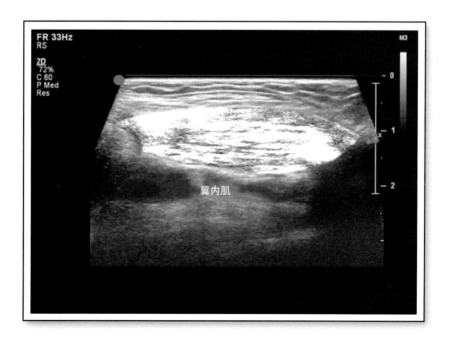

翼外肌

起点： 外侧上头：颞下窝顶

外侧下头：翼突外侧板

止点： 颞颌关节囊和下颌骨颈的翼肌凹，起自蝶骨大翼的下面和翼突的外侧，向后外止于下颌颈

神经支配： 三叉神经咬肌神经（V3 的分支）

作用： 使下颌骨张开前伸和向对侧移动

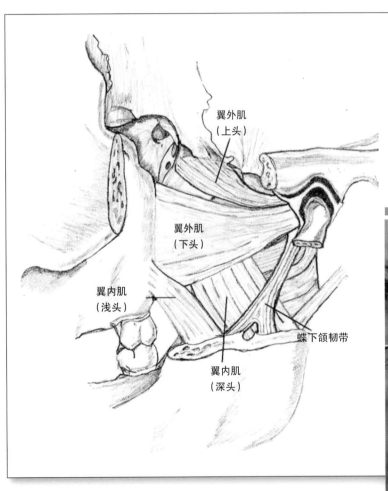

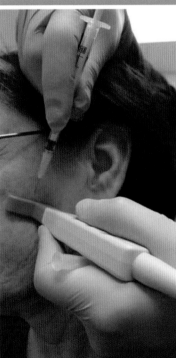

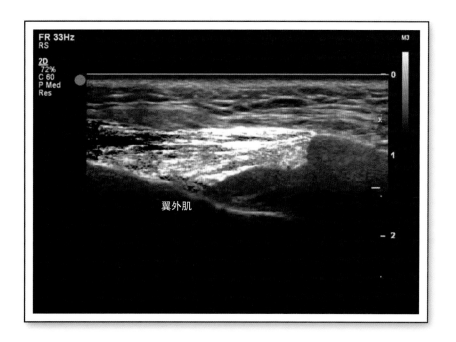

头下斜肌

起点：颈 2（C2）棘突

止点：颈 1（C1）横突

神经支配：颈 1（C1）后支

作用：双侧：头后仰

　　　　单侧：头同侧倾斜，面部转向同侧

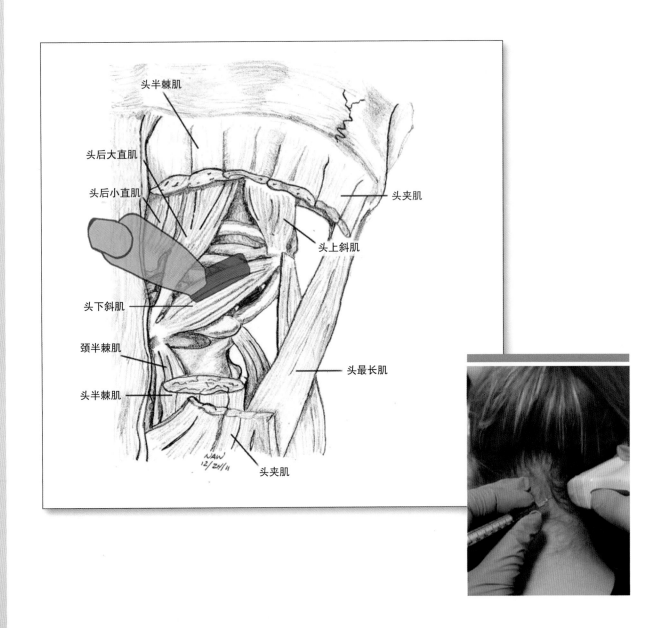

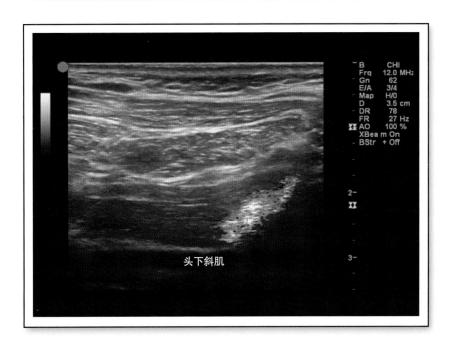

头下斜肌

头最长肌

起点：T1 ~ T4（T5）的横突和 C4 ~ C7 的关节突

止点：乳突

神经支配：脊神经背侧支

作用：单侧：脊柱侧方倾斜

　　　　双侧：脊柱和头后仰

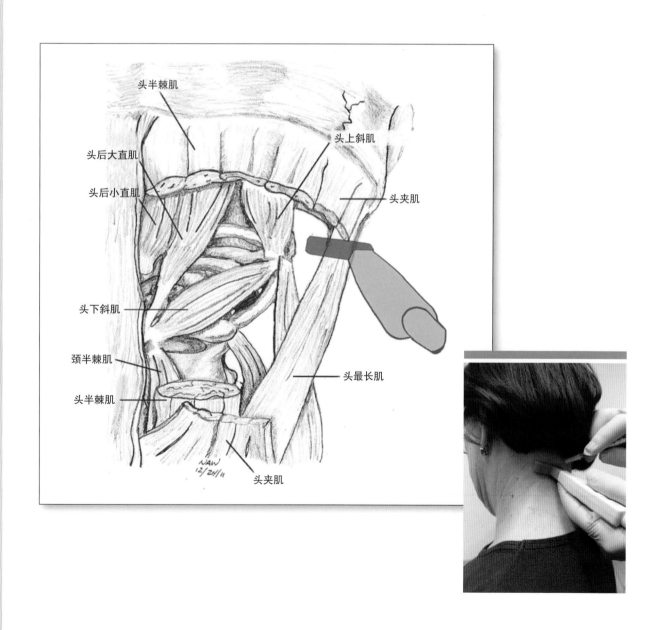

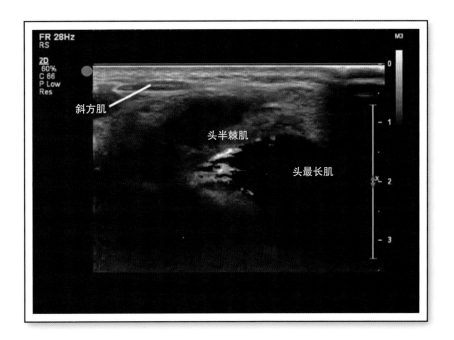

胸锁乳突肌（横断面观）

起点： 胸骨端：胸骨柄前面
　　　　锁骨端：锁骨内侧 1/3

止点： 胸骨端：上项线外 1/2
　　　　锁骨端：乳突

神经支配： 副神经（XI）

作用： 单侧收缩：头部拉向同侧肩，面部转向对侧
　　　　双侧收缩：头部拉向前方

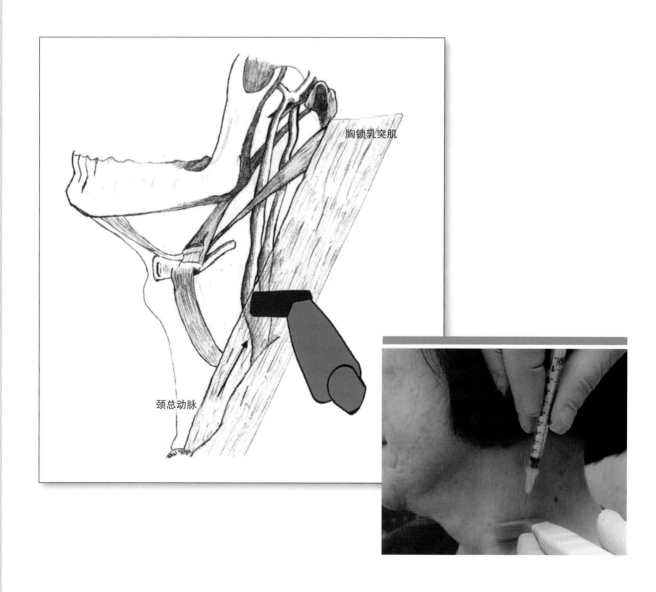

胸锁乳突肌

颈总动脉

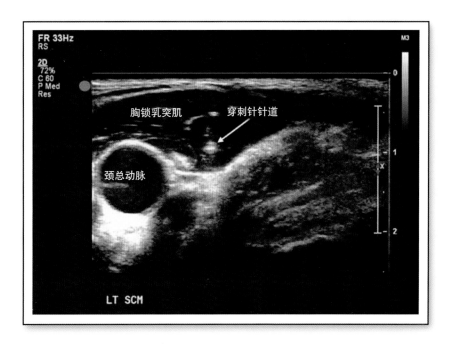

胸锁乳突肌（纵切面观）

起点：胸骨端：胸骨柄前面
　　　锁骨端：锁骨内侧 1/3
止点：胸骨端：上项线外 1/2
　　　锁骨端：乳突
神经支配：副神经（XI）
作用：单侧收缩：头部拉向同侧肩，面部转向对侧
　　　双侧收缩：头被拉向前方

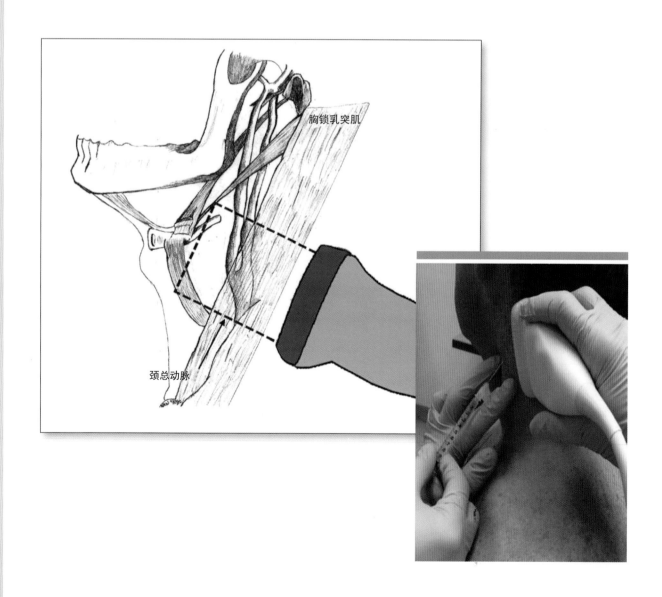

胸锁乳突肌

颈总动脉

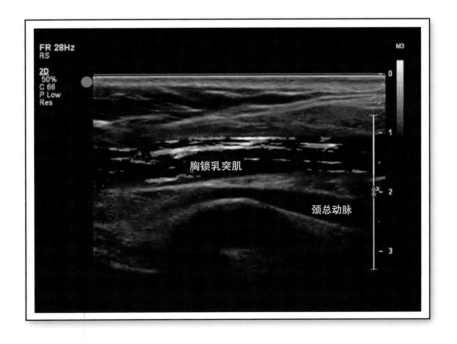

头夹肌（横断位观）

起点： 项背韧带下半部，C7 ~ T12 棘突

止点： 乳突，颅底上项线外 1/3

神经支配： 颈神经后支

作用： 单侧收缩：将头部同侧侧倾，面部转向对侧

　　　　 双侧收缩：头部后仰

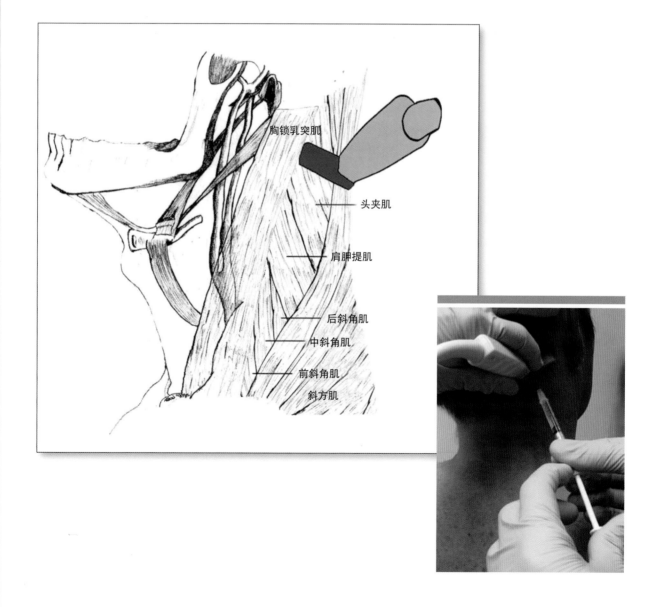

胸锁乳突肌

头夹肌

肩胛提肌

后斜角肌

中斜角肌

前斜角肌

斜方肌

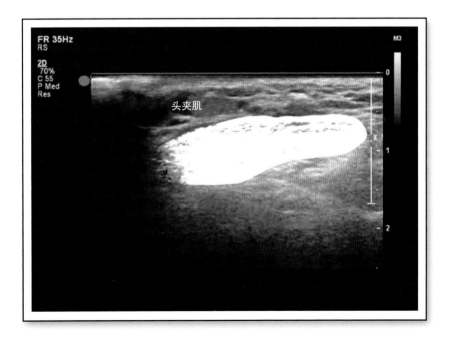

头夹肌（纵切面视图）

起点：颈背韧带的下半部分；C7 ~ T12 棘突

止点：颅骨乳突，上项线外侧 1/3 的颅底

神经支配：颈中神经后支

作用：单侧收缩：将头部向同侧侧倾，面部转向对侧

　　　　双侧收缩：头部后仰

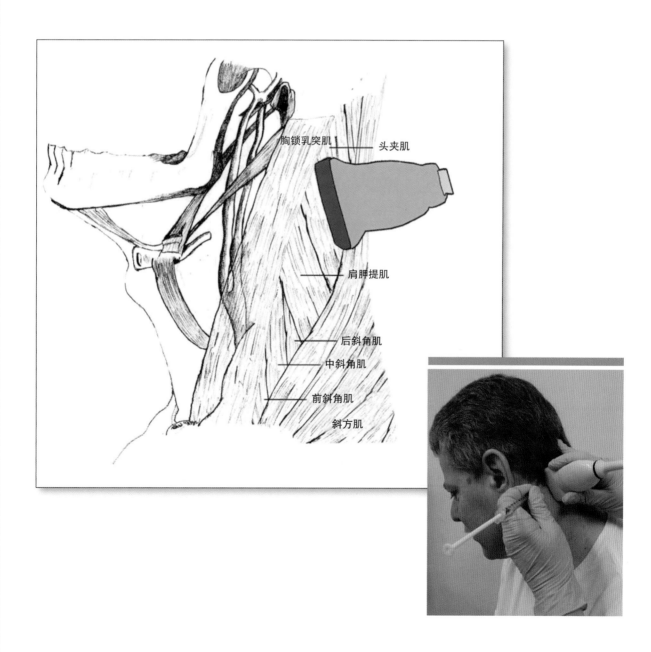

胸锁乳突肌　　头夹肌

肩胛提肌

后斜角肌

中斜角肌

前斜角肌

斜方肌

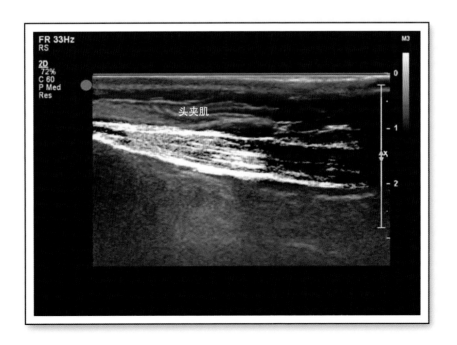

斜角肌

起点：前：C3 ~ C6 横突

中：C2 ~ C7 横突

后：C4 ~ C6 横突

止点：前：斜角结节和第 1 肋骨上表面

中：第 1 肋骨上表面

后：第 2 肋骨上表面

神经支配：前：C4 ~ C7

中：C3 ~ C7

后：C5 ~ C7

作用：前斜角肌和中斜角肌：抬高第 1 肋骨

后斜角肌：抬高第 2 肋骨

一侧肌收缩，使颈侧屈；两侧肌收缩可上提第 1、2 肋，辅助深吸气。如肋骨固定，则屈颈

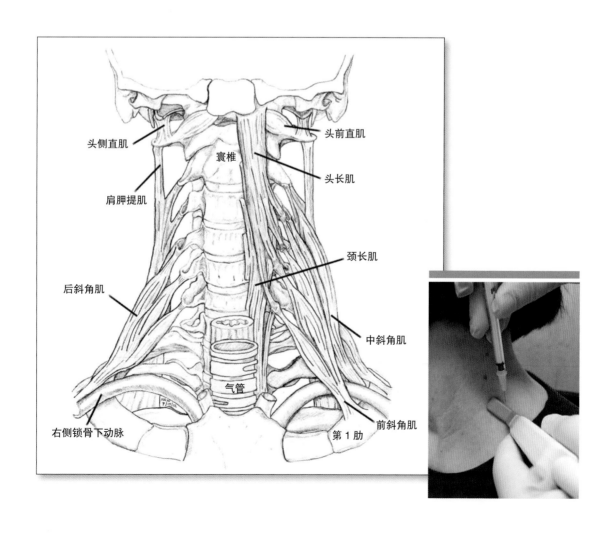

头侧直肌
肩胛提肌
后斜角肌
右侧锁骨下动脉
头前直肌
寰椎
头长肌
颈长肌
中斜角肌
前斜角肌
气管
第 1 肋

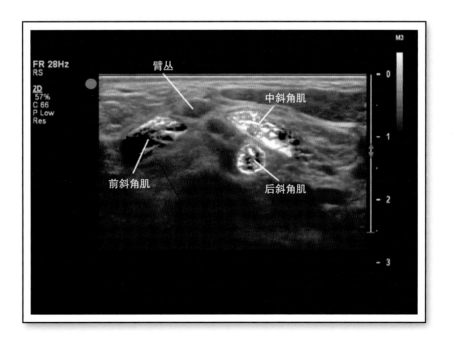

肩胛提肌

起点：C1 ~ C4 横突

止点：肩胛骨上内侧缘

神经支配：C3、C4 和肩胛背神经

作用：上提肩胛骨

上提肩胛骨，如肩胛骨固定，可使颈向同侧倾斜

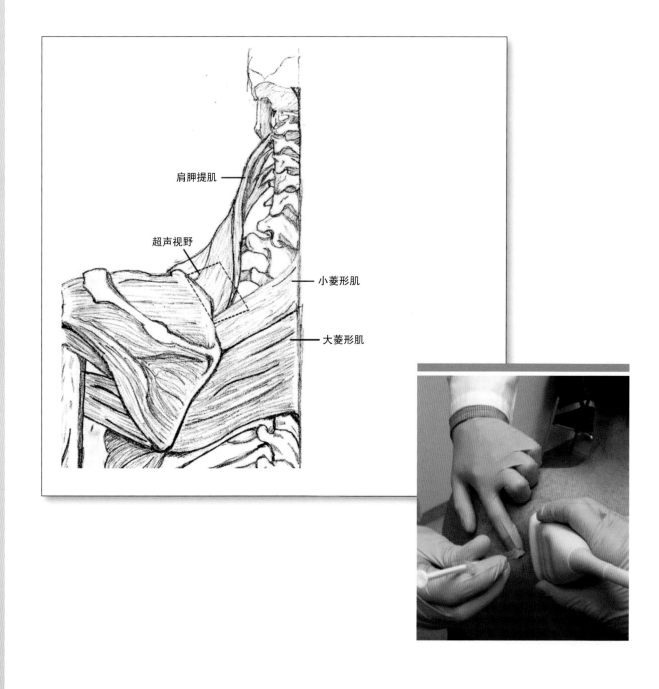

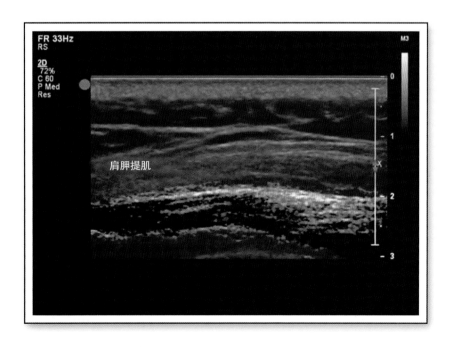

头长肌（横切面视图）

起点：C3 ~ C6 横突

止点：枕骨基底部

神经支配：C1 ~ C4

作用：头颈部在寰枕关节屈曲

　　　两侧同时收缩，使头颈前屈

　　　单侧收缩，使头颈向同侧和前屈

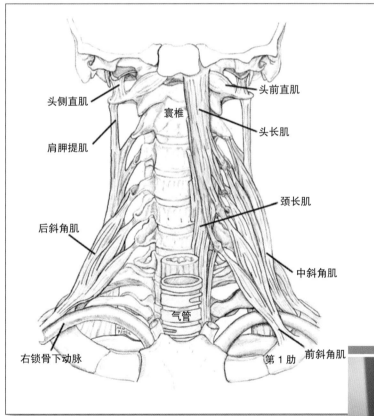

头侧直肌

头前直肌

寰椎

头长肌

肩胛提肌

颈长肌

后斜角肌

中斜角肌

气管

右锁骨下动脉

第1肋　　前斜角肌

超导密码：超声引导下的化学去神经疗法

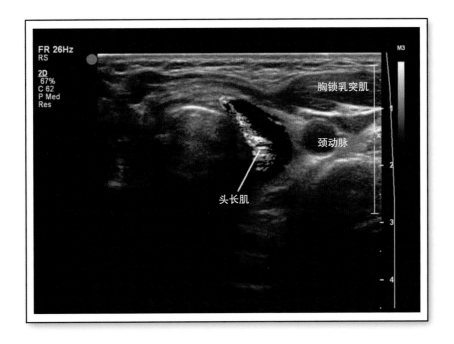

颈长肌（纵切面视图）

起点：横突 C5 ~ T3

止点：枢椎（C2）前弓

神经支配：C2 ~ C6

作用：头颈屈曲

两侧同时收缩，使颈前屈

单侧收缩，使颈向同侧侧屈和前屈

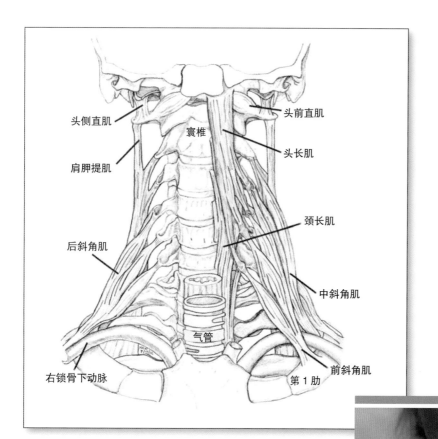

头侧直肌

肩胛提肌

后斜角肌

右锁骨下动脉

寰椎

头前直肌

头长肌

颈长肌

中斜角肌

气管

前斜角肌

第 1 肋

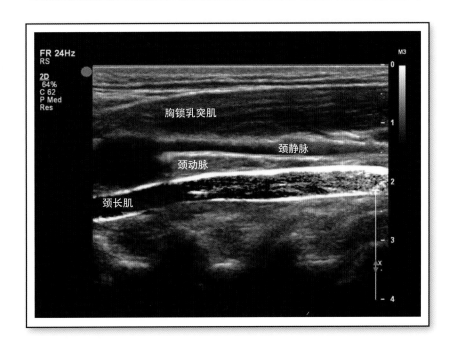

腮腺

神经支配：感觉：耳颞神经（三叉神经的分支）

分泌：来自耳神经节与耳颞神经节后支同行的副交感神经纤维

作用：分泌水状唾液和淀粉酶；帮助食物成形与口腔内消化

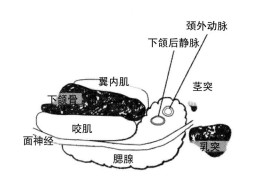

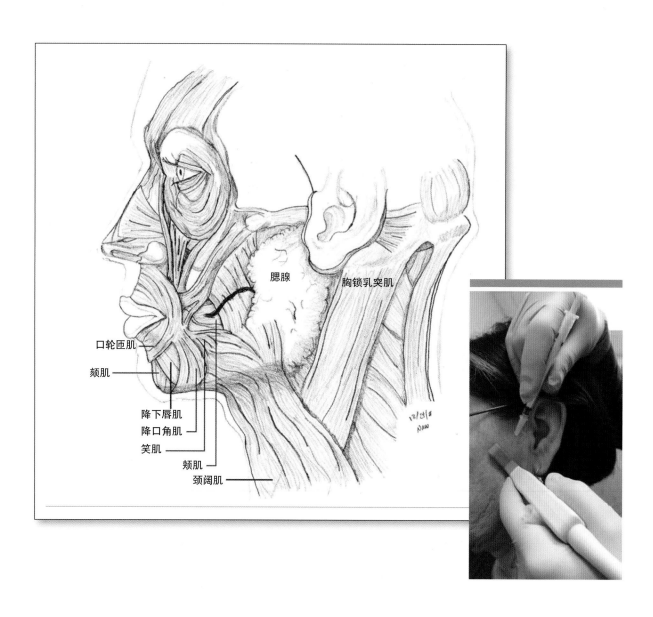

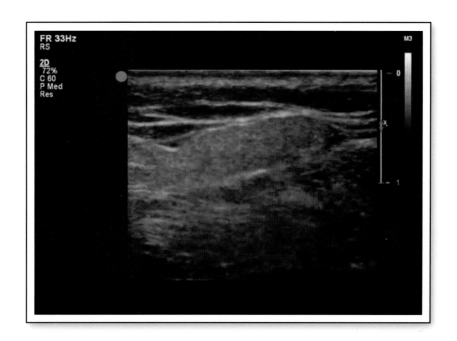

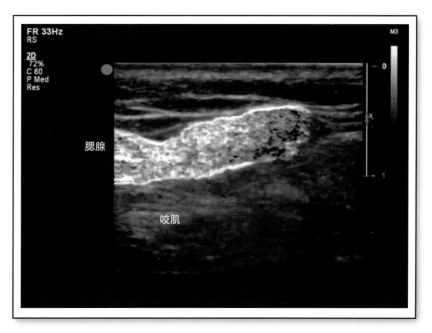

下颌下腺

神经支配：感觉：舌神经

分泌：面神经的鼓索支纤维

从下颌下神经节发出的副交感神经节后纤维

作用：无刺激时分泌基础唾液

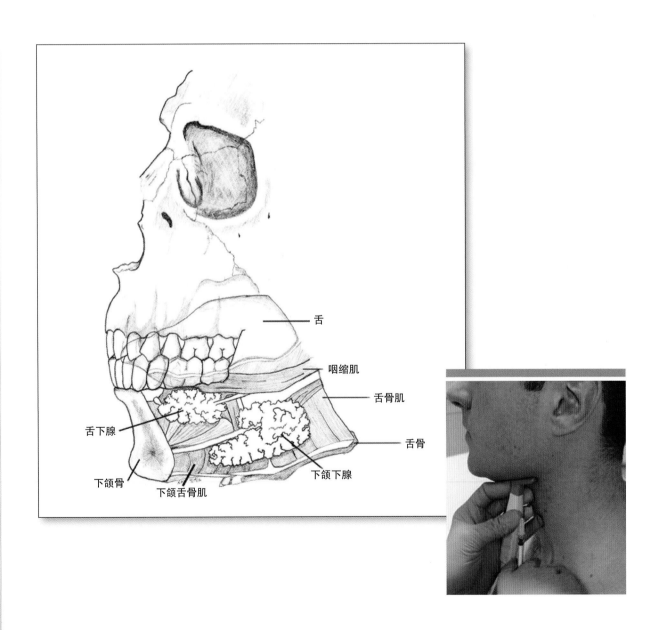

舌

咽缩肌

舌骨肌

舌骨

舌下腺

下颌下腺

下颌骨

下颌舌骨肌

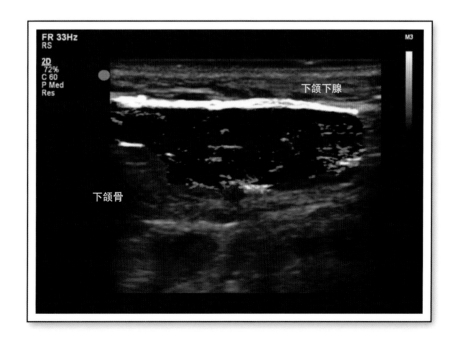

腹直肌

起点：耻骨嵴、耻骨结节、耻骨联合

止点：肋 5 ~ 7 和剑突肋软骨

神经支配：T7 以下脊髓神经前支（T7 ~ T12）

作用：压缩腹部的内容，保持腹壁张力，脊柱前屈

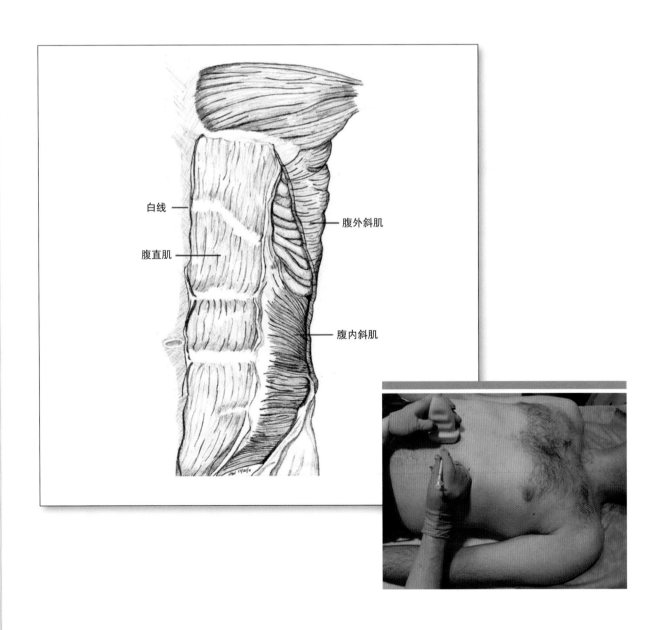

白线

腹直肌

腹外斜肌

腹内斜肌

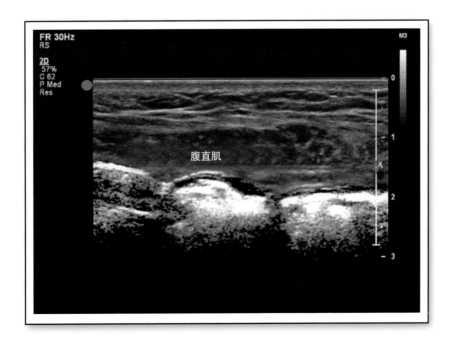

盂肱关节（前视图）

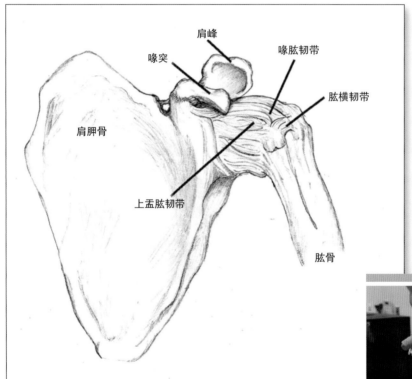

肩峰

喙突

喙肱韧带

肱横韧带

肩胛骨

上盂肱韧带

肱骨

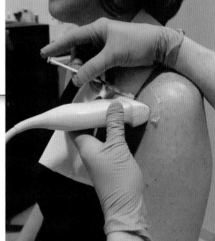

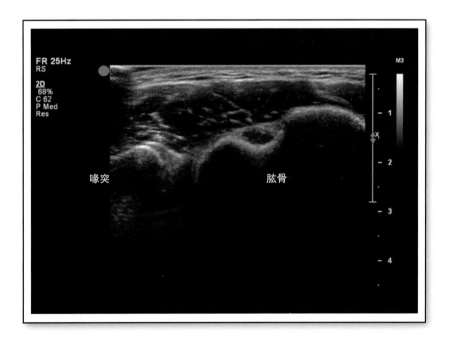

盂肱关节（后视图）

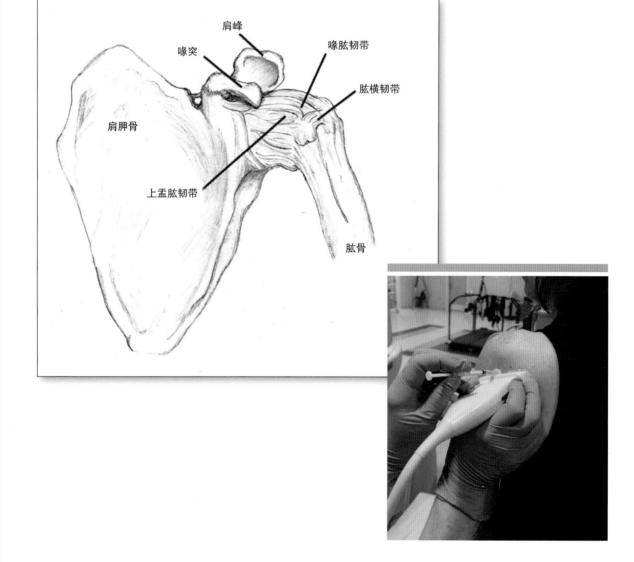

肩峰

喙突

喙肱韧带

肱横韧带

肩胛骨

上盂肱韧带

肱骨

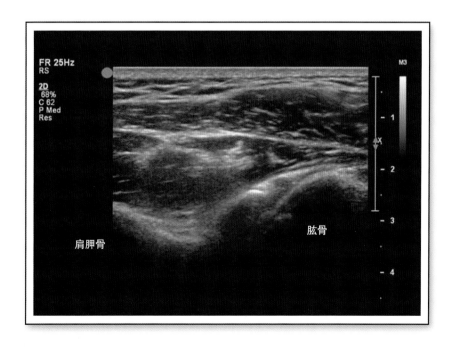

斜方肌

起点：上项线、项韧带、C7 ~ T12 棘突

止点：肩胛脊、锁骨外侧 1/3

神经支配：副神经及 C3、C4 的前支

作用：抬高、收缩、下压肩胛骨；肱骨外展时肩胛旋转

　　　使肩胛骨向脊柱靠拢，上部可上提肩胛骨，下部使肩胛骨下降。如肩胛骨固定，一侧肌收缩
使颈向同侧倾斜，脸转向对侧，两侧同时收缩可使头颈后仰

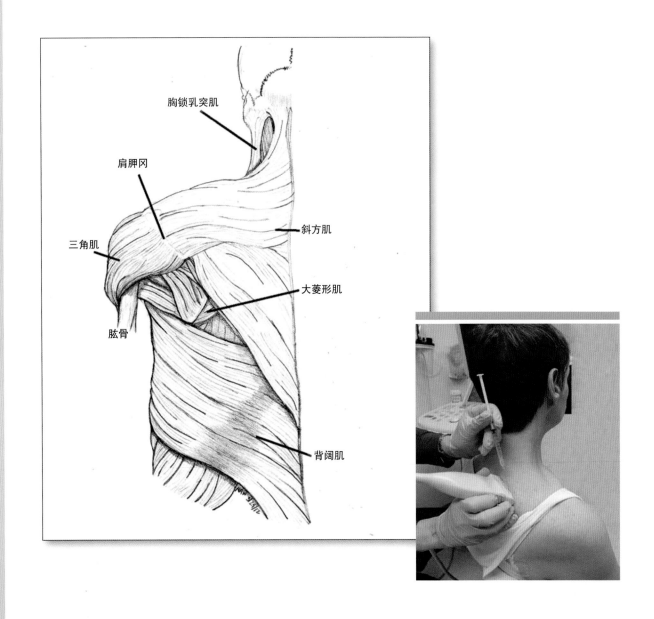

胸锁乳突肌

肩胛冈

三角肌

肱骨

斜方肌

大菱形肌

背阔肌

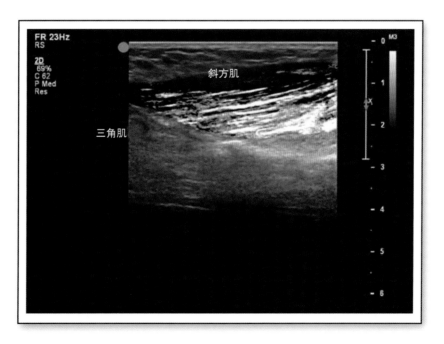

背阔肌

起点：棘突间韧带和棘突（T7～L5；S1～3 髂嵴；T10～T12 肋）

止点：在肱骨结节间沟

神经支配：胸背神经支配

作用：肱骨内收、内旋和伸展

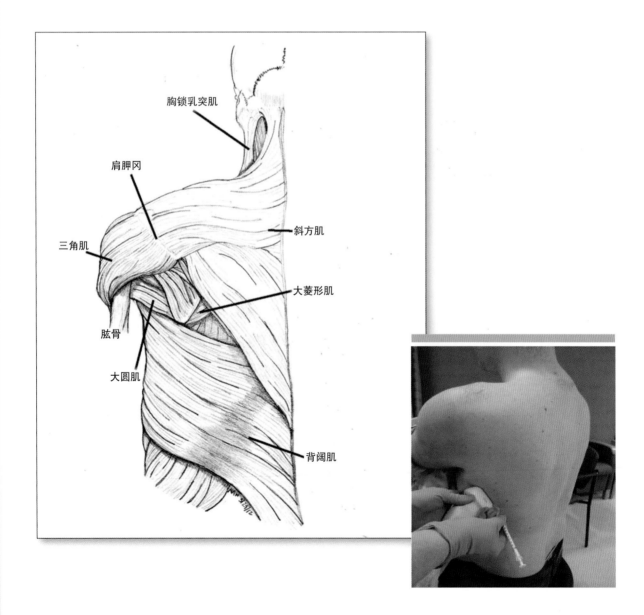

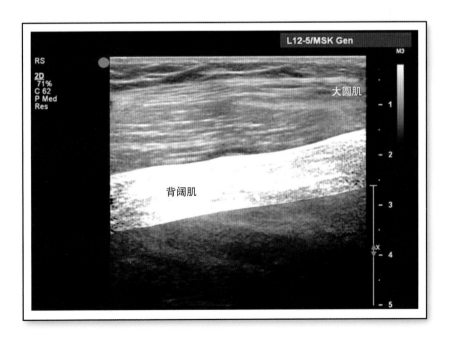

大圆肌

起点：对肩胛下角后表面
止点：在肱骨前表面的结节间沟内侧缘
　　　　（背阔肌止点的内侧）
神经支配：下肩胛下神经
作用：肱骨向内侧旋转和伸展

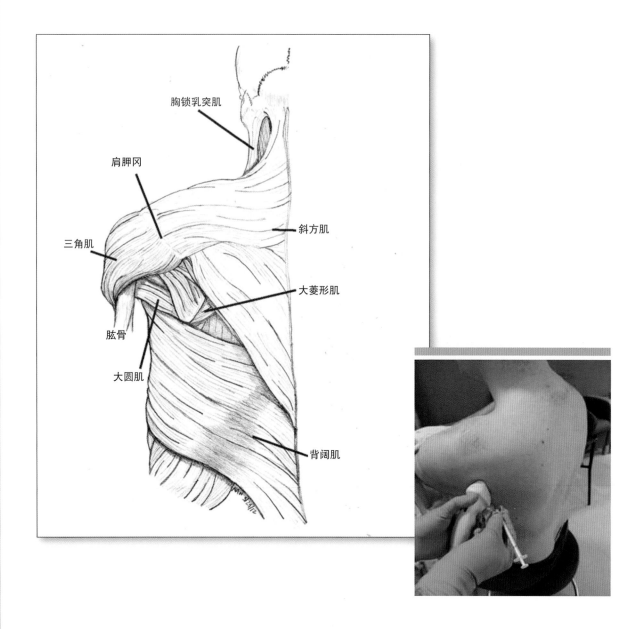

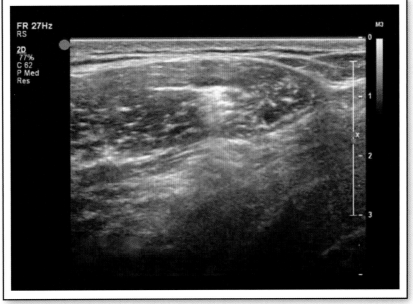

三角肌

起点： 肩胛骨下缘、肩峰、锁骨外侧 1/3

止点： 肱骨三角肌粗隆

神经支配： 腋神经

作用： 手臂外展，协助上臂屈曲，后部纤维协助手臂伸展

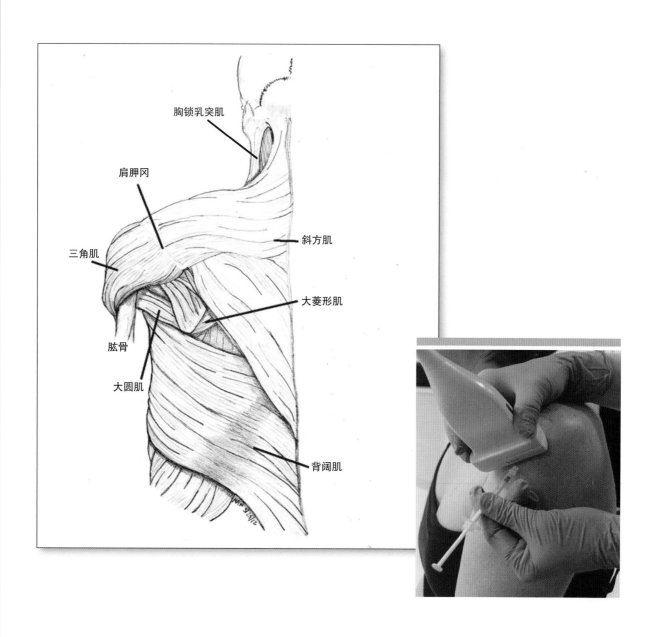

胸锁乳突肌

肩胛冈

斜方肌

三角肌

大菱形肌

肱骨

大圆肌

背阔肌

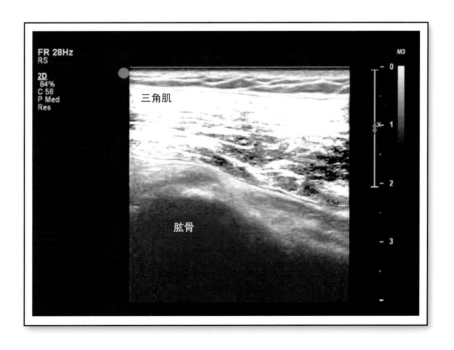

胸小肌

起点：肋 3 ~ 5 和肋间深筋膜
止点：肩胛骨喙突
神经支配：胸内侧神经
作用：向下拉肩，肩胛骨突出

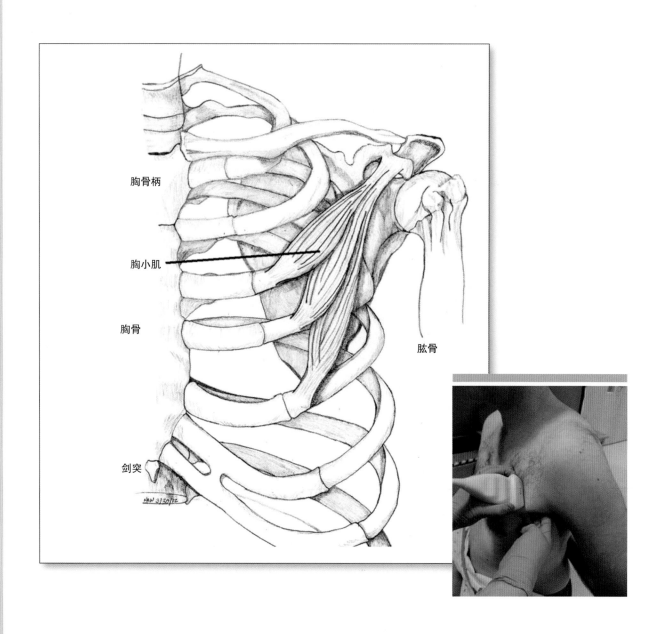

胸骨柄

胸小肌

胸骨

剑突

肱骨

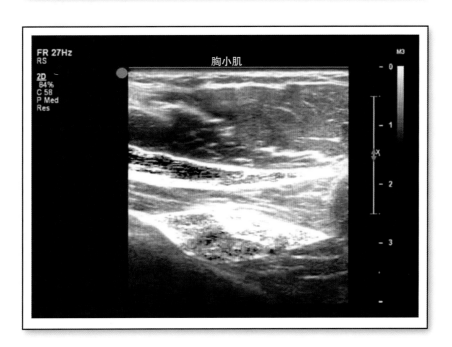

胸大肌（纵切面视图）

起点：锁骨头：锁骨前表面

　　　　胸骨头：胸骨前面，第1～7肋软骨表面

　　　　第6肋胸骨端，腹外斜肌腱膜

止点：肱骨结节间沟外侧缘

神经支配：胸内侧和胸外侧神经

作用：屈曲、内收、内旋手臂

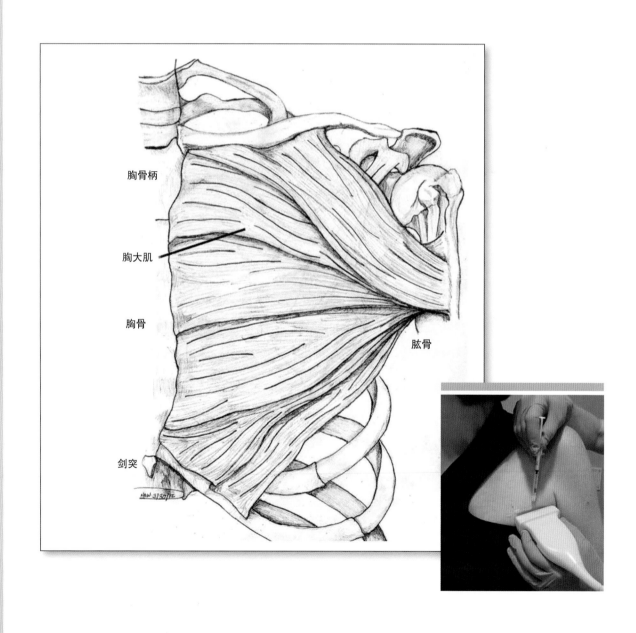

超导密码：超声引导下的化学去神经疗法

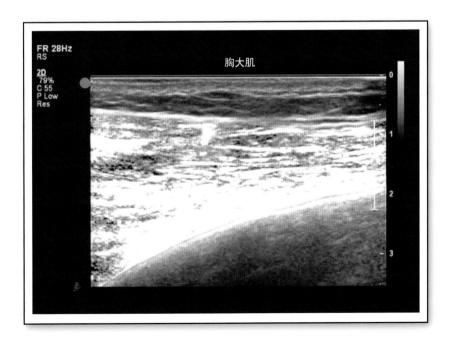

胸大肌（横切面视图）

起点：锁骨头：锁骨前表面

胸骨头：胸骨前面，第 1～7 肋软骨表面

第 6 肋胸骨端，腹外斜肌腱膜

止点：肱骨结节间沟外侧缘

神经支配：胸内侧和胸外侧神经

作用：屈曲、内收、内旋手臂

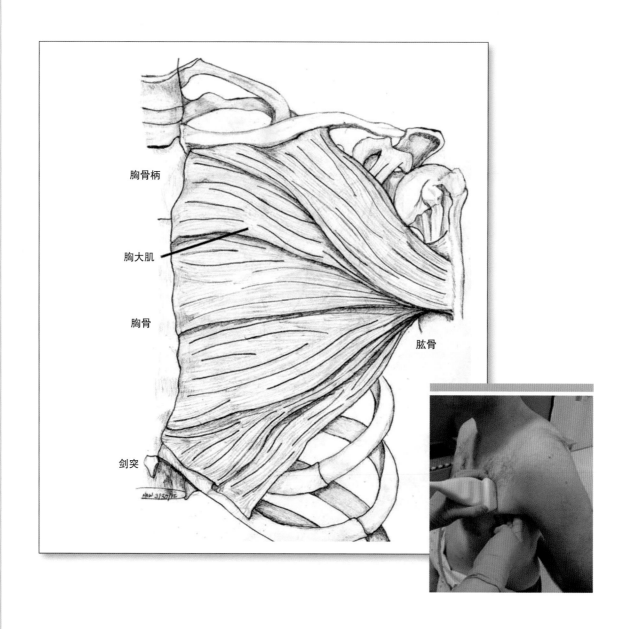

胸骨柄

胸大肌

胸骨

剑突

肱骨

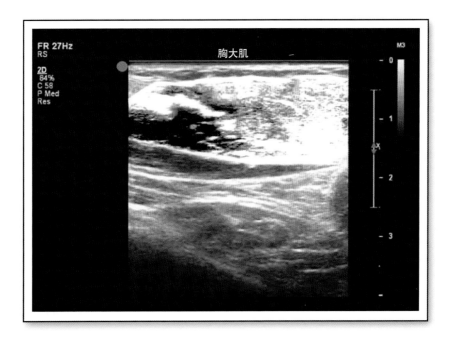

FR 27Hz
RS

2D
84%
C 58
P Med
Res

M3

胸大肌

FR 27Hz
RS

2D
84%
C 58
P Med
Res

M3

肱三头肌（纵切面视图）

起点：长头：肩胛骨盂下结节
　　　内侧头：肱骨后面
　　　外侧头：肱骨后面
止点：尺骨鹰嘴
神经支配：桡神经
作用：伸肘，长头也可伸展和内收肩部

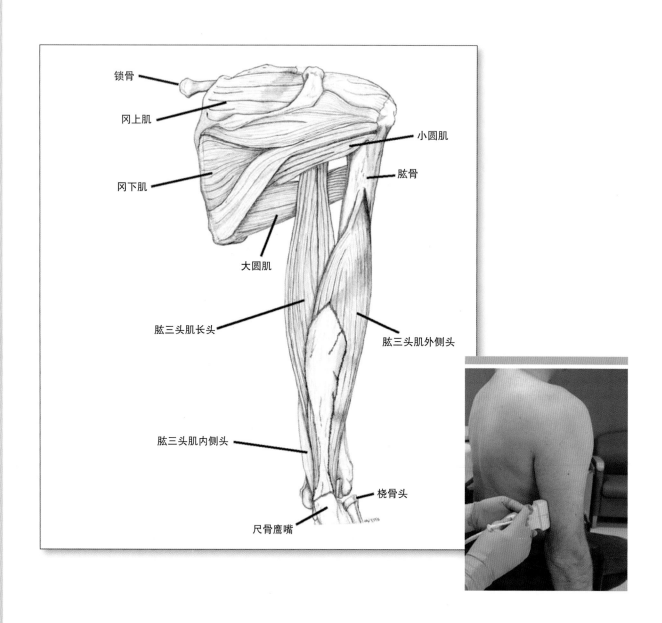

锁骨

冈上肌

小圆肌

冈下肌

肱骨

大圆肌

肱三头肌长头

肱三头肌外侧头

肱三头肌内侧头

桡骨头

尺骨鹰嘴

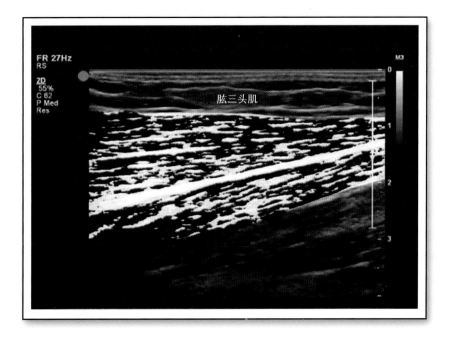

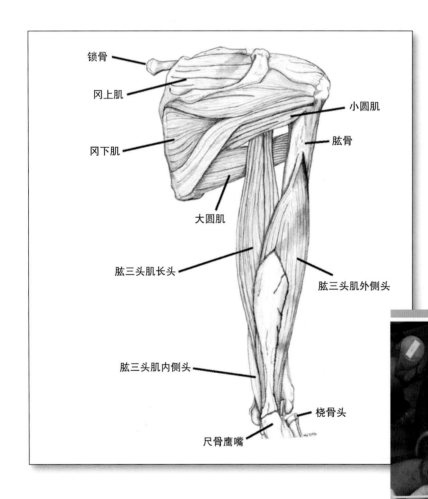

肱三头肌（横切面视图）

起点： 长头：肩胛骨盂下结节

内侧头：肱骨后面

外侧头：肱骨后面

止点： 尺骨鹰嘴

神经支配： 桡神经

作用： 伸肘，长头也可伸展和内收肩部

锁骨

冈上肌

冈下肌

小圆肌

肱骨

大圆肌

肱三头肌长头

肱三头肌外侧头

肱三头肌内侧头

桡骨头

尺骨鹰嘴

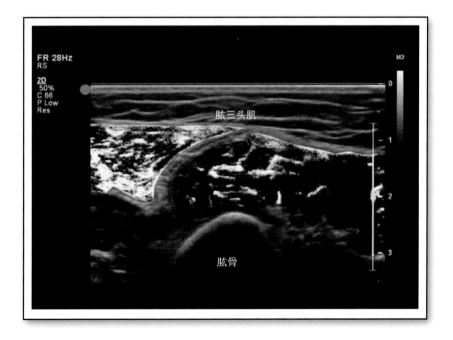

肱肌

起点：前肱肌间隔
止点：尺骨粗隆
神经支配：肌皮神经
作用：屈肘

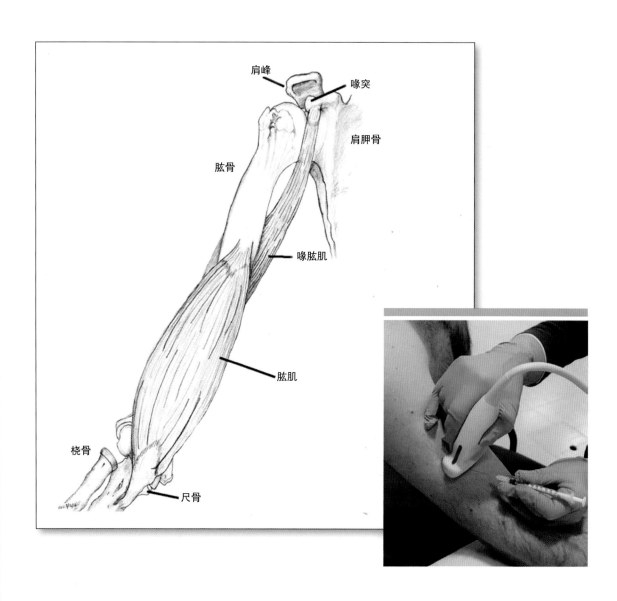

肩峰

喙突

肩胛骨

肱骨

喙肱肌

肱肌

桡骨

尺骨

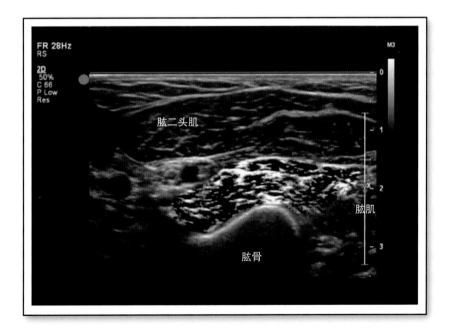

肱二头肌（纵切面视图）

起点： 长头：肩胛骨上结节

短头：肩胛骨喙突

止点： 桡骨粗隆

神经支配： 肌皮神经

作用： 屈肘、前臂旋后

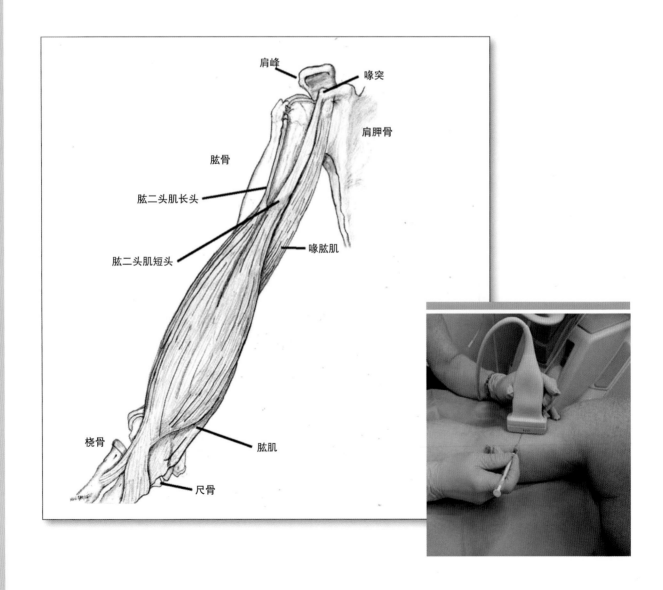

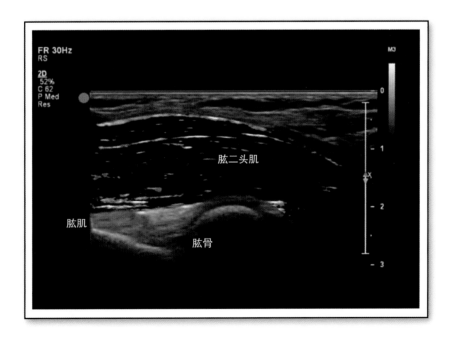

肱二头肌（横切面视图）

起点：长头：肩胛骨上结节
　　　短头：肩胛骨喙突
止点：桡骨粗隆
神经支配：肌皮神经
作用：屈肘、前臂旋后

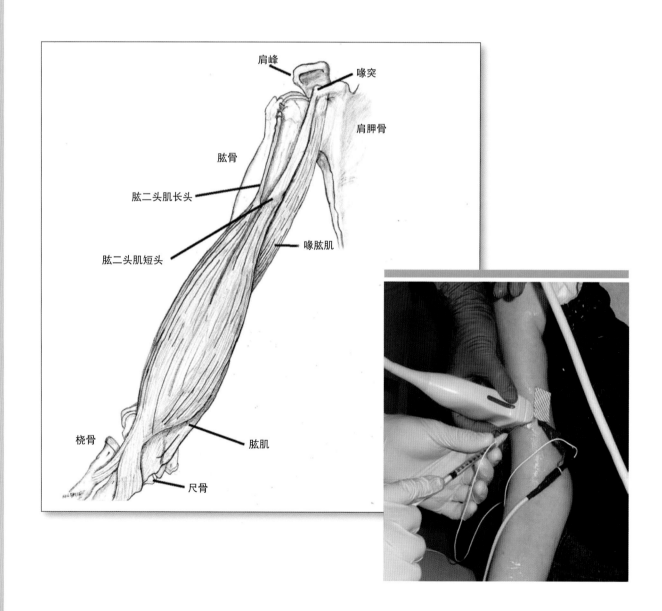

肩峰
喙突
肩胛骨
肱骨
肱二头肌长头
喙肱肌
肱二头肌短头
桡骨
肱肌
尺骨

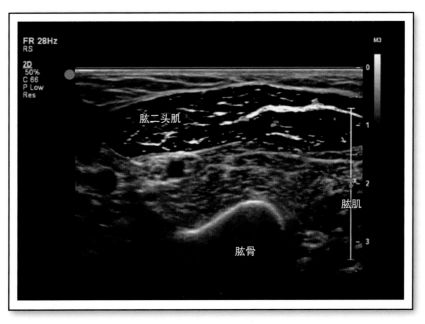

肱桡肌（纵切面视图）

起点：肱骨近端和肌间隔
止点：桡骨远端
神经支配：桡神经
作用：屈肘

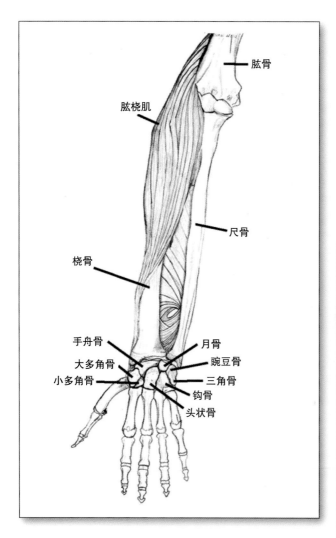

- 肱骨
- 肱桡肌
- 尺骨
- 桡骨
- 手舟骨
- 大多角骨
- 小多角骨
- 月骨
- 豌豆骨
- 三角骨
- 钩骨
- 头状骨

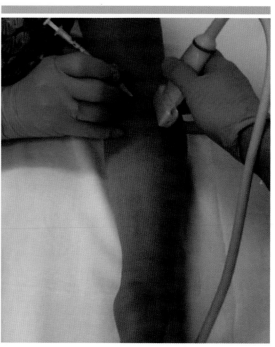

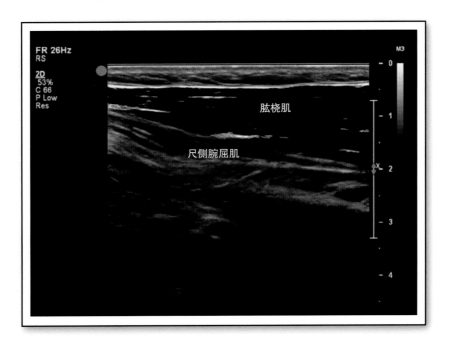

肱桡肌（横切面视图）

起点：肱骨近端和肌间隔
止点：桡骨远端
神经支配：桡神经
作用：屈肘

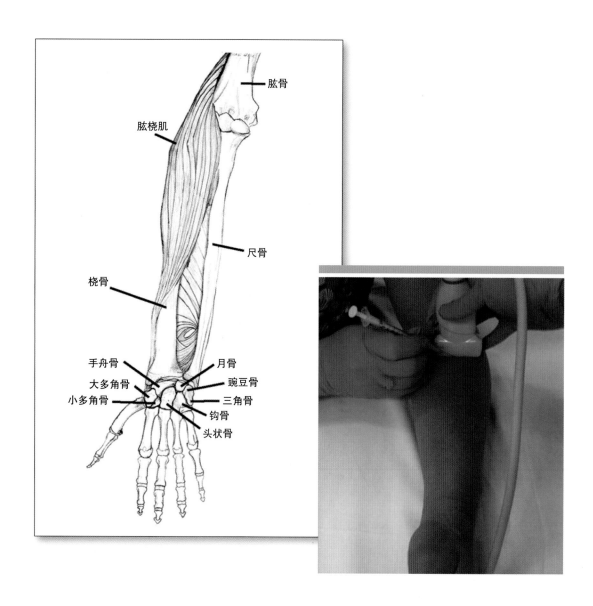

肱骨

肱桡肌

尺骨

桡骨

手舟骨
大多角骨
小多角骨

月骨
豌豆骨
三角骨
钩骨
头状骨

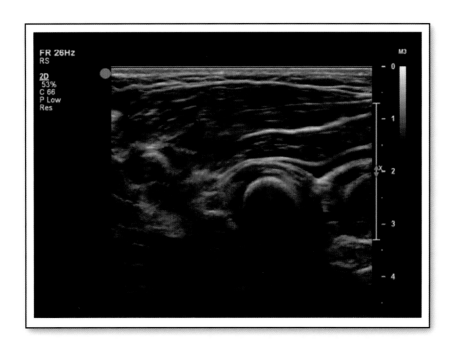

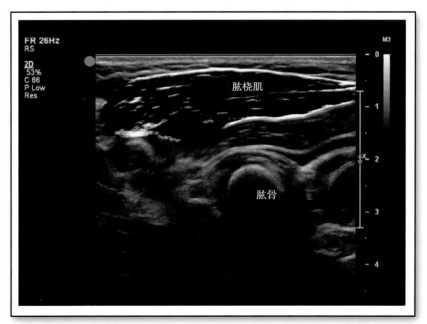

桡侧腕屈肌（纵切面视图）

起点：肱骨内上髁

止点：掌骨 2 和掌骨 3 的基底

神经支配：正中神经

作用：手腕屈曲和外展

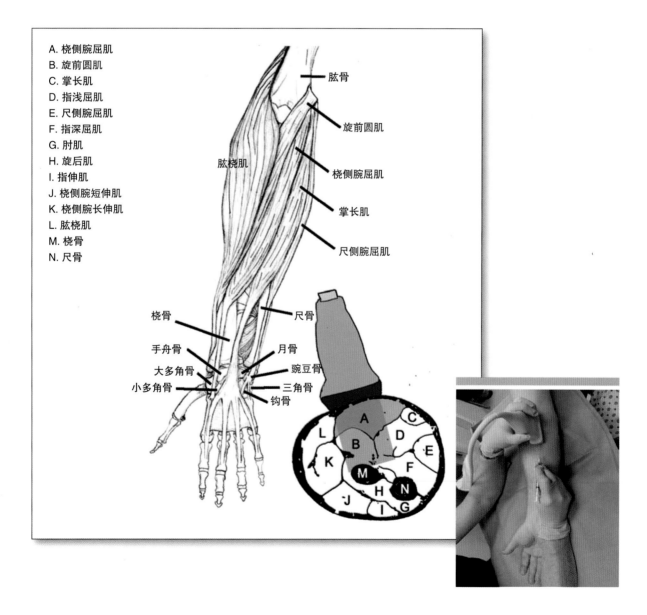

A. 桡侧腕屈肌
B. 旋前圆肌
C. 掌长肌
D. 指浅屈肌
E. 尺侧腕屈肌
F. 指深屈肌
G. 肘肌
H. 旋后肌
I. 指伸肌
J. 桡侧腕短伸肌
K. 桡侧腕长伸肌
L. 肱桡肌
M. 桡骨
N. 尺骨

肱骨
旋前圆肌
桡侧腕屈肌
掌长肌
尺侧腕屈肌

肱桡肌

桡骨
尺骨
手舟骨
月骨
大多角骨
豌豆骨
小多角骨
三角骨
钩骨

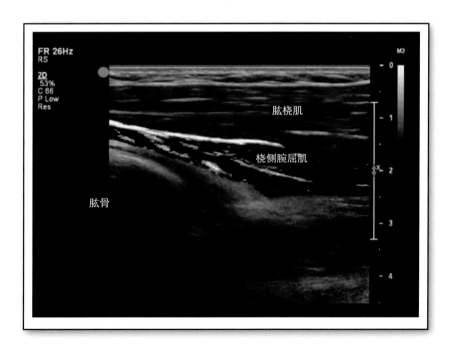

桡侧腕屈肌（横切面视图）

起点：肱骨内上髁
止点：掌骨 2 和掌骨 3 的基底
神经支配：正中神经
作用：手腕屈曲和外展

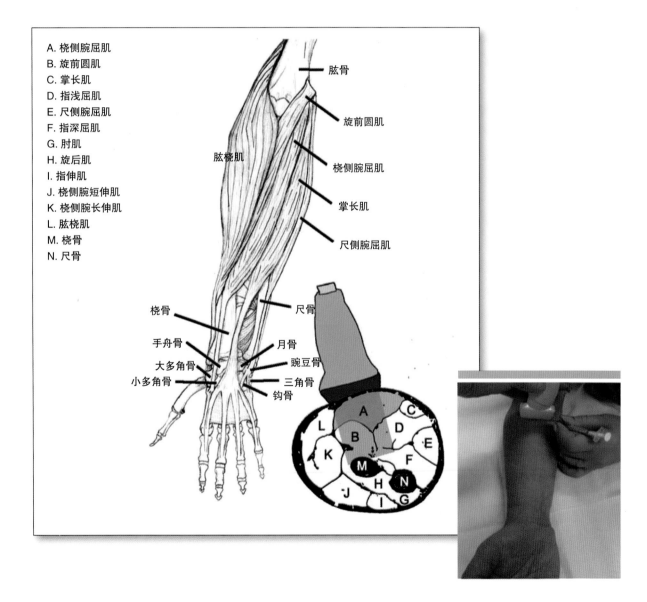

A. 桡侧腕屈肌
B. 旋前圆肌
C. 掌长肌
D. 指浅屈肌
E. 尺侧腕屈肌
F. 指深屈肌
G. 肘肌
H. 旋后肌
I. 指伸肌
J. 桡侧腕短伸肌
K. 桡侧腕长伸肌
L. 肱桡肌
M. 桡骨
N. 尺骨

肱骨
旋前圆肌
桡侧腕屈肌
掌长肌
尺侧腕屈肌

肱桡肌

桡骨
手舟骨
大多角骨
小多角骨

尺骨
月骨
豌豆骨
三角骨
钩骨

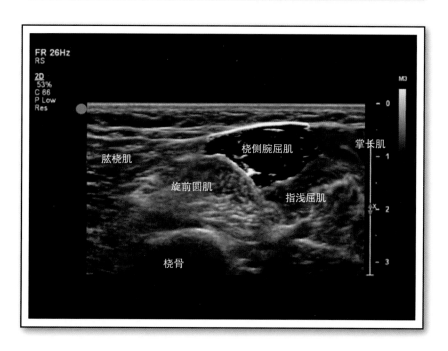

旋前圆肌

起点： 肱骨头：肱骨内上髁

　　　　尺骨头：尺骨冠状突

止点： 桡骨侧中段

神经支配： 正中神经

作用： 前臂旋前

注：对旋前圆肌注射有两种方法：

1.(图中未示出）如果对桡侧腕屈肌（FCR）和旋前圆肌（PT）进行注射，可以在更内侧方进行超声定位再进行注射。先向浅层的桡侧腕屈肌（FCR）注射，然后进针达到更深部的旋前圆肌（PT）。

2.(如下图所示）如果只注入旋前圆肌（PT），可使用更外侧的入路避开桡侧腕屈肌（FCR）。

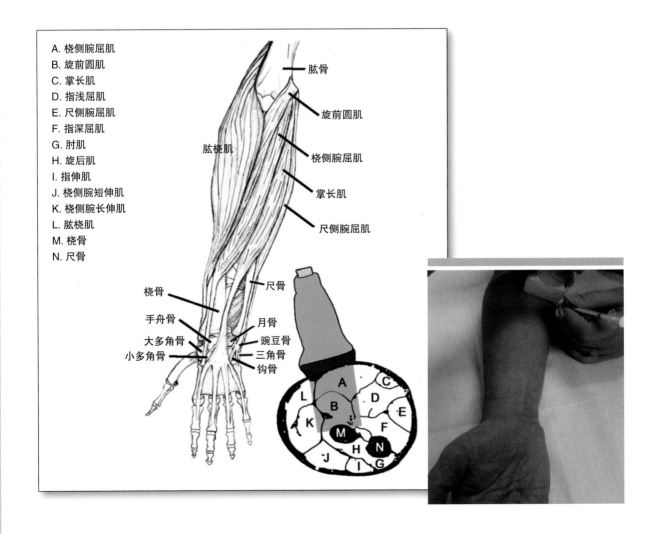

A. 桡侧腕屈肌
B. 旋前圆肌
C. 掌长肌
D. 指浅屈肌
E. 尺侧腕屈肌
F. 指深屈肌
G. 肘肌
H. 旋后肌
I. 指伸肌
J. 桡侧腕短伸肌
K. 桡侧腕长伸肌
L. 肱桡肌
M. 桡骨
N. 尺骨

肱桡肌

肱骨
旋前圆肌
桡侧腕屈肌
掌长肌
尺侧腕屈肌

桡骨
手舟骨
大多角骨
小多角骨

尺骨
月骨
豌豆骨
三角骨
钩骨

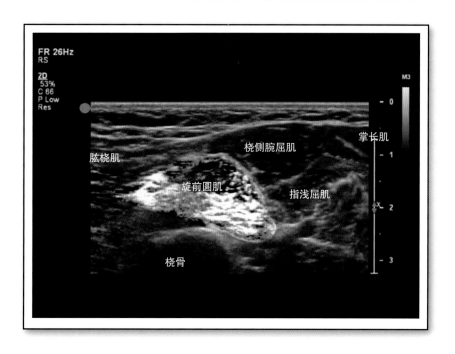

旋前方肌

起点：尺骨远端前面

止点：桡骨远端前面

神经支配：正中神经

作用：前臂旋前

（注：超声探头置于前臂伸肌前）

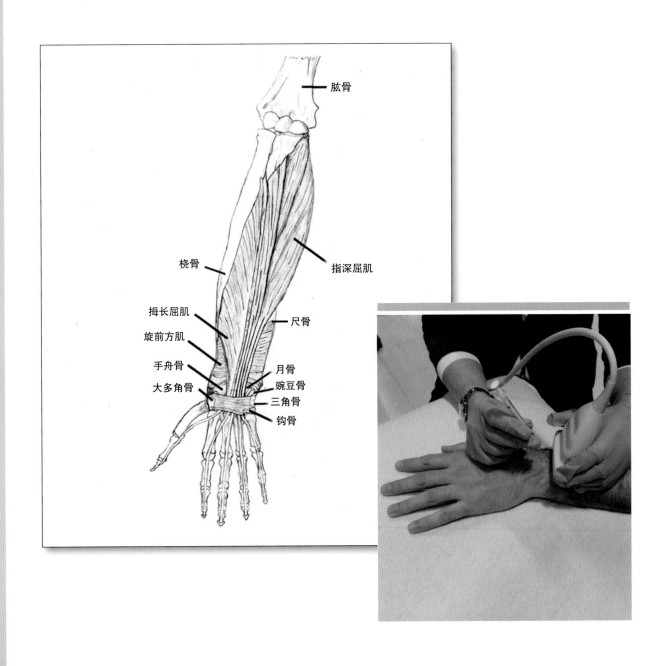

肱骨

桡骨

指深屈肌

拇长屈肌

旋前方肌

尺骨

手舟骨

月骨

大多角骨

豌豆骨

三角骨

钩骨

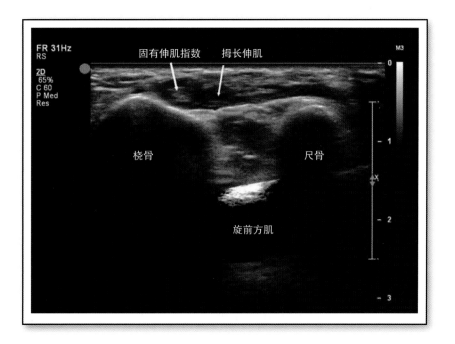

尺侧腕屈肌（纵切面视图）

起点：肱骨头：肱骨内上髁
　　　　尺骨头：尺骨鹰嘴和尺骨后面
止点：豌豆骨
神经支配：尺神经
作用：手腕屈曲和内收

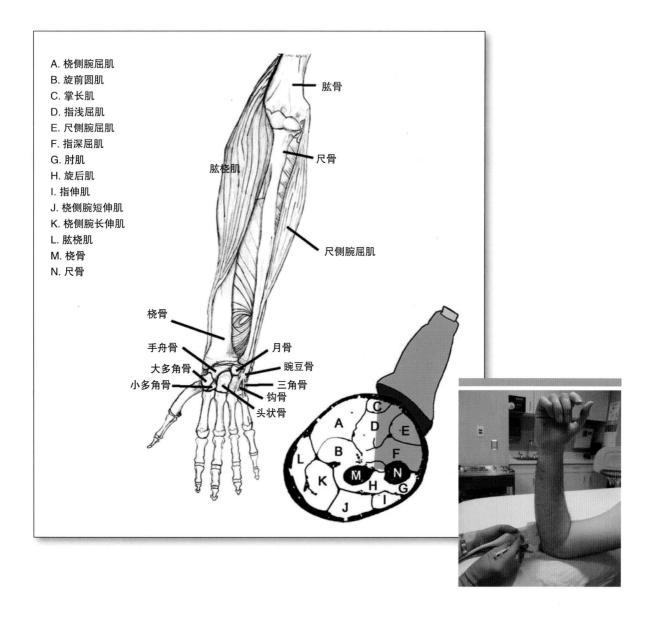

A. 桡侧腕屈肌
B. 旋前圆肌
C. 掌长肌
D. 指浅屈肌
E. 尺侧腕屈肌
F. 指深屈肌
G. 肘肌
H. 旋后肌
I. 指伸肌
J. 桡侧腕短伸肌
K. 桡侧腕长伸肌
L. 肱桡肌
M. 桡骨
N. 尺骨

肱骨
尺骨
肱桡肌
尺侧腕屈肌

桡骨
手舟骨
大多角骨
小多角骨
月骨
豌豆骨
三角骨
钩骨
头状骨

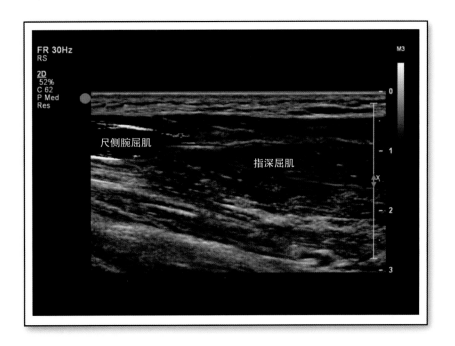

指深屈肌（横切面视图）

起点：尺骨前内侧、骨间膜

止点：4 条肌腱：远端 2~5 指骨掌面

神经支配：正中神经（外侧半）、尺神经（内侧半）

作用：远端指间关节和 2~5 指掌指关节屈曲，屈腕

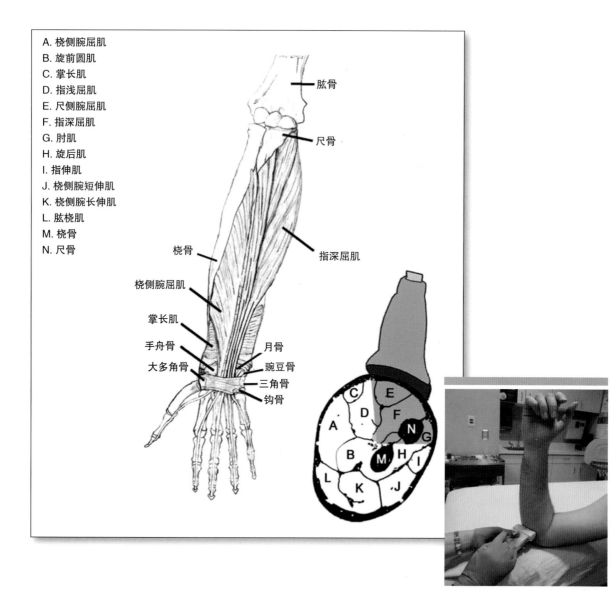

A. 桡侧腕屈肌
B. 旋前圆肌
C. 掌长肌
D. 指浅屈肌
E. 尺侧腕屈肌
F. 指深屈肌
G. 肘肌
H. 旋后肌
I. 指伸肌
J. 桡侧腕短伸肌
K. 桡侧腕长伸肌
L. 肱桡肌
M. 桡骨
N. 尺骨

肱骨

尺骨

桡骨

指深屈肌

桡侧腕屈肌

掌长肌

手舟骨

大多角骨

月骨

豌豆骨

三角骨

钩骨

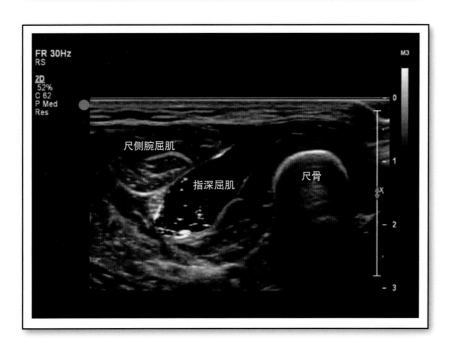

指深屈肌（纵切面视图）

起点：尺骨前内侧、骨间膜
止点：4 条肌腱：远端 2 ~ 5 指骨掌面
神经支配：正中神经（外侧半）、尺神经（内侧半）
作用：远端指间关节和 2 ~ 5 指掌指关节屈曲，屈腕

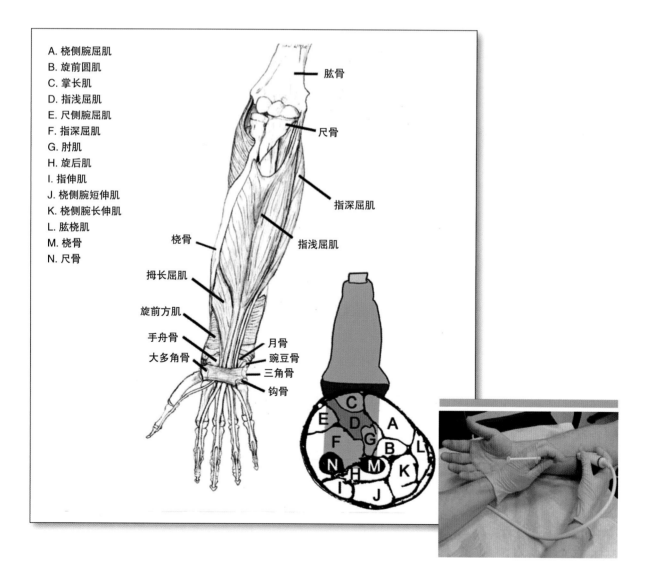

A. 桡侧腕屈肌
B. 旋前圆肌
C. 掌长肌
D. 指浅屈肌
E. 尺侧腕屈肌
F. 指深屈肌
G. 肘肌
H. 旋后肌
I. 指伸肌
J. 桡侧腕短伸肌
K. 桡侧腕长伸肌
L. 肱桡肌
M. 桡骨
N. 尺骨

肱骨
尺骨
指深屈肌
指浅屈肌
桡骨
拇长屈肌
旋前方肌
手舟骨
大多角骨
月骨
豌豆骨
三角骨
钩骨

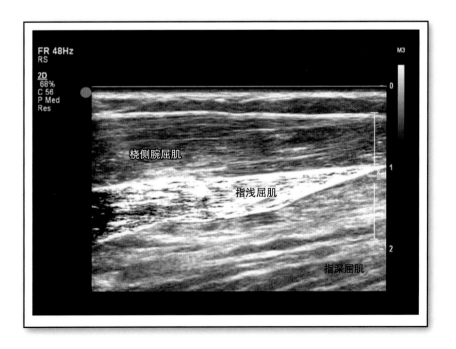

指浅屈肌（横切面视图）

起点：肱尺头：肱骨内上髁和喙突

尺骨头：尺骨

止点：4 条肌腱：2～5 指骨远端掌面

神经支配：正中神经

作用：近端指间关节和掌指关节、2～4 指屈曲，屈腕

注射时前臂旋后

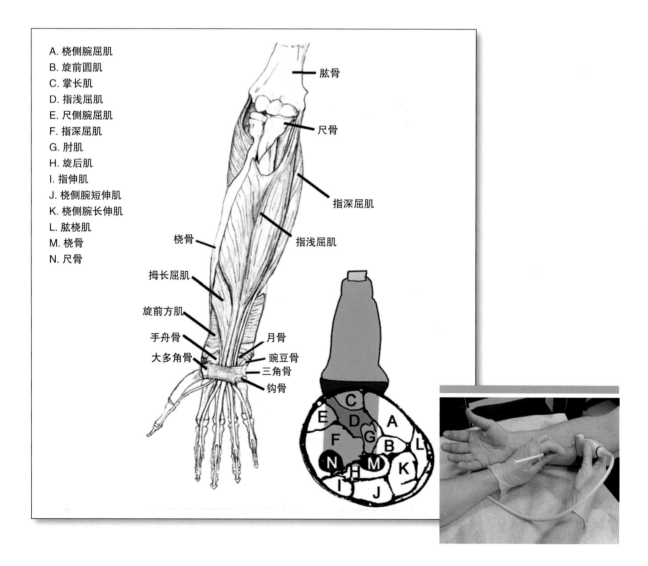

A. 桡侧腕屈肌
B. 旋前圆肌
C. 掌长肌
D. 指浅屈肌
E. 尺侧腕屈肌
F. 指深屈肌
G. 肘肌
H. 旋后肌
I. 指伸肌
J. 桡侧腕短伸肌
K. 桡侧腕长伸肌
L. 肱桡肌
M. 桡骨
N. 尺骨

肱骨

尺骨

指深屈肌

桡骨

指浅屈肌

拇长屈肌

旋前方肌

手舟骨

大多角骨

月骨

豌豆骨

三角骨

钩骨

超导密码：超声引导下的化学去神经疗法

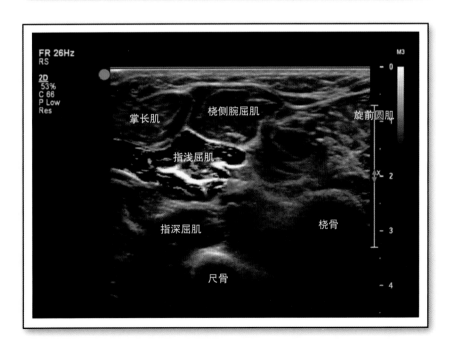

拇长屈肌

起点：桡骨前面和骨间膜

止点：指骨（拇指）末端掌面

神经支配：正中神经（外侧半）、尺神经（内侧半）

作用：拇指指间关节和掌指关节屈曲

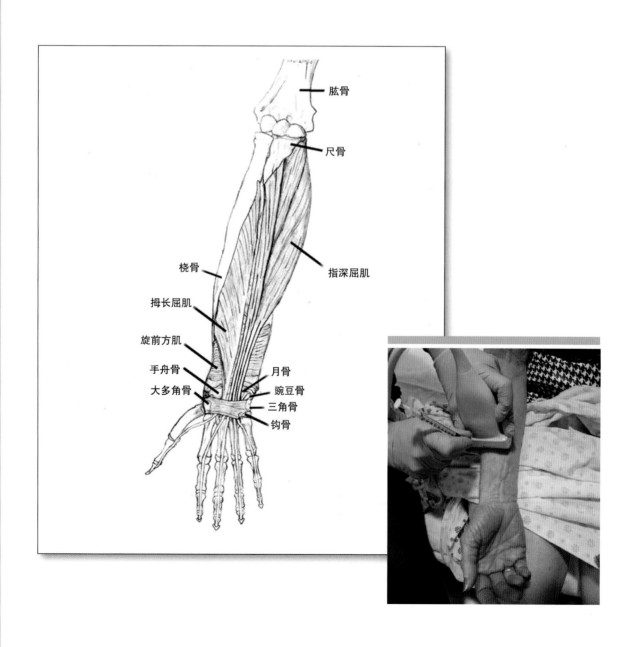

肱骨

尺骨

指深屈肌

桡骨

拇长屈肌

旋前方肌

手舟骨

大多角骨

月骨

豌豆骨

三角骨

钩骨

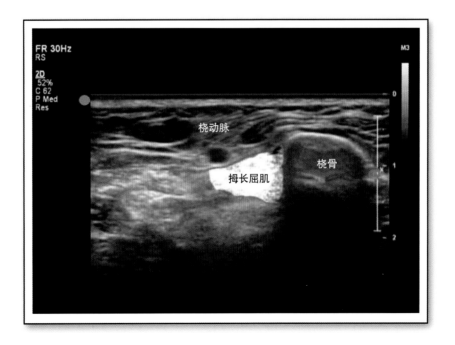

旋后肌

起点：肱骨上髁浅外侧面、桡侧副韧带和环状韧带、尺骨深面（旋后肌嵴）

止点：桡骨外侧面

神经支配：后骨间的神经

作用：前臂旋后

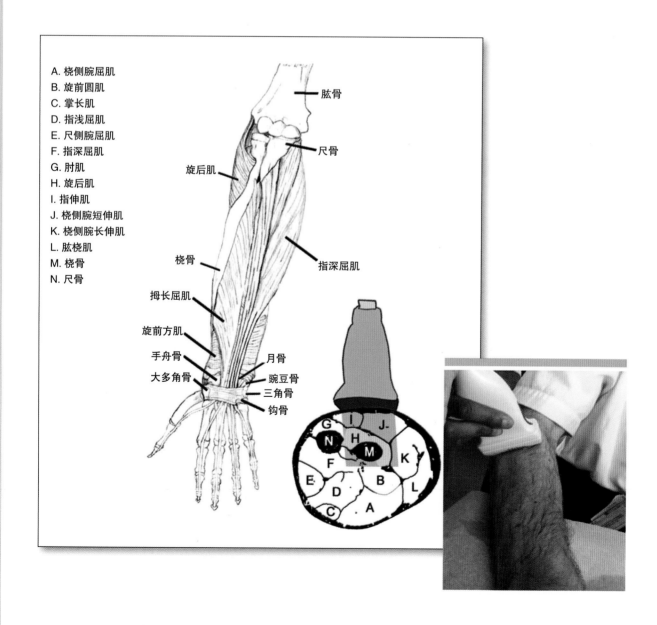

A. 桡侧腕屈肌
B. 旋前圆肌
C. 掌长肌
D. 指浅屈肌
E. 尺侧腕屈肌
F. 指深屈肌
G. 肘肌
H. 旋后肌
I. 指伸肌
J. 桡侧腕短伸肌
K. 桡侧腕长伸肌
L. 肱桡肌
M. 桡骨
N. 尺骨

肱骨

尺骨

旋后肌

指深屈肌

桡骨

拇长屈肌

旋前方肌

手舟骨

大多角骨

月骨

豌豆骨

三角骨

钩骨

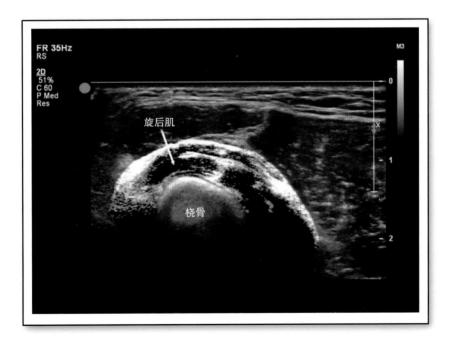

指总伸肌

起点：肱骨外上髁、肌间隔和深筋膜

止点：4条肌腱：2～4指骨背侧远端和中段伸肌腱帽

神经支配：桡神经骨间背侧神经

作用：手指和手腕的伸展

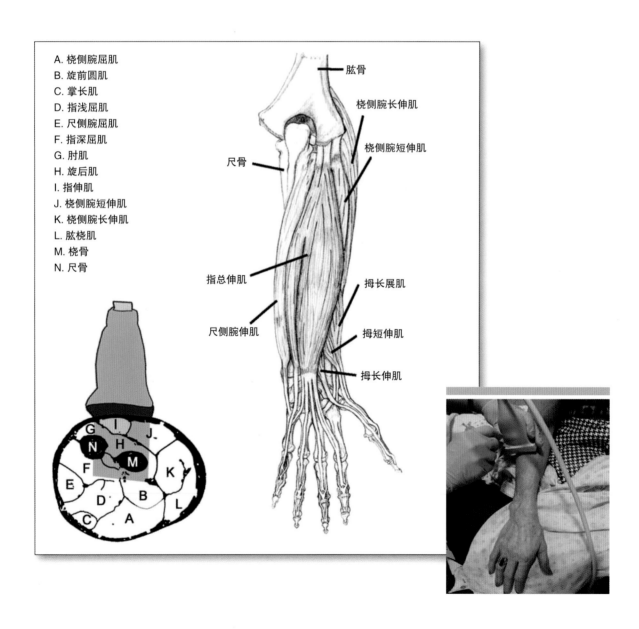

A. 桡侧腕屈肌
B. 旋前圆肌
C. 掌长肌
D. 指浅屈肌
E. 尺侧腕屈肌
F. 指深屈肌
G. 肘肌
H. 旋后肌
I. 指伸肌
J. 桡侧腕短伸肌
K. 桡侧腕长伸肌
L. 肱桡肌
M. 桡骨
N. 尺骨

肱骨
桡侧腕长伸肌
桡侧腕短伸肌
尺骨
指总伸肌
尺侧腕伸肌
拇长展肌
拇短伸肌
拇长伸肌

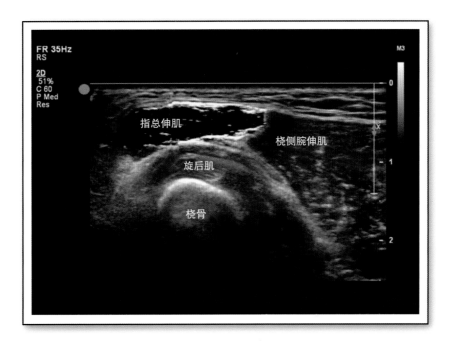

桡侧腕伸肌

起点：长头：肱骨外上髁远端上的嵴和肌间隔

　　　短头：肱骨外上髁和肌间隔

止点：长头：第2掌骨背侧基底

　　　短头：第2、3掌骨背侧基底

神经支配：长头：桡神经

　　　　　短头：桡神经深支

作用：手腕伸展和外展

A. 桡侧腕屈肌
B. 旋前圆肌
C. 掌长肌
D. 指浅屈肌
E. 尺侧腕屈肌
F. 指深屈肌
G. 肘肌
H. 旋后肌
I. 指伸肌
J. 桡侧腕短伸肌
K. 桡侧腕长伸肌
L. 肱桡肌
M. 桡骨
N. 尺骨

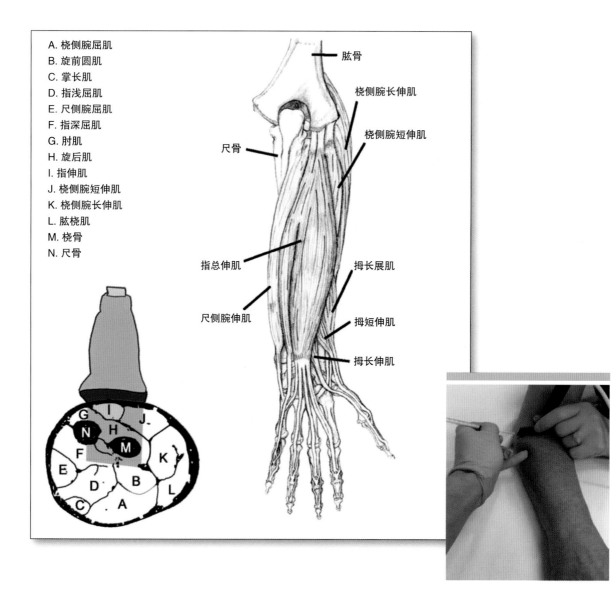

肱骨

桡侧腕长伸肌

桡侧腕短伸肌

尺骨

指总伸肌

尺侧腕伸肌

拇长展肌

拇短伸肌

拇长伸肌

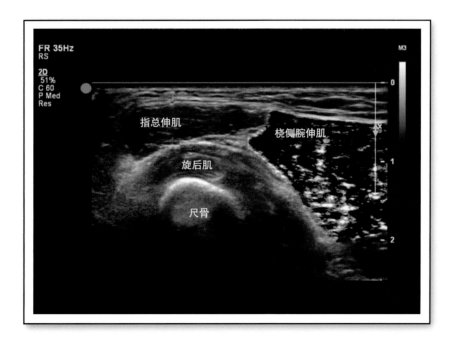

食指固有伸肌

起点：尺骨后面和骨间膜
止点：食指伸腱帽
神经支配：骨间后神经
动作：食指伸展

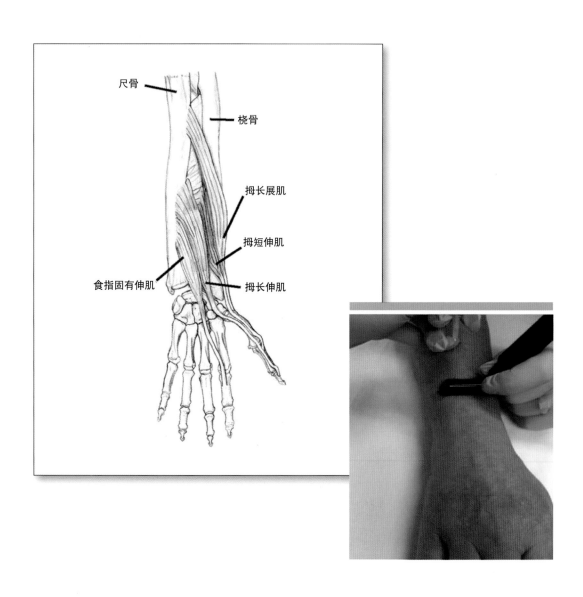

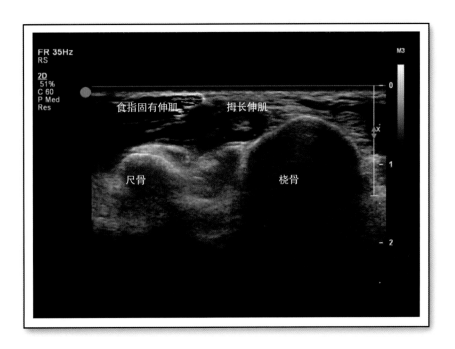

拇长伸肌（纵切面视图）

起点：尺骨后面和骨间膜
止点：拇指末节背侧基底
神经支配：骨间背侧神经
作用：拇指指间关节和腕掌关节伸展

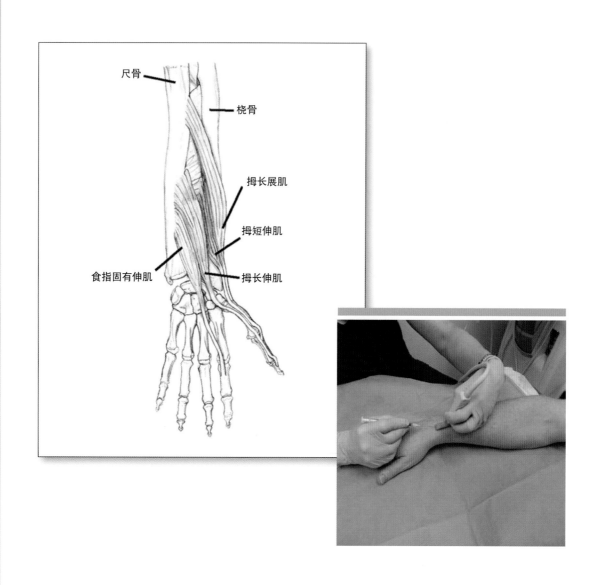

尺骨

桡骨

拇长展肌

拇短伸肌

食指固有伸肌

拇长伸肌

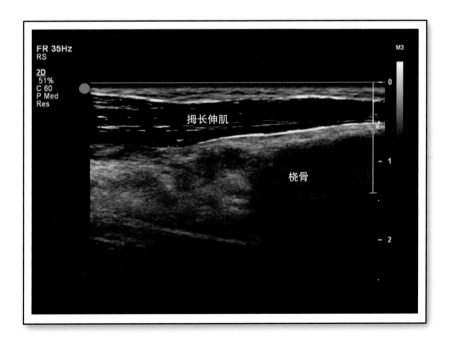

拇短伸肌（横切面视图）

起点：桡骨后面和骨间膜

止点：拇指末节背侧基底

神经支配：骨间背侧神经

作用：拇指指间关节和腕掌关节伸展

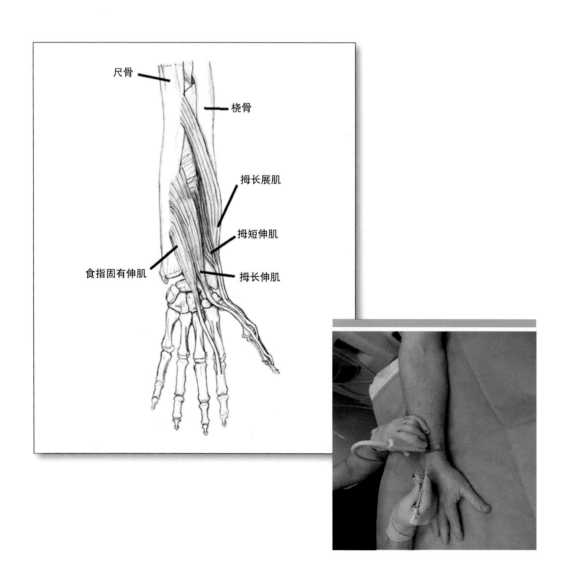

尺骨

桡骨

拇长展肌

拇短伸肌

食指固有伸肌

拇长伸肌

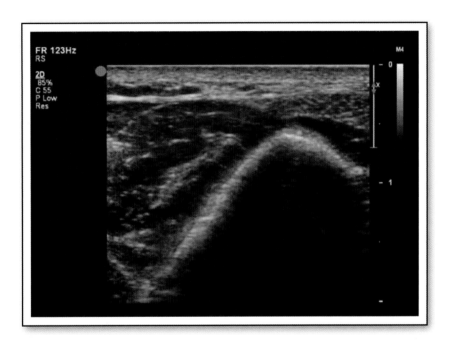

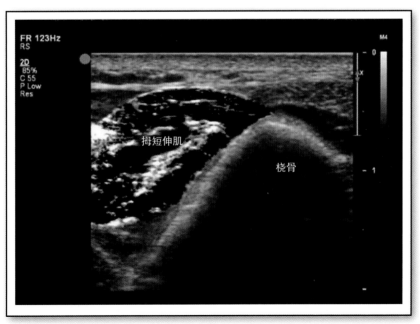

背侧骨间肌

起点：4 块肌肉；相邻掌骨
止点：2~4 指骨近节和伸肌腱帽
神经支配：尺神经深支
作用：2~4 指掌指关节外展

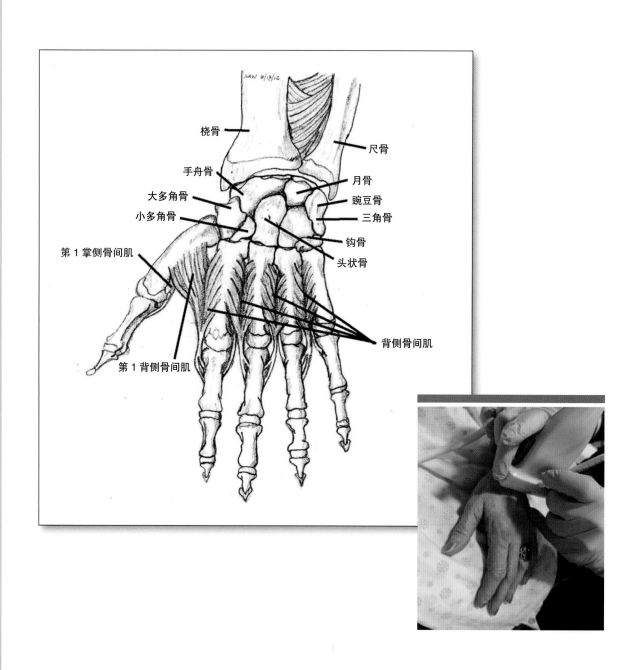

NAW 6/17/12

桡骨
尺骨
手舟骨
月骨
大多角骨
豌豆骨
小多角骨
三角骨
钩骨
头状骨
第 1 掌侧骨间肌
背侧骨间肌
第 1 背侧骨间肌

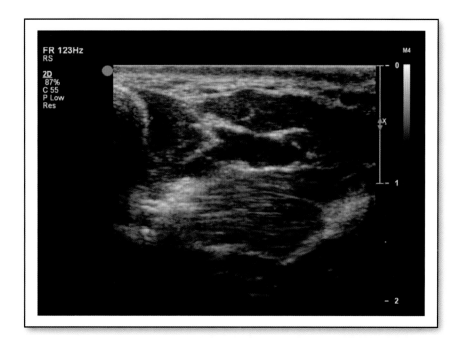

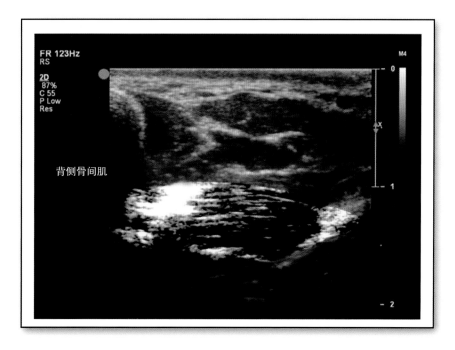

第 1 骨间背侧肌

起点：第 2 掌骨尺侧和第 1 掌骨桡侧
止点：第 2 指骨桡侧（食指）和伸肌扩张部
神经支配：尺神经深支
作用：食指外展，拇指内收

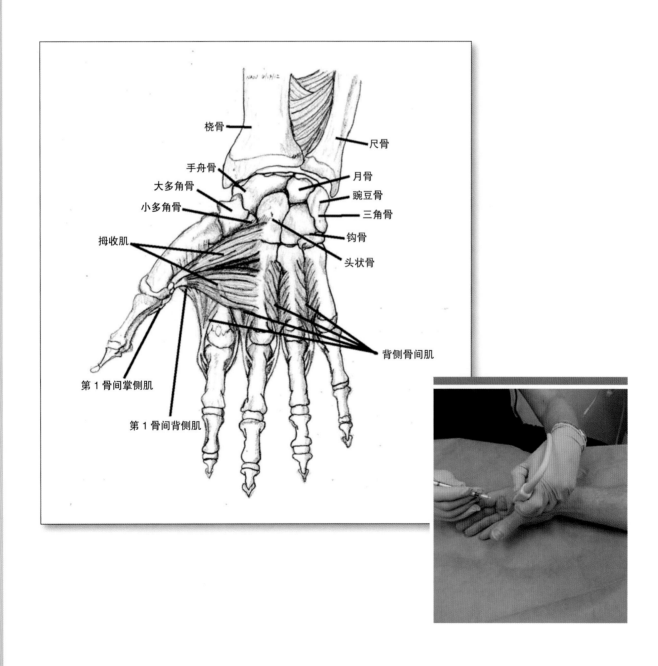

桡骨
尺骨
手舟骨
月骨
大多角骨
豌豆骨
小多角骨
三角骨
钩骨
头状骨
拇收肌
背侧骨间肌
第 1 骨间掌侧肌
第 1 骨间背侧肌

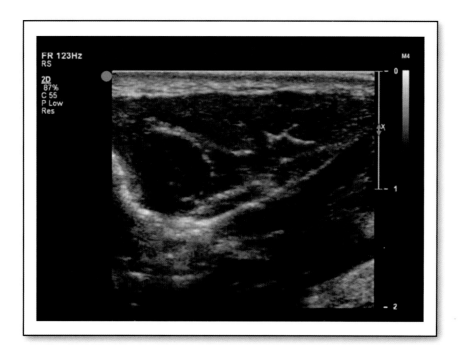

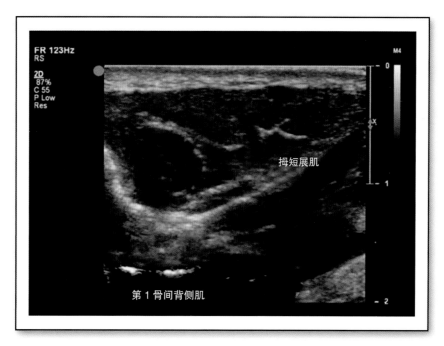

拇短展肌

第 1 骨间背侧肌

拇短收肌

起点：横头：第 3 掌骨

斜头：头状骨和第 2、3 掌骨基底

止点：伸肌腱帽和拇指近节

神经支配：尺神经深支

作用：拇指内收

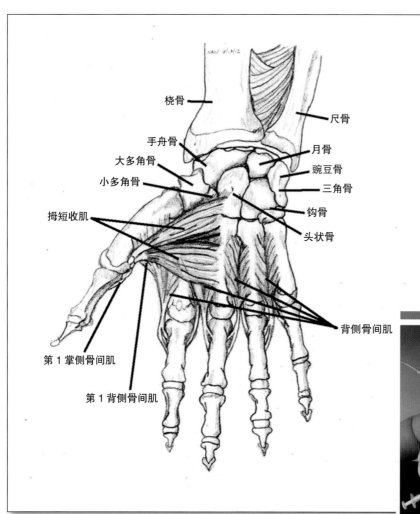

桡骨

尺骨

手舟骨

月骨

大多角骨

豌豆骨

小多角骨

三角骨

钩骨

拇短收肌

头状骨

背侧骨间肌

第 1 掌侧骨间肌

第 1 背侧骨间肌

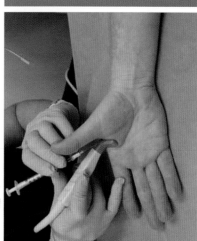

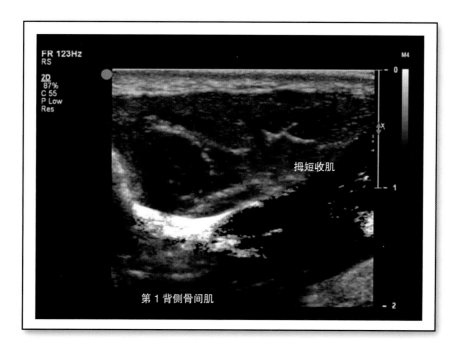

拇短收肌

第 1 背侧骨间肌

蚓状肌

起点：4 块肌肉；指深屈肌腱

止点：2 ~ 4 指伸肌键帽

神经支配：内侧 2 支：尺神经深支

外侧 2 支：正中神经分支

作用：掌指关节处手指屈曲，指间关节伸展

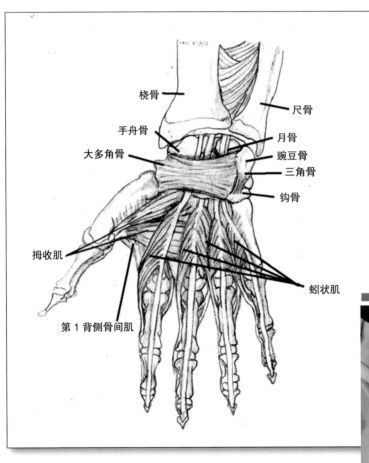

桡骨

尺骨

手舟骨

月骨

大多角骨

豌豆骨

三角骨

钩骨

拇收肌

蚓状肌

第 1 背侧骨间肌

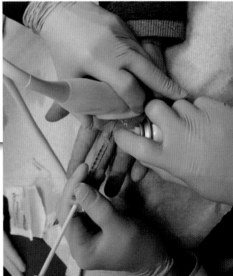

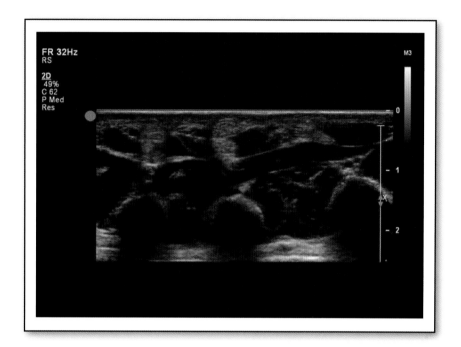

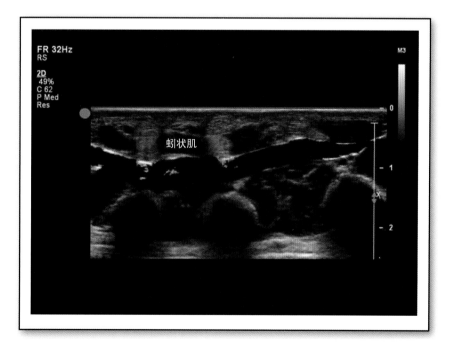

大鱼际肌 1（拇对掌肌、拇短展肌、拇短屈肌）

起点：拇对掌肌：大多角骨和屈系带
　　　拇短展肌：舟状骨、大多角骨和屈系带
　　　拇短屈肌：大多角骨和屈系带

止点：拇对掌肌：第 1 掌骨
　　　拇短展肌：伸肌腱帽和拇指近节指骨
　　　拇短屈肌：拇指近节指骨

神经支配：正中神经返支

作用：拇对掌肌：拇指内旋
　　　拇短展肌：掌指关节处拇指外展
　　　拇短屈肌：指掌指关节处拇指屈曲

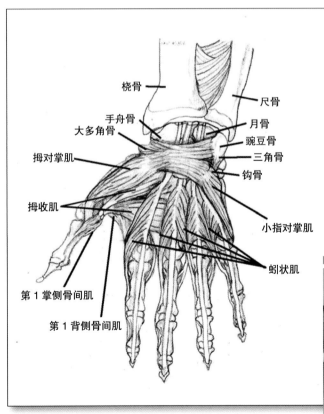

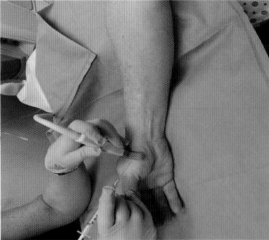

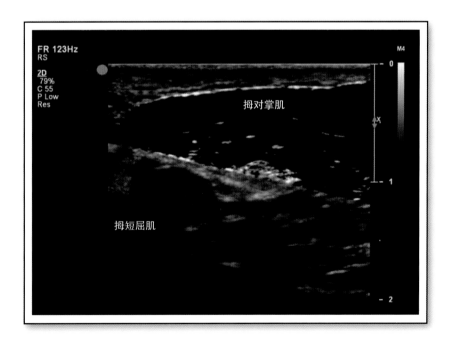

大鱼际肌 2（拇对掌肌、拇短展肌、拇短屈肌）

起点：拇对掌肌：大多角骨和屈系带

　　　拇短展肌：舟状骨、大多角骨和屈系带

　　　拇短屈肌：大多角骨和屈系带

止点：拇对掌肌：第 1 掌骨

　　　拇短展肌：伸肌腱帽和拇指近节指骨

　　　拇短屈肌：拇指近节指骨

神经支配：正中神经返支

作用：拇对掌肌：拇指内旋

　　　拇短展肌：掌指关节处拇指外展

　　　拇短屈肌：指掌指关节处拇指屈曲

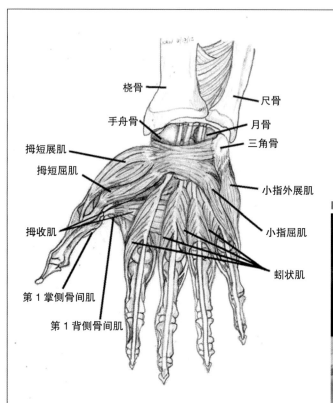

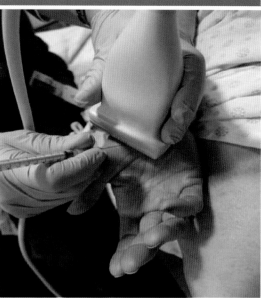

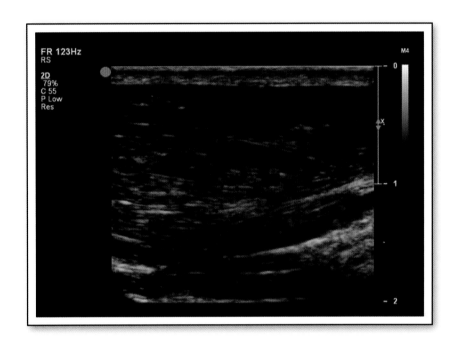

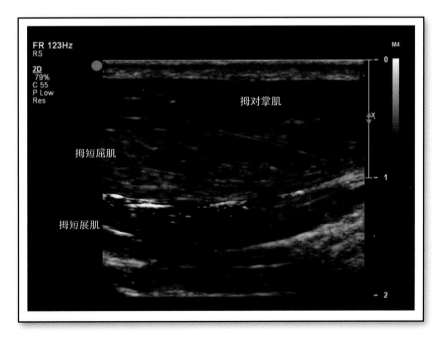

小鱼际肌

起点：小指对掌肌：钩骨腱帽和屈系带
　　　　小指展肌：豆状骨、豆钩韧带、尺侧腕屈肌肌腱
　　　　小指短屈肌：钩骨腱帽和屈系带

止点：小指对掌肌：第 5 掌骨
　　　　小指展肌：第 5 手指近节指骨
　　　　小指短屈肌：第 5 手指近节指骨

神经支配：尺神经深支

作用：小指对掌肌：第 5 指下外侧旋转
　　　　小指展肌：第 5 指在掌指关节外展
　　　　小指短屈肌：第 5 指在掌指关节屈曲

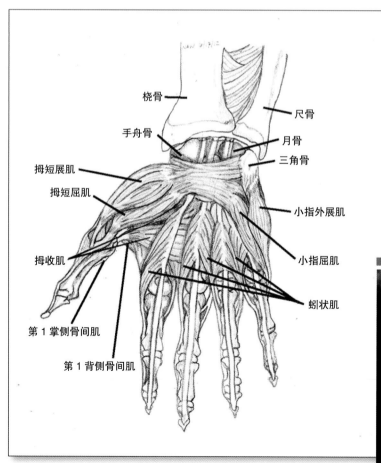

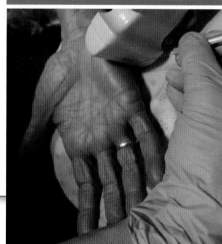

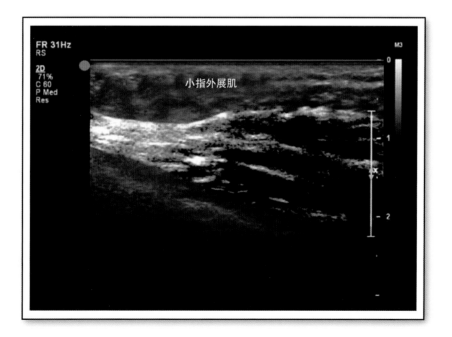

梨状肌

起点：骶骨的前表面

止点：大转子内侧

神经支配：L5，S1 和 S2

作用：髋关节屈曲时：股骨外展

髋关节伸展时：股骨向外侧旋转

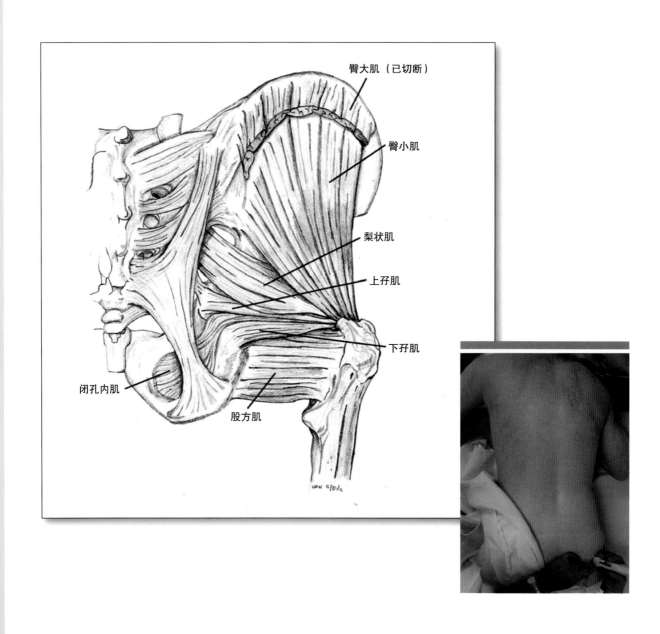

臀大肌（已切断）

臀小肌

梨状肌

上孖肌

下孖肌

闭孔内肌

股方肌

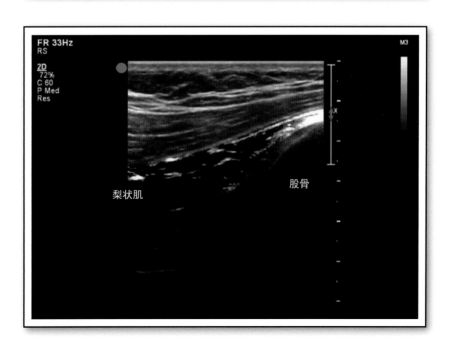

腰大肌（近端，后入路）

起点：T12 ~ L5 椎体、横突、椎间盘

止点：大头：股骨大转子小头

小头：骨盆缘耻骨线与髂耻隆起

神经支配：大头：L1 ~ L3 前支

小头：L1 前支

作用：大头：髋关节屈曲

小头：腰椎屈曲

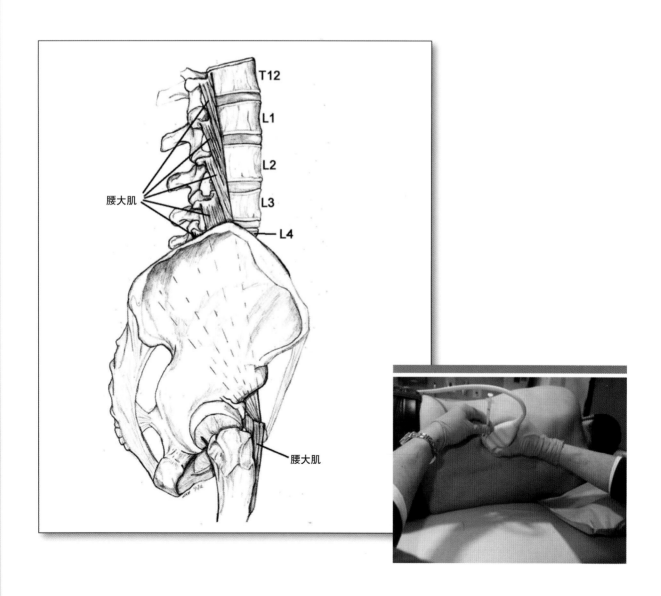

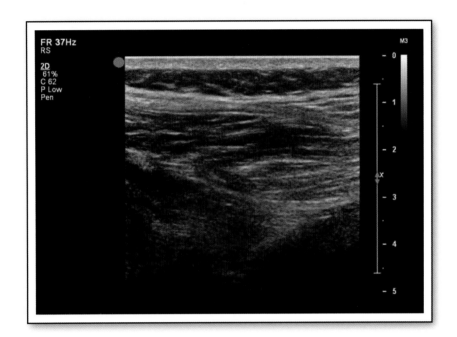

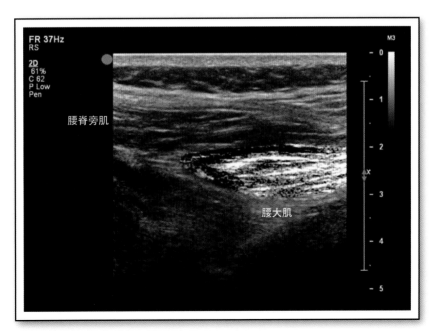

髂肌

起源：后腹壁和髂窝上 2/3

止点：股骨小转子

神经支配：股神经

作用：屈髋

注：把探头置于髂前上棘，向内侧推探头，将小肠推开，就可以直接看到髂肌

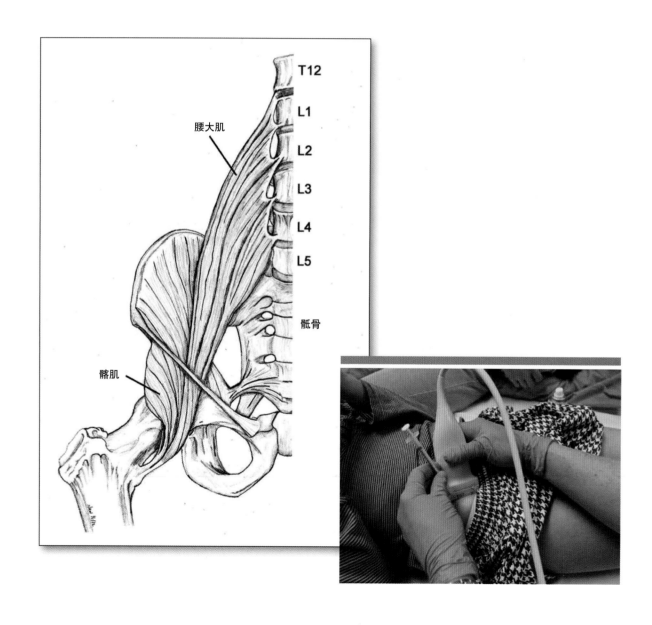

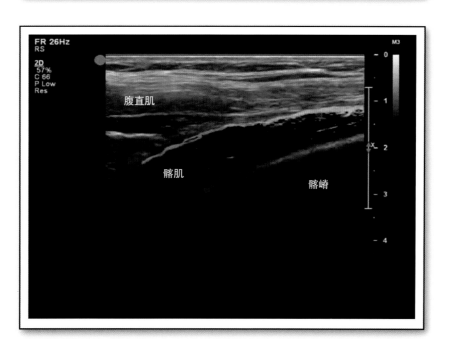

髂腰肌

起点：腰头：椎体、横突、T12 ~ L5 椎间盘

　　　　髂头：腹后壁及髂窝上 2/3

止点：股骨小转子总腱

神经支配：腰：L1 ~ L3 前支

　　　　　髂：股神经

作用：屈髋关节，协助大腿向外侧旋转

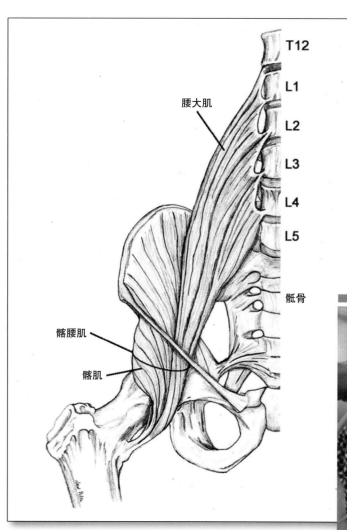

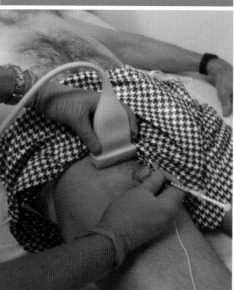

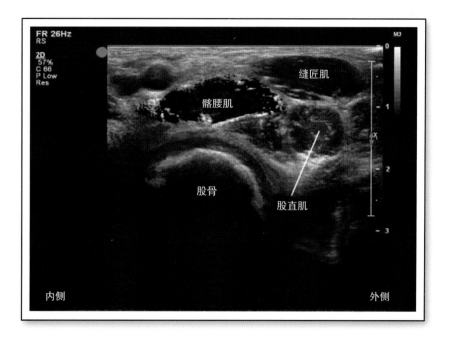

内收肌

起点：大收肌：内收肌——坐骨耻骨支
　　　腘绳肌：坐骨结节
　　　长收肌：耻骨体
止点：大收肌：内收肌——股骨近端、股骨嵴、内侧髁上线
　　　腘绳肌：内收肌结节和髁上线
　　　长收肌：股骨嵴
神经支配：大收肌：内收肌——闭孔神经
　　　　　腘绳肌：坐骨神经
　　　　　长收肌：闭孔神经
作用：内收和大腿向内侧旋转

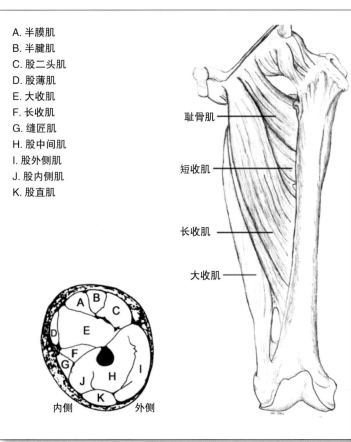

A. 半膜肌
B. 半腱肌
C. 股二头肌
D. 股薄肌
E. 大收肌
F. 长收肌
G. 缝匠肌
H. 股中间肌
I. 股外侧肌
J. 股内侧肌
K. 股直肌

耻骨肌
短收肌
长收肌
大收肌

内侧　　外侧

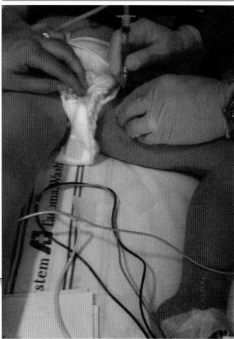

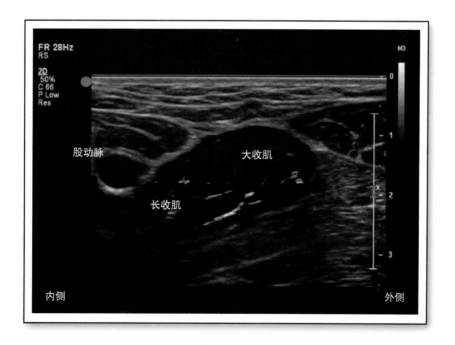

半腱肌

起点：坐骨结节

止点：胫骨近端内侧面

神经支配：坐骨神经

作用：膝关节屈曲，髋关节伸展，大腿向内侧旋转

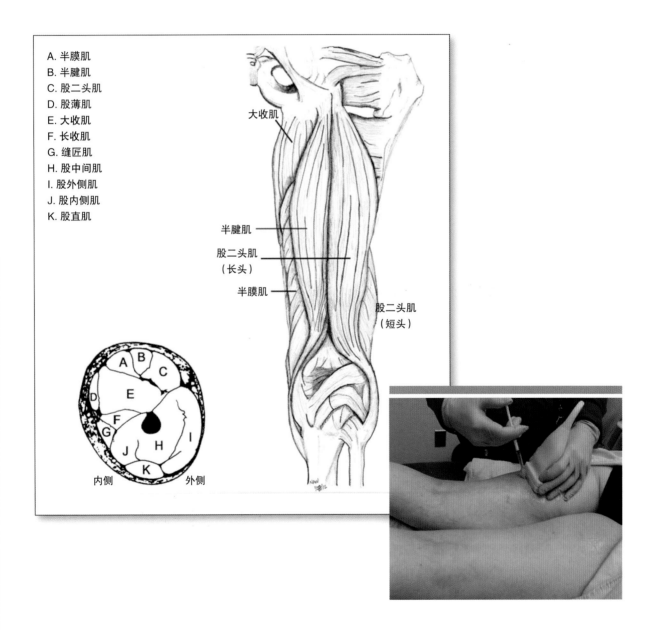

A. 半膜肌
B. 半腱肌
C. 股二头肌
D. 股薄肌
E. 大收肌
F. 长收肌
G. 缝匠肌
H. 股中间肌
I. 股外侧肌
J. 股内侧肌
K. 股直肌

大收肌

半腱肌

股二头肌（长头）

半膜肌

股二头肌（短头）

内侧　　　　外侧

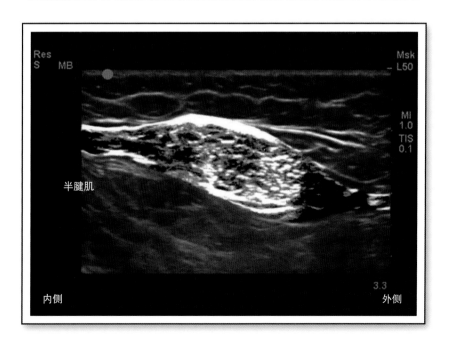

半膜肌

起点：坐骨结节

止点：胫骨内侧髁

神经支配：坐骨神经

作用：膝关节屈曲，髋关节伸展，大腿向内侧旋转

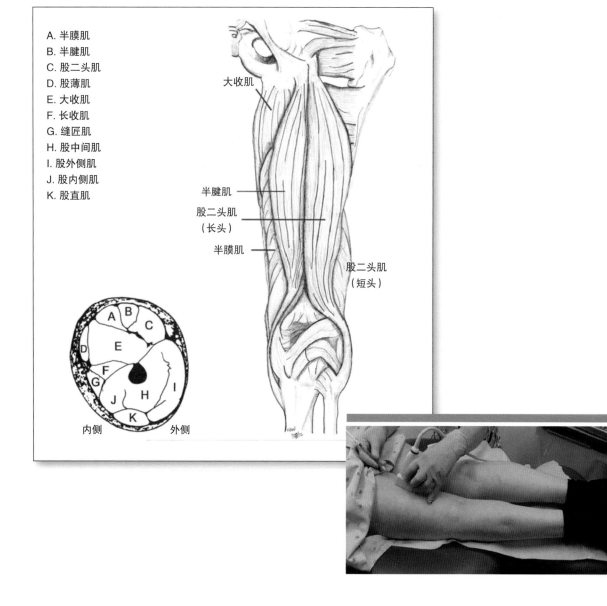

A. 半膜肌
B. 半腱肌
C. 股二头肌
D. 股薄肌
E. 大收肌
F. 长收肌
G. 缝匠肌
H. 股中间肌
I. 股外侧肌
J. 股内侧肌
K. 股直肌

大收肌

半腱肌

股二头肌
（长头）

半膜肌

股二头肌
（短头）

内侧　　　　外侧

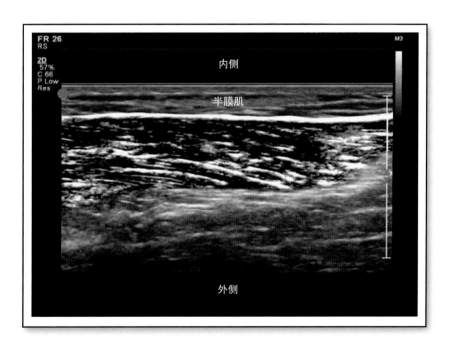

股直肌（近端）

起点：直头：髂前下棘
　　　　返折头：髂骨
止点：股四头肌肌腱
神经支配：股神经
作用：屈髋，伸膝

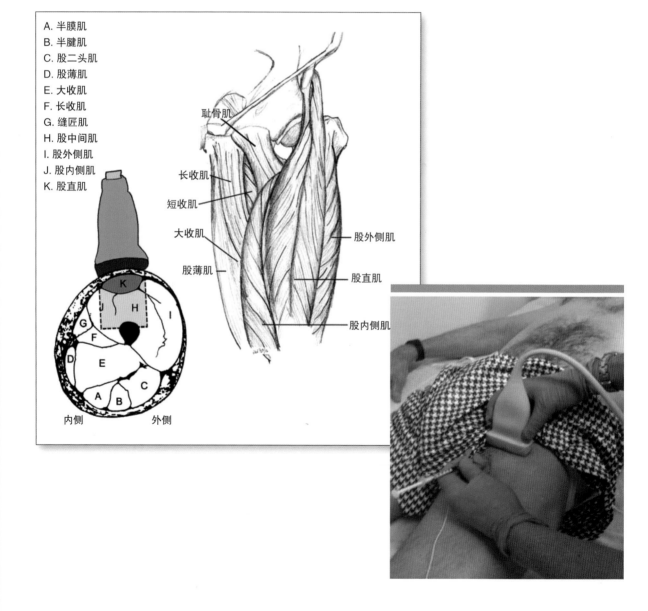

A. 半膜肌
B. 半腱肌
C. 股二头肌
D. 股薄肌
E. 大收肌
F. 长收肌
G. 缝匠肌
H. 股中间肌
I. 股外侧肌
J. 股内侧肌
K. 股直肌

内侧　　外侧

耻骨肌
长收肌
短收肌
大收肌
股薄肌

股外侧肌
股直肌
股内侧肌

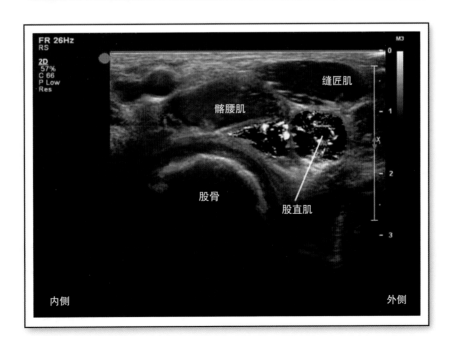

股直肌（远端）

起点：直头：髂前下棘
返折头：髂骨
止点：股四头肌肌腱
神经支配：股神经
作用：屈髋，伸膝

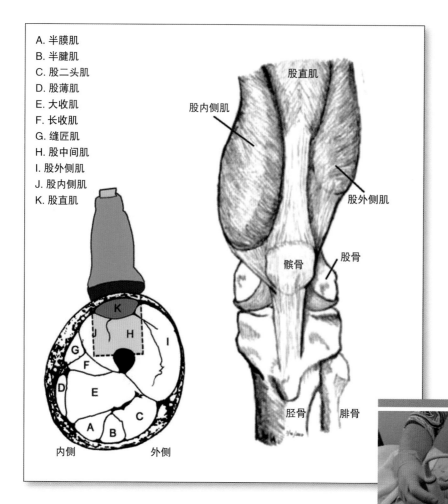

A. 半膜肌
B. 半腱肌
C. 股二头肌
D. 股薄肌
E. 大收肌
F. 长收肌
G. 缝匠肌
H. 股中间肌
I. 股外侧肌
J. 股内侧肌
K. 股直肌

股直肌
股内侧肌
股外侧肌
髌骨
股骨
胫骨
腓骨

内侧　　外侧

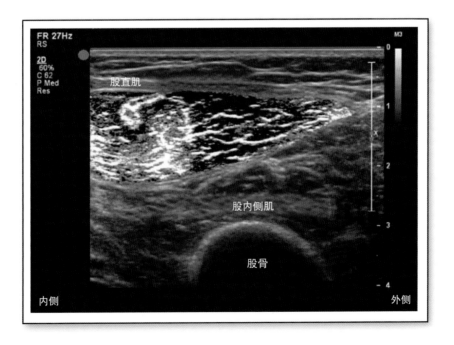

腓肠肌（外侧头）

起点： 股外侧髁

止点： 经跟腱到跟骨后表面

神经支配： 胫神经

作用： 屈膝，足跖屈

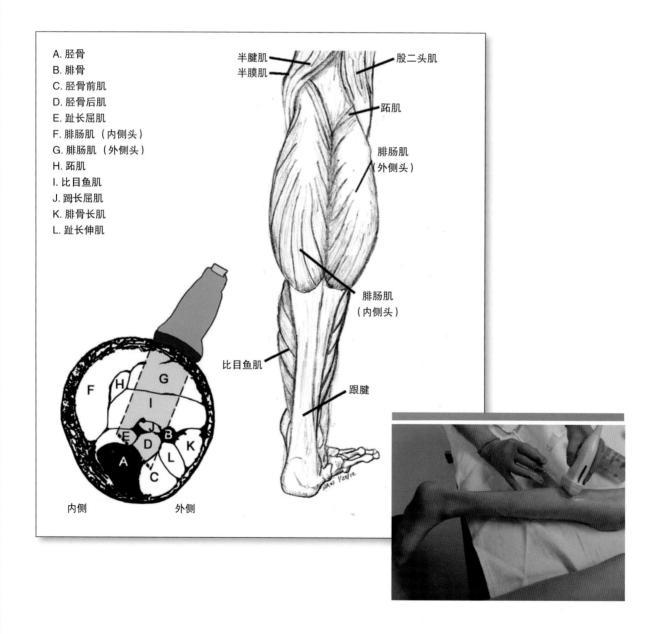

A. 胫骨
B. 腓骨
C. 胫骨前肌
D. 胫骨后肌
E. 趾长屈肌
F. 腓肠肌（内侧头）
G. 腓肠肌（外侧头）
H. 跖肌
I. 比目鱼肌
J. 踇长屈肌
K. 腓骨长肌
L. 趾长伸肌

半腱肌
半膜肌
股二头肌
跖肌
腓肠肌（外侧头）
腓肠肌（内侧头）
比目鱼肌
跟腱

内侧　　　　外侧

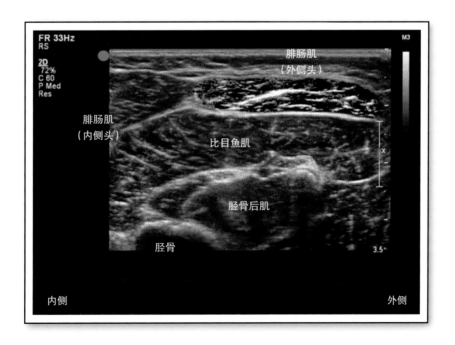

腓肠肌（内侧头，横切面）

起点：紧邻股内侧髁上方

止点：经跟腱到跟骨后表面

神经支配：胫神经

作用：屈膝，足跖屈

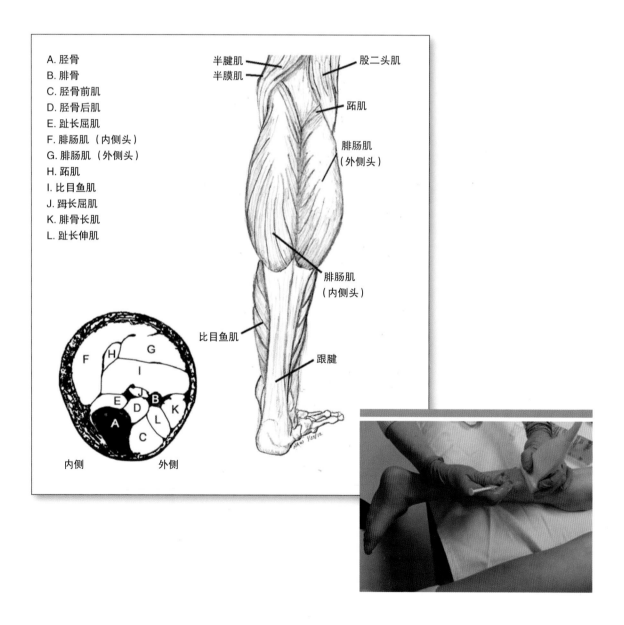

A. 胫骨
B. 腓骨
C. 胫骨前肌
D. 胫骨后肌
E. 趾长屈肌
F. 腓肠肌（内侧头）
G. 腓肠肌（外侧头）
H. 跖肌
I. 比目鱼肌
J. 蹬长屈肌
K. 腓骨长肌
L. 趾长伸肌

半腱肌
半膜肌
股二头肌
跖肌
腓肠肌（外侧头）
腓肠肌（内侧头）
比目鱼肌
跟腱

内侧　　　外侧

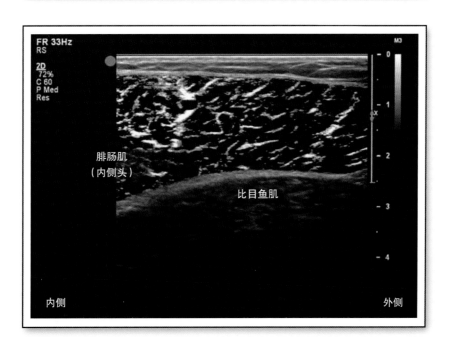

腓肠肌（内侧头，纵切面）

起点： 紧邻股内侧髁上方
止点： 经跟腱到跟骨后表面
神经支配： 胫神经
作用： 屈膝，足跖屈

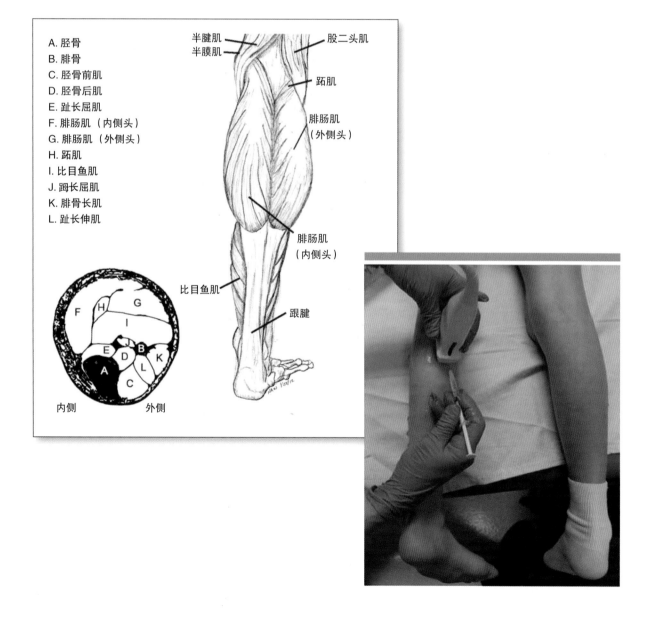

A. 胫骨
B. 腓骨
C. 胫骨前肌
D. 胫骨后肌
E. 趾长屈肌
F. 腓肠肌（内侧头）
G. 腓肠肌（外侧头）
H. 跖肌
I. 比目鱼肌
J. 踇长屈肌
K. 腓骨长肌
L. 趾长伸肌

半腱肌
半膜肌
股二头肌
跖肌
腓肠肌（外侧头）
腓肠肌（内侧头）
比目鱼肌
跟腱

内侧　　　　外侧

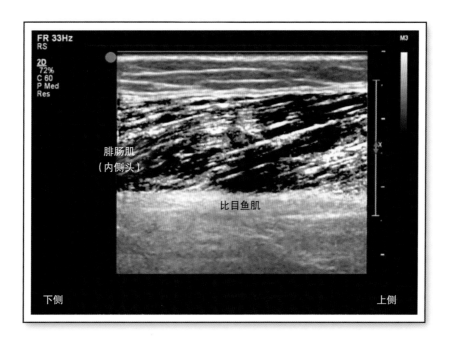

比目鱼肌

起点：比目鱼线、胫骨内侧缘、腓骨头后方邻近腓骨颈和近端枢

止点：跟骨后的跟腱

神经支配：胫神经

作用：足跖屈

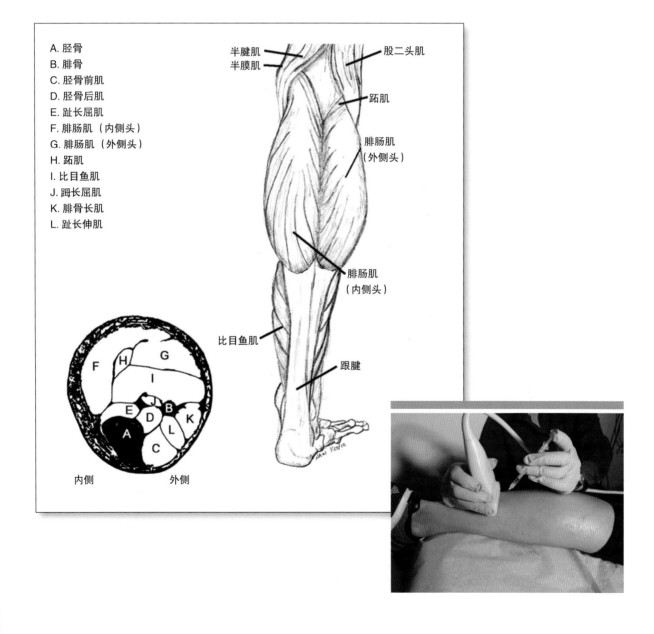

A. 胫骨
B. 腓骨
C. 胫骨前肌
D. 胫骨后肌
E. 趾长屈肌
F. 腓肠肌（内侧头）
G. 腓肠肌（外侧头）
H. 跖肌
I. 比目鱼肌
J. 踇长屈肌
K. 腓骨长肌
L. 趾长伸肌

半腱肌
半膜肌
股二头肌
跖肌
腓肠肌（外侧头）
腓肠肌（内侧头）
比目鱼肌
跟腱

内侧   外侧

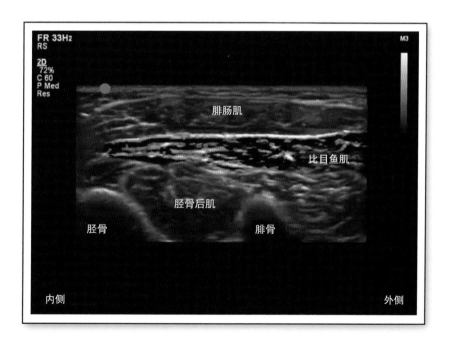

胫骨后肌

起点：骨间背侧膜和相邻的胫骨和腓骨

止点：舟骨结节相邻的内侧楔骨

神经支配：胫神经

作用：足内翻，跖屈，行走时支撑足弓内侧面

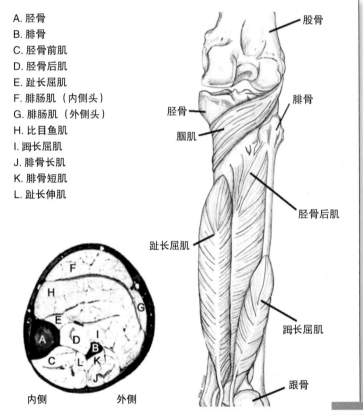

A. 胫骨
B. 腓骨
C. 胫骨前肌
D. 胫骨后肌
E. 趾长屈肌
F. 腓肠肌（内侧头）
G. 腓肠肌（外侧头）
H. 比目鱼肌
I. 踇长屈肌
J. 腓骨长肌
K. 腓骨短肌
L. 趾长伸肌

股骨

胫骨

腘肌

腓骨

胫骨后肌

趾长屈肌

踇长屈肌

跟骨

内侧　　外侧

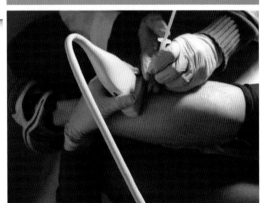

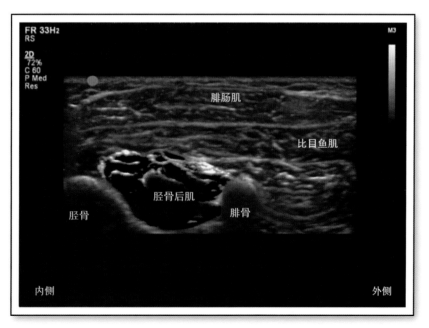

趾长屈肌

起点：胫骨内侧和后部

止点：足趾 2 ~ 5 远端跖骨基底，跖面

神经支配：胫神经

作用：屈 2 ~ 5 趾

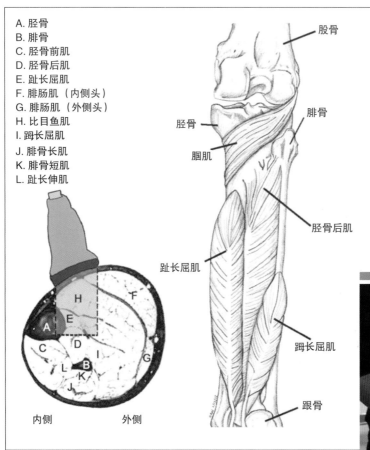

A. 胫骨
B. 腓骨
C. 胫骨前肌
D. 胫骨后肌
E. 趾长屈肌
F. 腓肠肌（内侧头）
G. 腓肠肌（外侧头）
H. 比目鱼肌
I. 蹈长屈肌
J. 腓骨长肌
K. 腓骨短肌
L. 趾长伸肌

内侧　　　外侧

股骨

腓骨

胫骨

腘肌

胫骨后肌

趾长屈肌

蹈长屈肌

跟骨

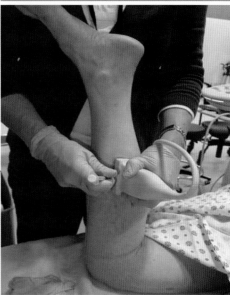

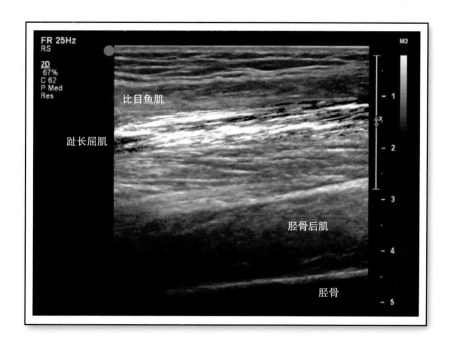

腓骨长肌

起点： 腓骨头、侧腓骨下轴、胫骨外侧髁

止点： 第 1 跖基底和内侧楔骨，跖面

神经支配： 腓浅神经

作用： 足外翻，跖屈，足弓支撑

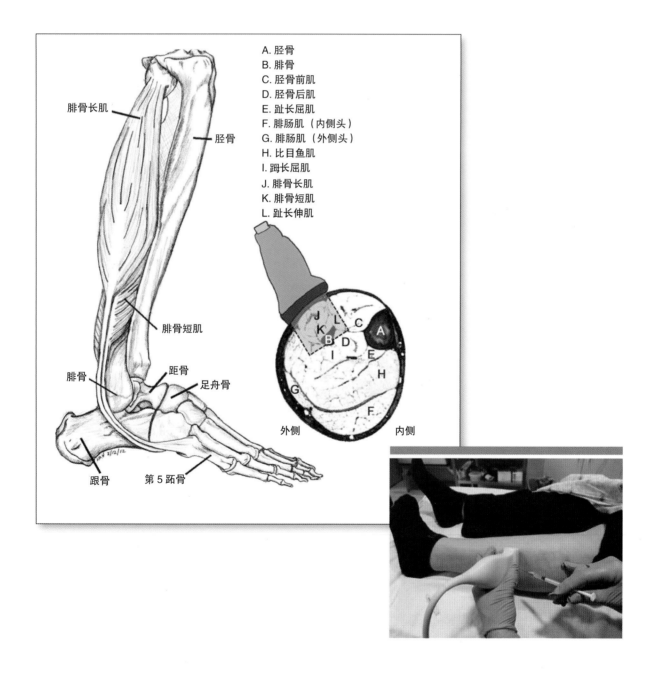

A. 胫骨
B. 腓骨
C. 胫骨前肌
D. 胫骨后肌
E. 趾长屈肌
F. 腓肠肌（内侧头）
G. 腓肠肌（外侧头）
H. 比目鱼肌
I. 跨长屈肌
J. 腓骨长肌
K. 腓骨短肌
L. 趾长伸肌

腓骨长肌

胫骨

腓骨短肌

腓骨

距骨

足舟骨

跟骨

第 5 跖骨

外侧

内侧

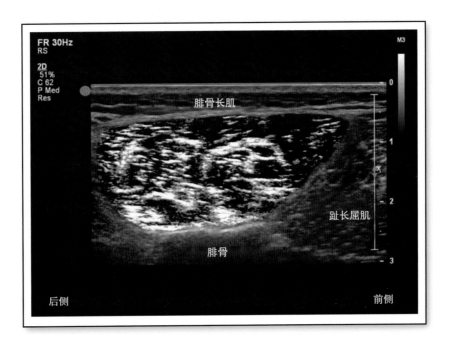

腓骨短肌

起点：腓骨外侧枢

止点：第 5 跖骨基底

神经支配：腓浅神经

作用：足外翻

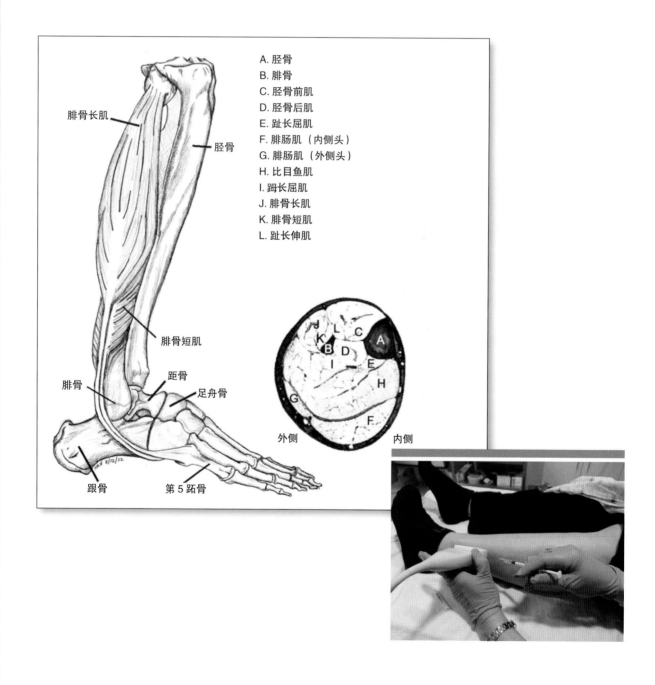

A. 胫骨
B. 腓骨
C. 胫骨前肌
D. 胫骨后肌
E. 趾长屈肌
F. 腓肠肌（内侧头）
G. 腓肠肌（外侧头）
H. 比目鱼肌
I. 踇长屈肌
J. 腓骨长肌
K. 腓骨短肌
L. 趾长伸肌

腓骨长肌

胫骨

腓骨短肌

距骨

足舟骨

腓骨

跟骨

第 5 跖骨

外侧　　　　内侧

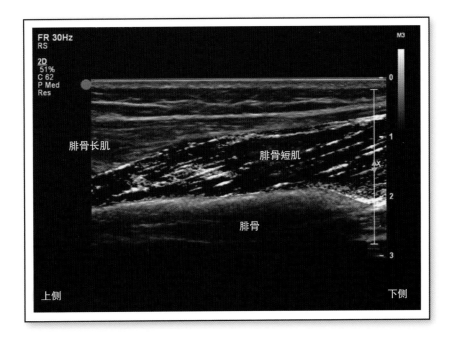

跨长伸肌（横切面视图）

起点：腓骨内侧表面和骨间膜

止点：跨趾末节跖骨远端基底，背面

神经支配：腓深神经

作用：足背屈和伸跨趾

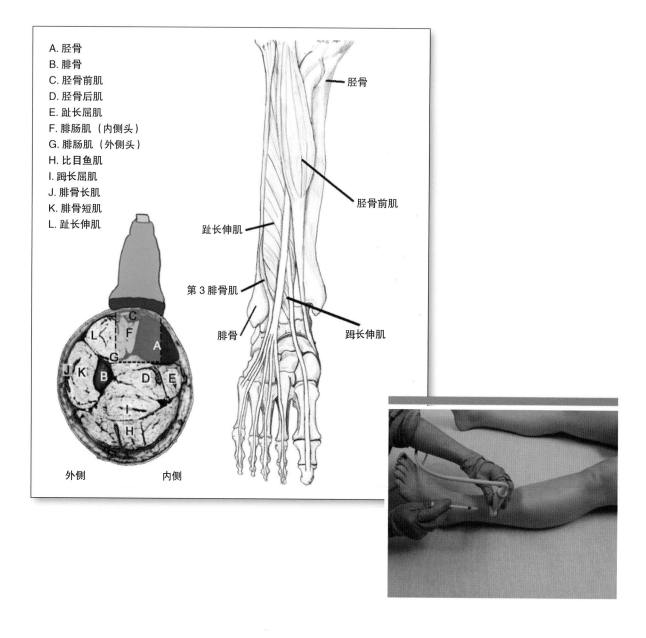

A. 胫骨
B. 腓骨
C. 胫骨前肌
D. 胫骨后肌
E. 趾长屈肌
F. 腓肠肌（内侧头）
G. 腓肠肌（外侧头）
H. 比目鱼肌
I. 跨长屈肌
J. 腓骨长肌
K. 腓骨短肌
L. 趾长伸肌

胫骨
胫骨前肌
趾长伸肌
第3腓骨肌
腓骨
跨长伸肌

外侧　　内侧

超导密码：超声引导下的化学去神经疗法

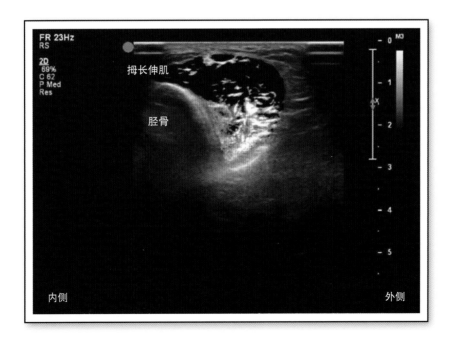

蹈长伸肌（纵切面视图）

起点：腓骨内侧表面和骨间膜

止点：蹈趾末节跖骨远端基底，背面

神经支配：腓深神经

作用：足背屈和伸蹈趾

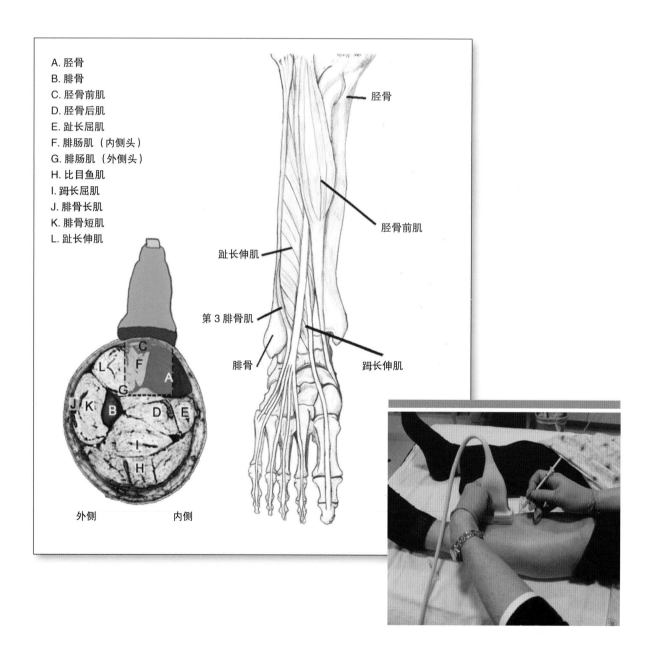

A. 胫骨
B. 腓骨
C. 胫骨前肌
D. 胫骨后肌
E. 趾长屈肌
F. 腓肠肌（内侧头）
G. 腓肠肌（外侧头）
H. 比目鱼肌
I. 蹈长屈肌
J. 腓骨长肌
K. 腓骨短肌
L. 趾长伸肌

胫骨

胫骨前肌

趾长伸肌

第 3 腓骨肌

腓骨

蹈长伸肌

外侧　　　　内侧

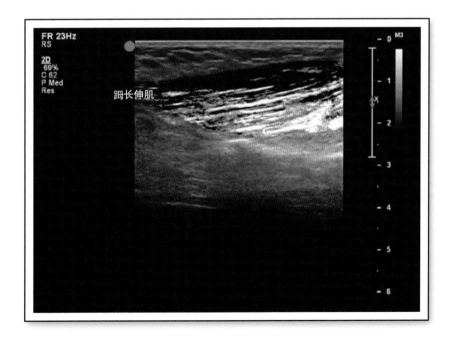

踇短屈肌

起点： 骰骨跖面和外侧楔骨，胫骨肌腱后面
止点： 踇趾近节趾骨基底
神经支配： 趾内侧神经（来自胫神经）
作用： 踇趾在跖趾关节屈曲

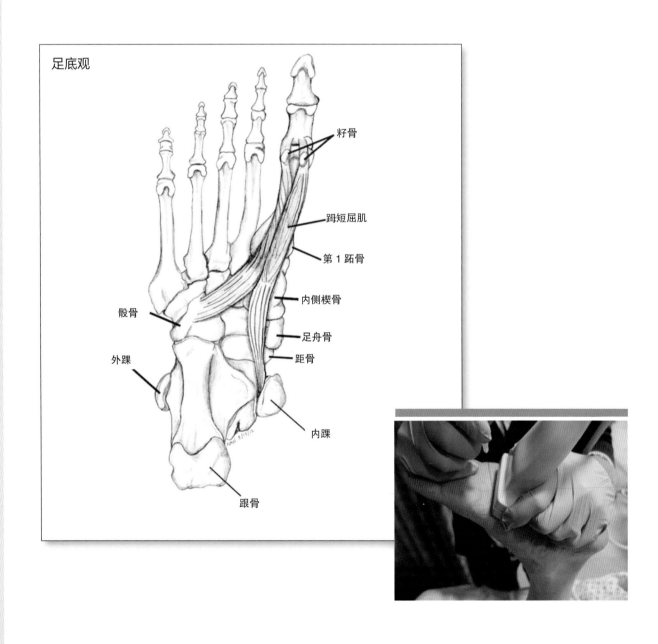

足底观

籽骨

踇短屈肌

第 1 跖骨

内侧楔骨

足舟骨

距骨

内踝

跟骨

骰骨

外踝

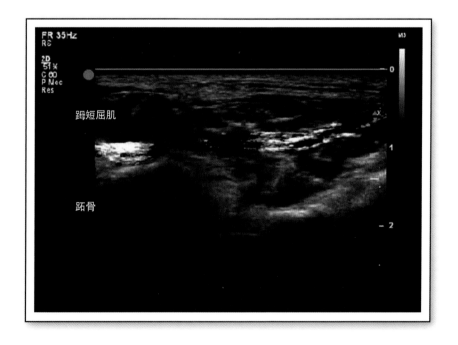

趾短屈肌

起点： 跟骨内侧突结节和跖腱膜

止点： 足 2 ~ 5 趾骨跖面

神经支配： 足底内侧神经（来自胫神经）

作用： 2 ~ 5 脚趾近端指间关节屈曲

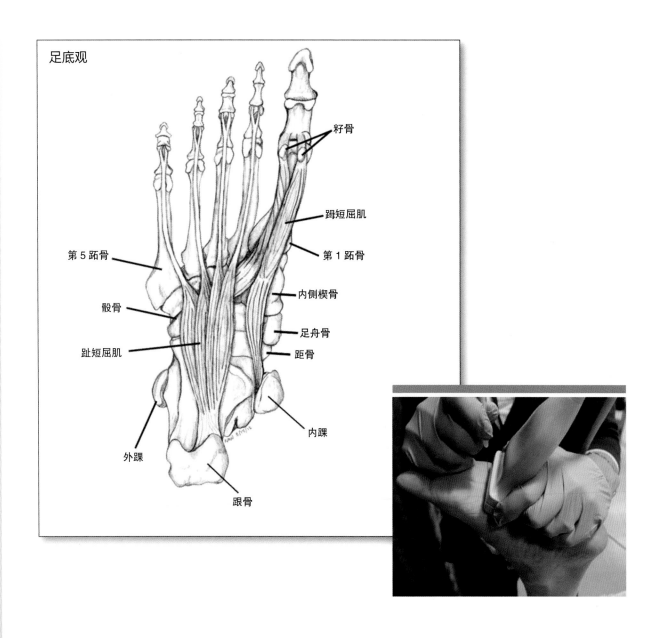

足底观

籽骨

踇短屈肌

第 1 跖骨

第 5 跖骨

内侧楔骨

骰骨

足舟骨

趾短屈肌

距骨

内踝

外踝

跟骨

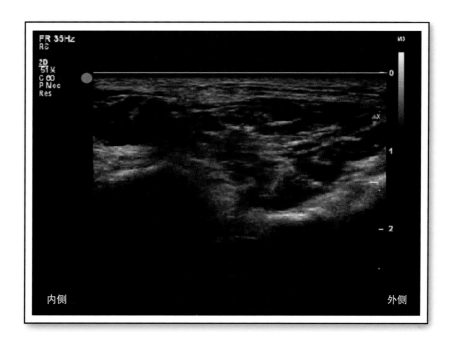

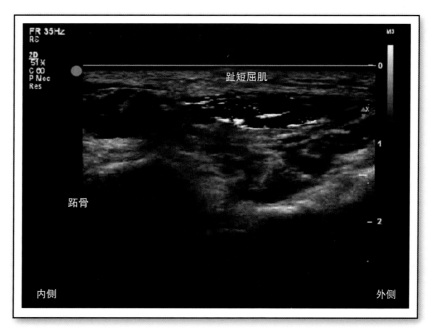

第五部分

肌肉层次和注射点图谱

Abrahm Behnam

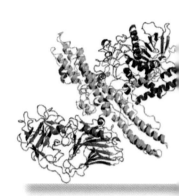

此部分为临床医师提供了化学神经阻滞计划和实施的图解。在"肌肉层次图"中，对各个解剖部分的肌肉间的解剖关系和方位进行了详细的描述。**注射点图**显示了临床表面解剖以及其下方的肌肉，可帮助临床医师确定最佳注射点。本书不仅显示了肌肉的解剖和靶点方位，还显示了肌肉及其结构，由浅入深到达注射靶点的全貌。此部分不仅可应用于超声引导操作，对于指导临床医师进行化学神经阻滞也会有很大帮助。

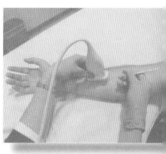

面部正面

面部侧面

颈部前面

颈部侧面

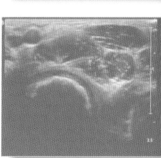

前臂

臀部

大腿

腘绳肌

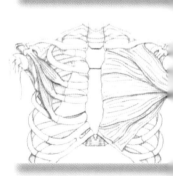

小腿

颈 / 背部

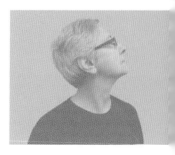

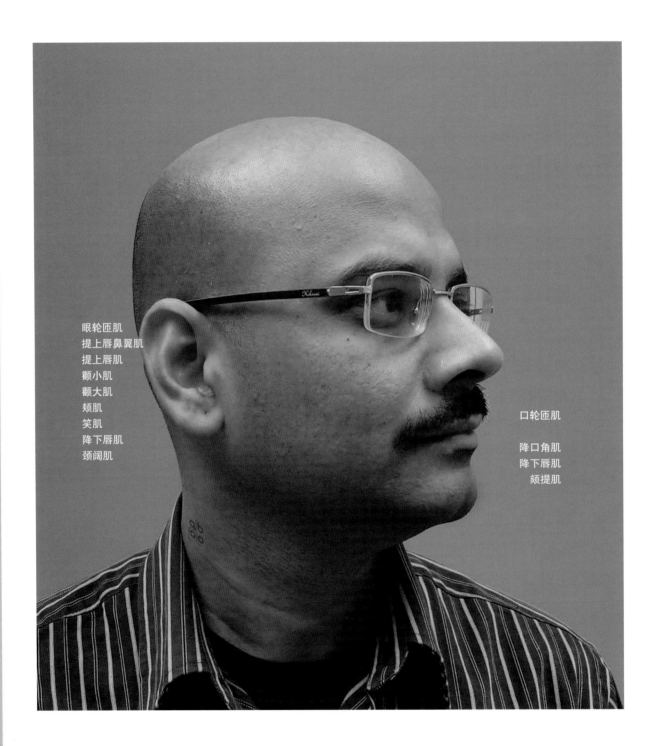

眼轮匝肌
提上唇鼻翼肌
提上唇肌
颧小肌
颧大肌
颊肌
笑肌
降下唇肌
颈阔肌

口轮匝肌

降口角肌
降下唇肌
颏提肌

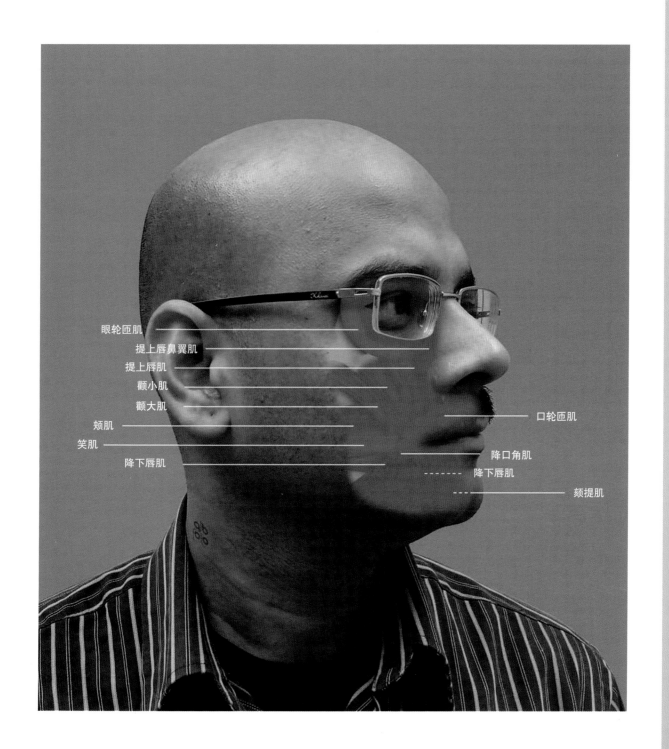

眼轮匝肌
提上唇鼻翼肌
提上唇肌
颧小肌
颧大肌
颊肌
笑肌
降下唇肌

口轮匝肌
降口角肌
降下唇肌
颏提肌

肌层

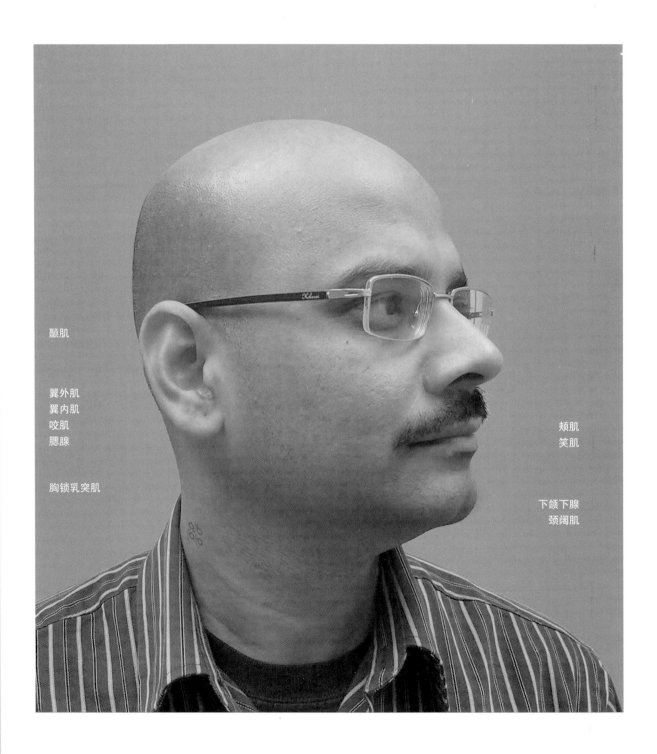

颞肌

翼外肌
翼内肌
咬肌
腮腺

胸锁乳突肌

颊肌
笑肌

下颌下腺
颈阔肌

肌层

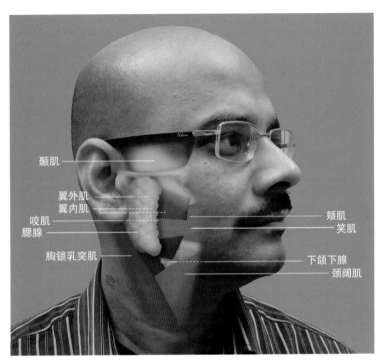

颞肌
翼外肌
翼内肌
咬肌
腮腺
胸锁乳突肌

颊肌
笑肌
下颌下腺
颈阔肌

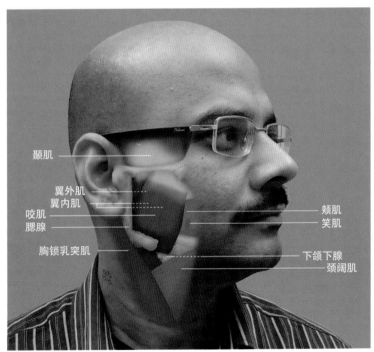

颞肌
翼外肌
翼内肌
咬肌
腮腺
胸锁乳突肌

颊肌
笑肌
下颌下腺
颈阔肌

肌层

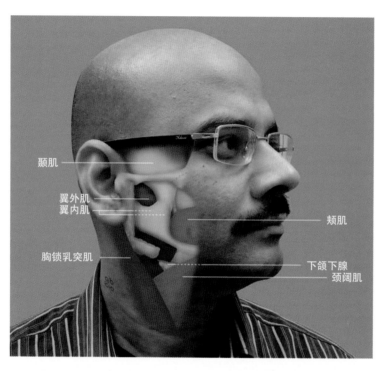

颞肌

翼外肌
翼内肌

胸锁乳突肌

颊肌

下颌下腺
颈阔肌

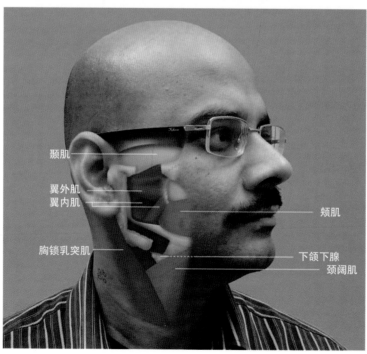

颞肌

翼外肌
翼内肌

胸锁乳突肌

颊肌

下颌下腺
颈阔肌

肌层

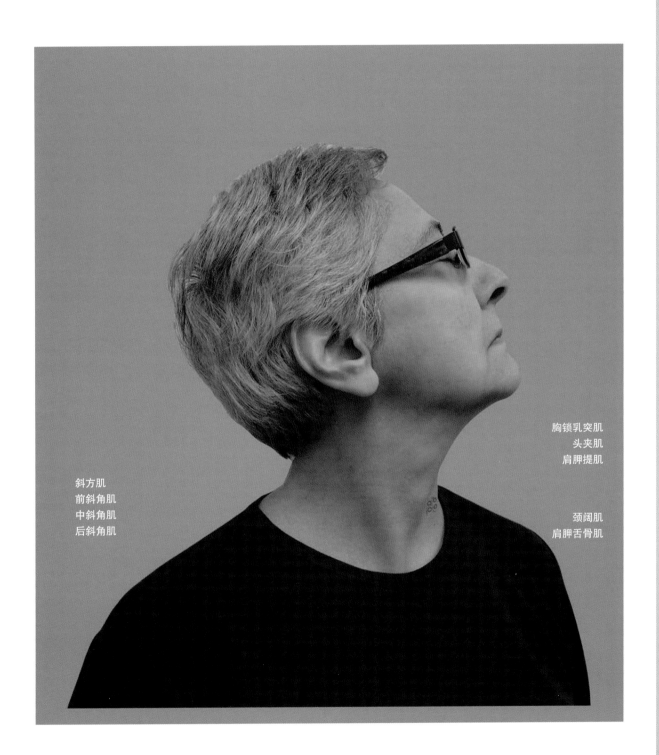

胸锁乳突肌
头夹肌
肩胛提肌

颈阔肌
肩胛舌骨肌

斜方肌
前斜角肌
中斜角肌
后斜角肌

肌层

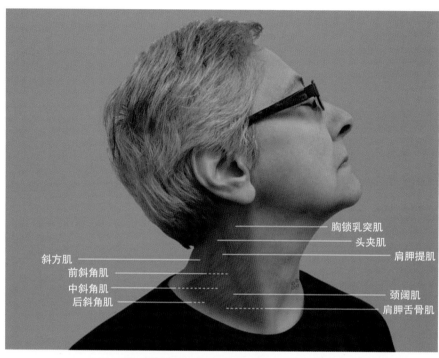

斜方肌
前斜角肌
中斜角肌
后斜角肌

胸锁乳突肌
头夹肌
肩胛提肌

颈阔肌
肩胛舌骨肌

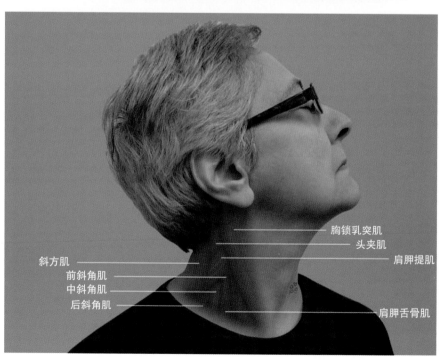

斜方肌
前斜角肌
中斜角肌
后斜角肌

胸锁乳突肌
头夹肌
肩胛提肌

肩胛舌骨肌

肌层

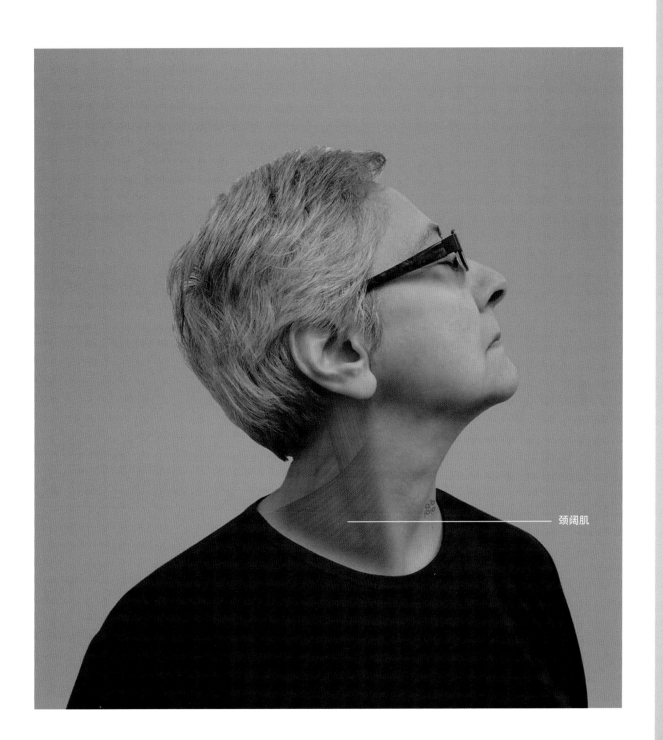

——————— 颈阔肌

肌层

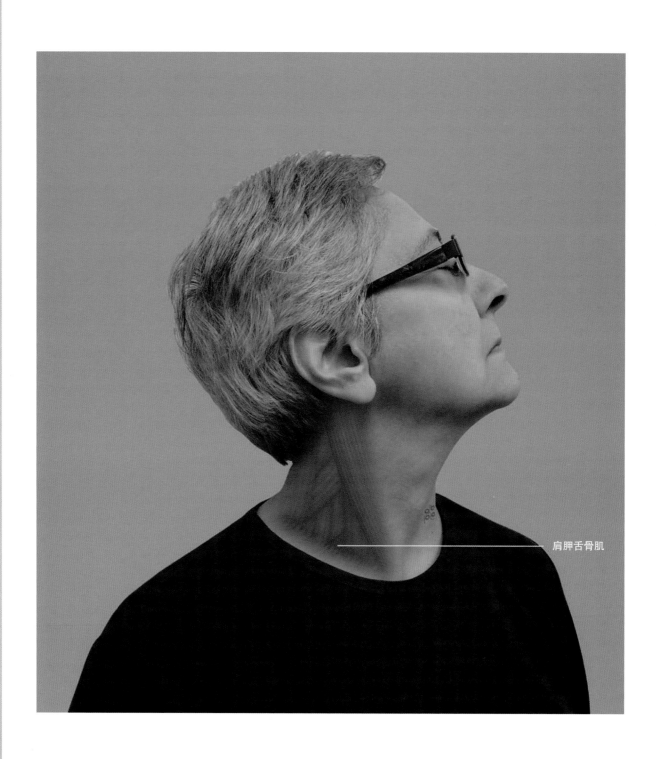

肩胛舌骨肌

肌层

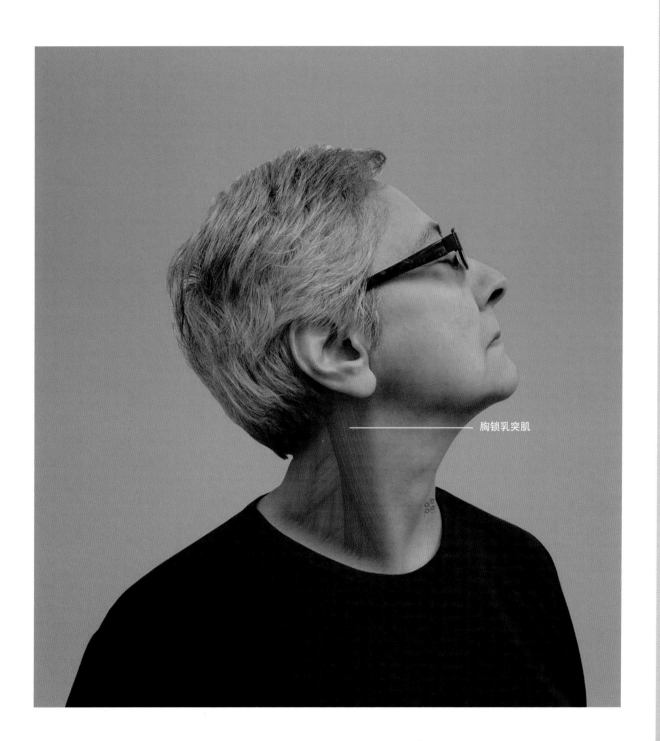

—————— 胸锁乳突肌

> ## 肌层

前斜角肌 —————————————

肌层

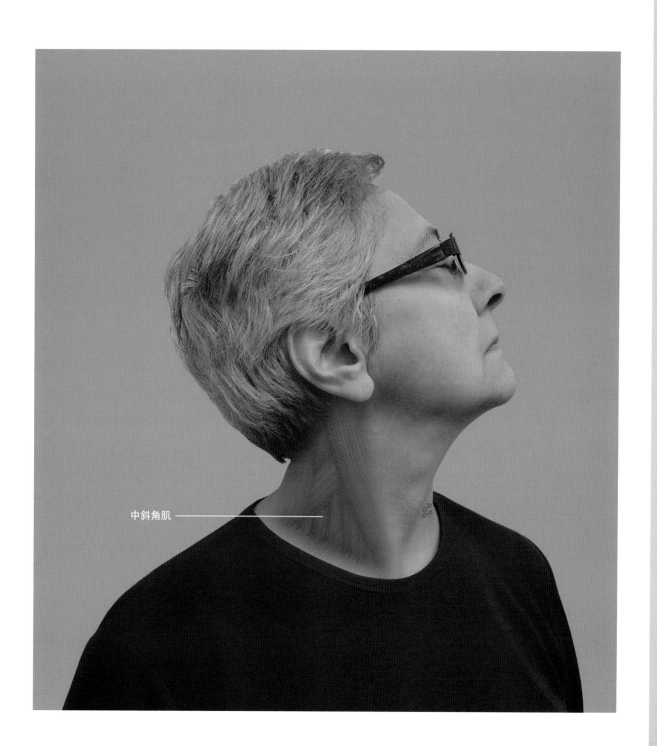

中斜角肌 —————————————————

肌层

后斜角肌 ————————————

肌层

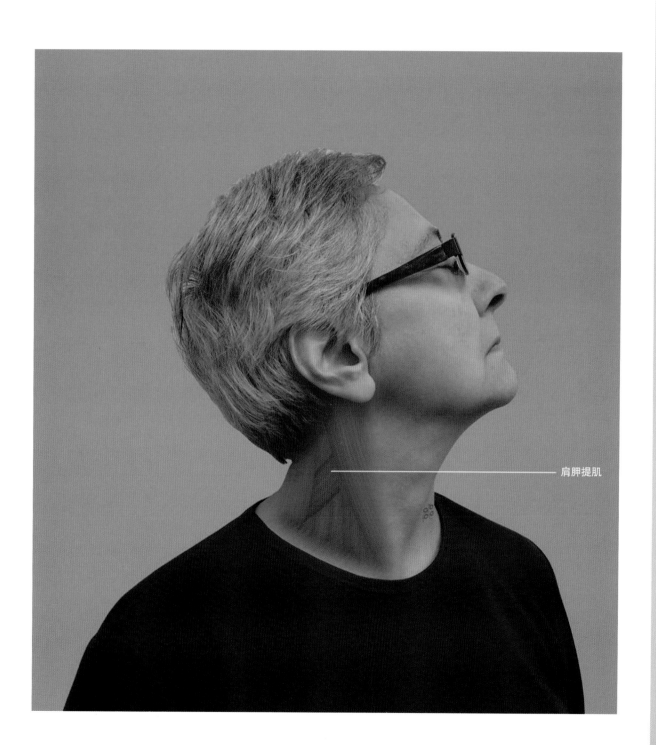

肩胛提肌

肌层

头夹肌

肌层

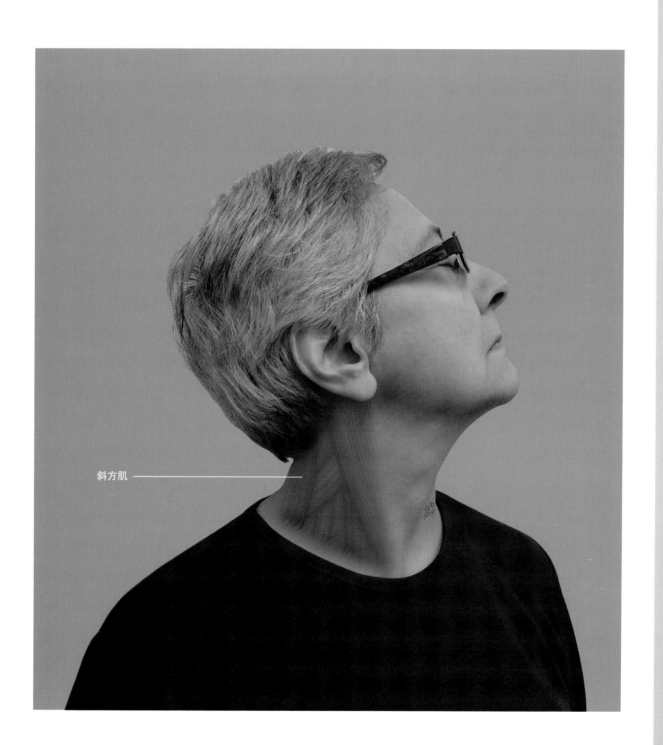

斜方肌 ——————————————

肌层

胸锁乳突肌

头夹肌

肩胛提肌

斜方肌

颈阔肌

中斜角肌
前斜角肌
后斜角肌

肩胛舌骨肌

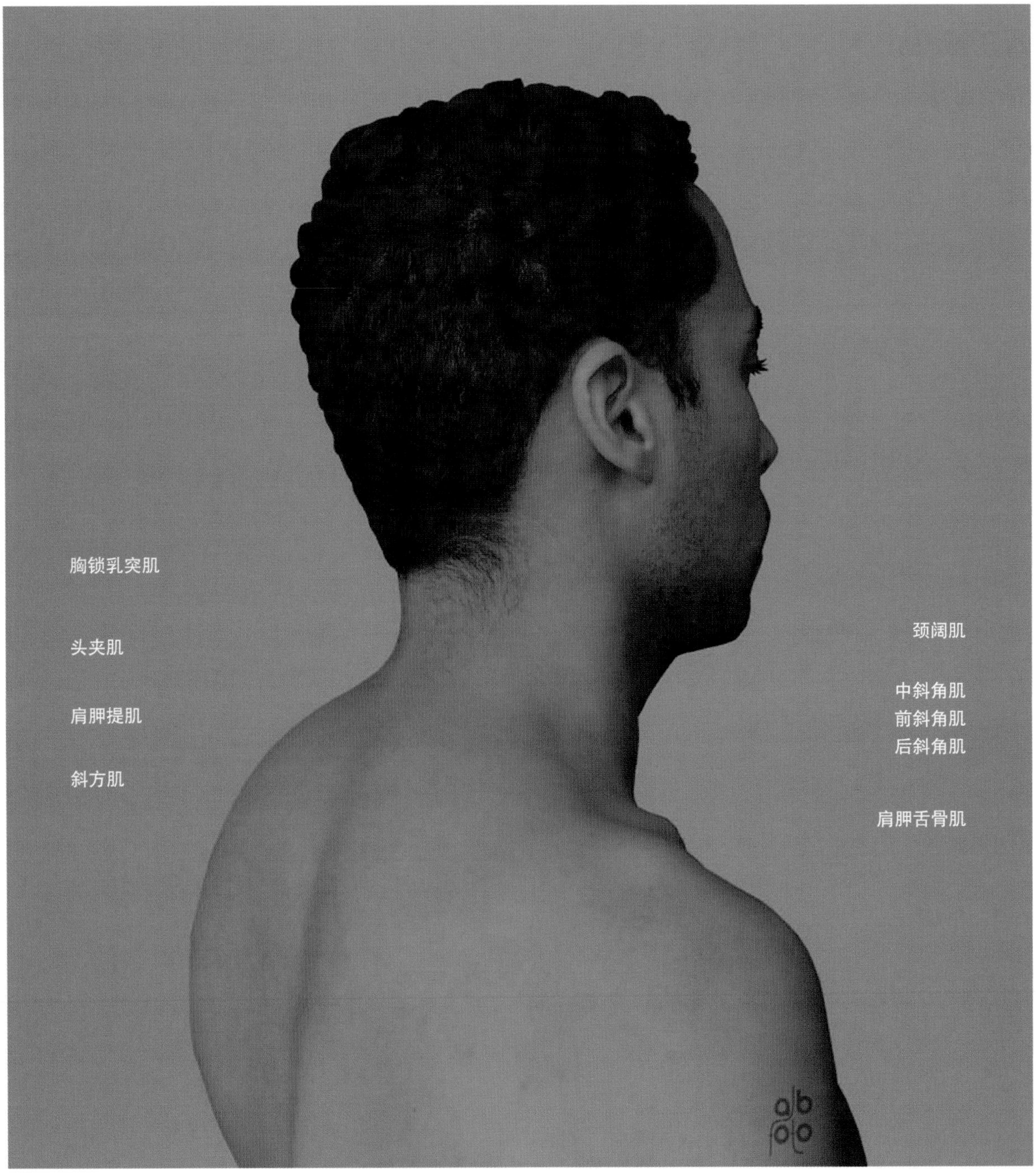

肌层

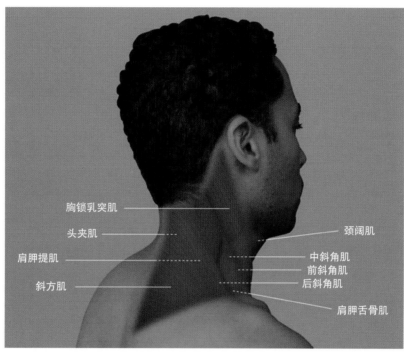

胸锁乳突肌

头夹肌

肩胛提肌

斜方肌

颈阔肌

中斜角肌
前斜角肌
后斜角肌

肩胛舌骨肌

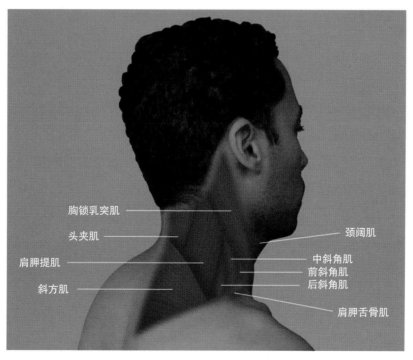

胸锁乳突肌

头夹肌

肩胛提肌

斜方肌

颈阔肌

中斜角肌
前斜角肌
后斜角肌

肩胛舌骨肌

颈阔肌注射点

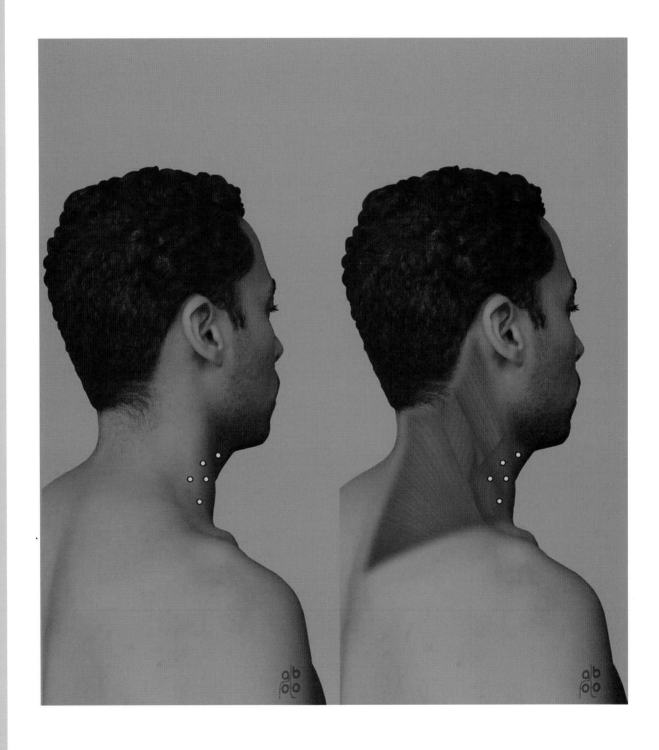

斜方肌注射点

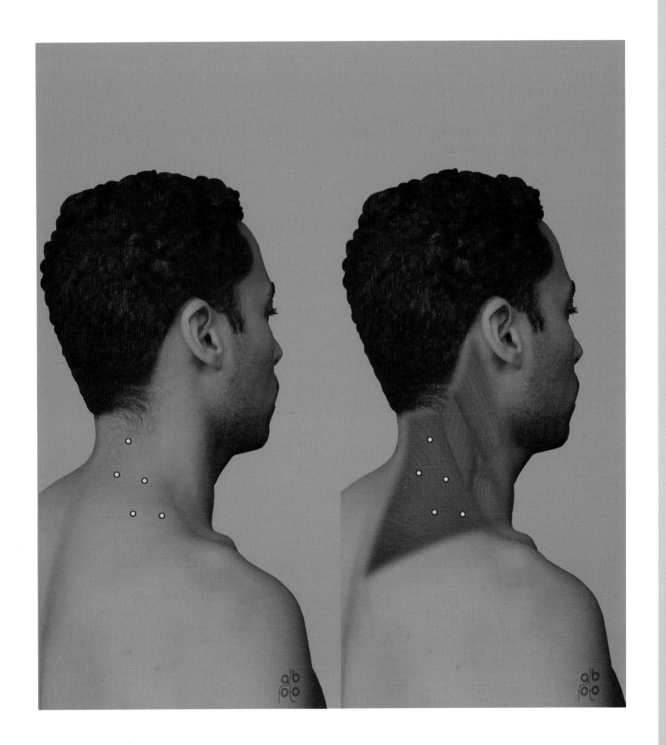

胸锁乳突肌注射点

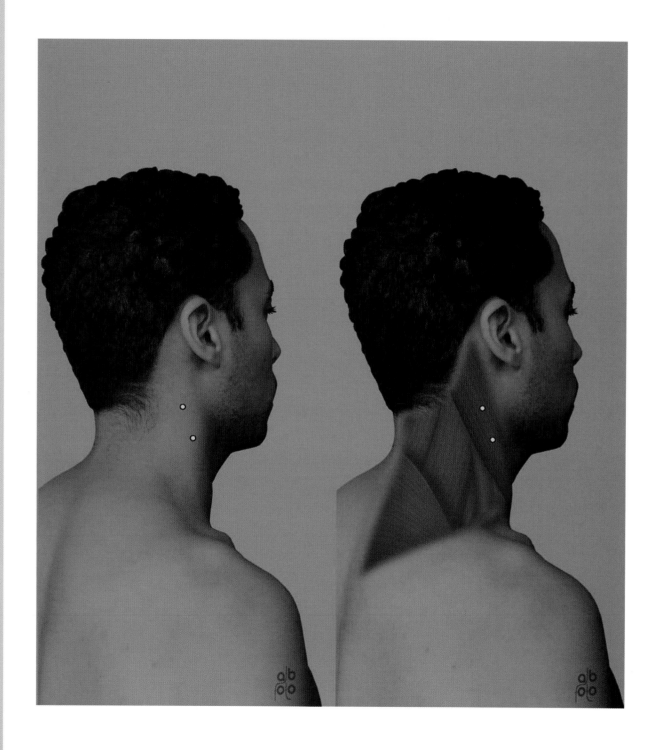

前斜角肌注射点

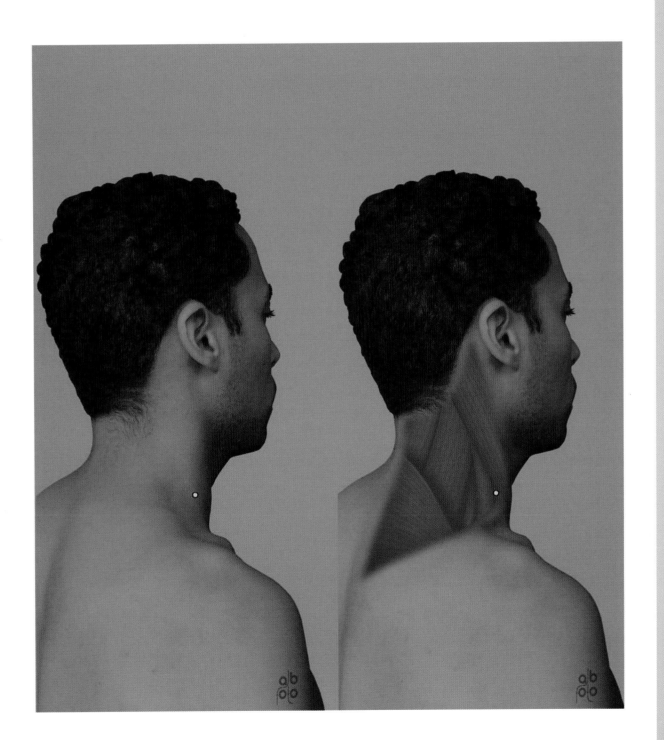

中斜角肌注射点

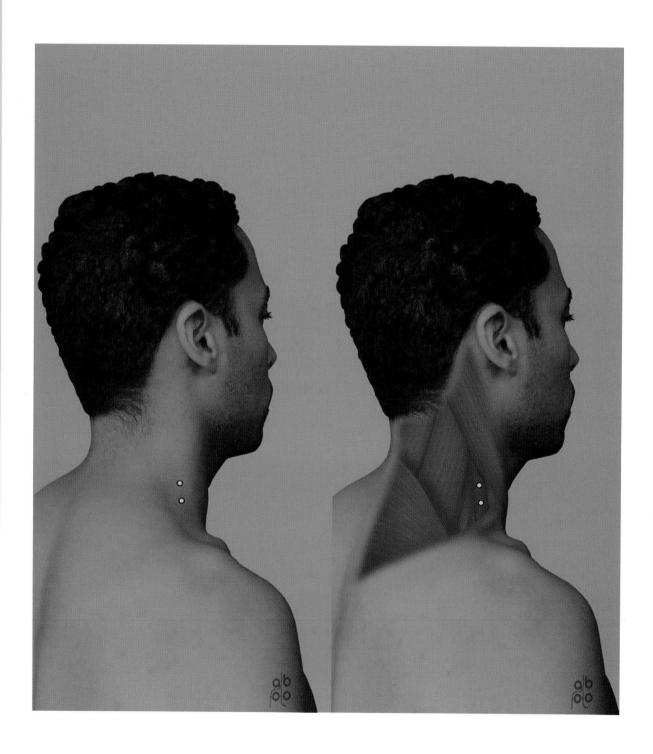

后斜角肌注射点

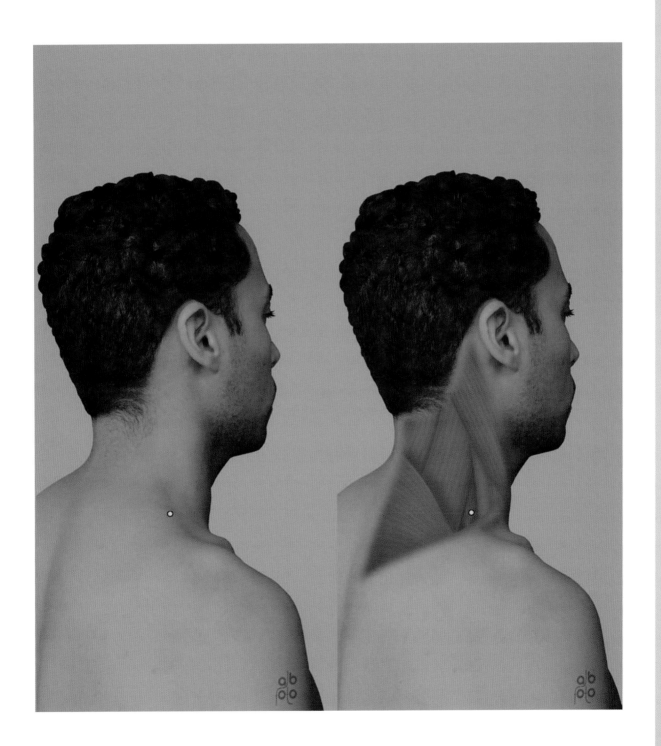

肩胛提肌注射点

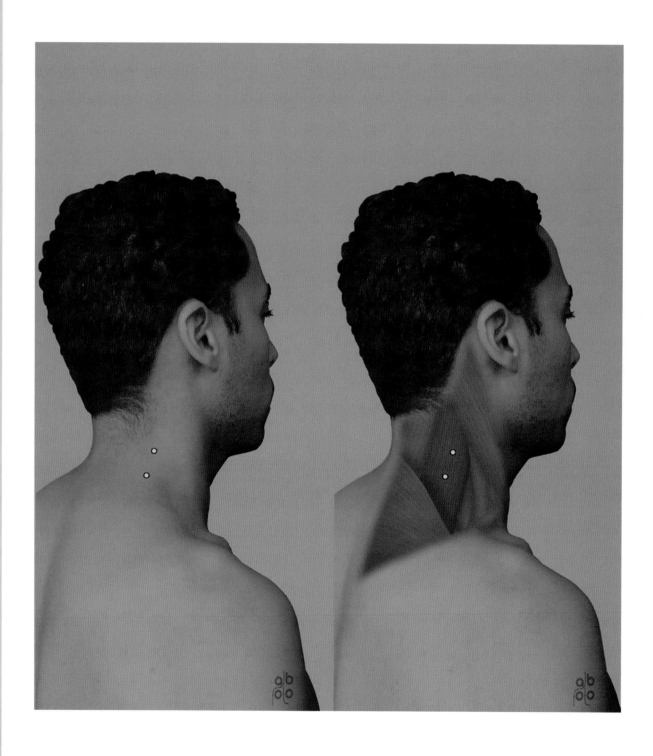

头夹肌注射点

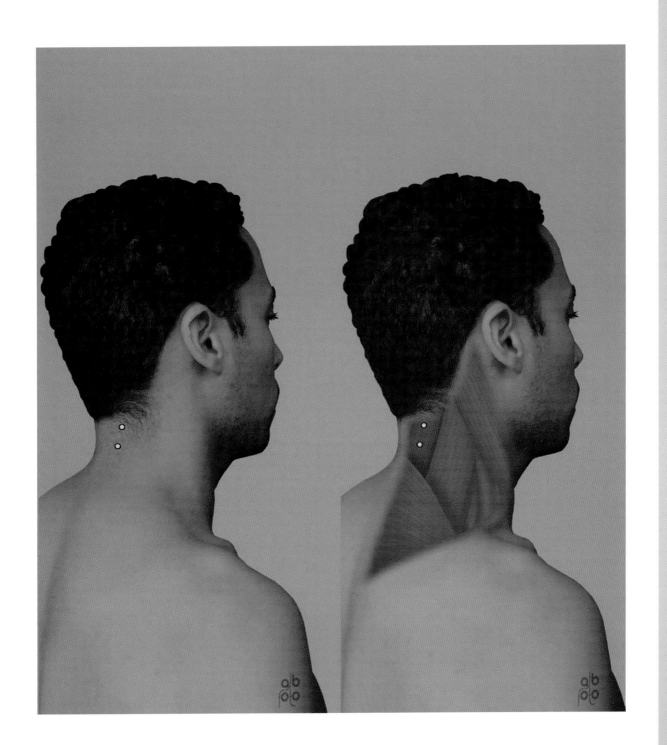

肩胛舌骨肌注射点

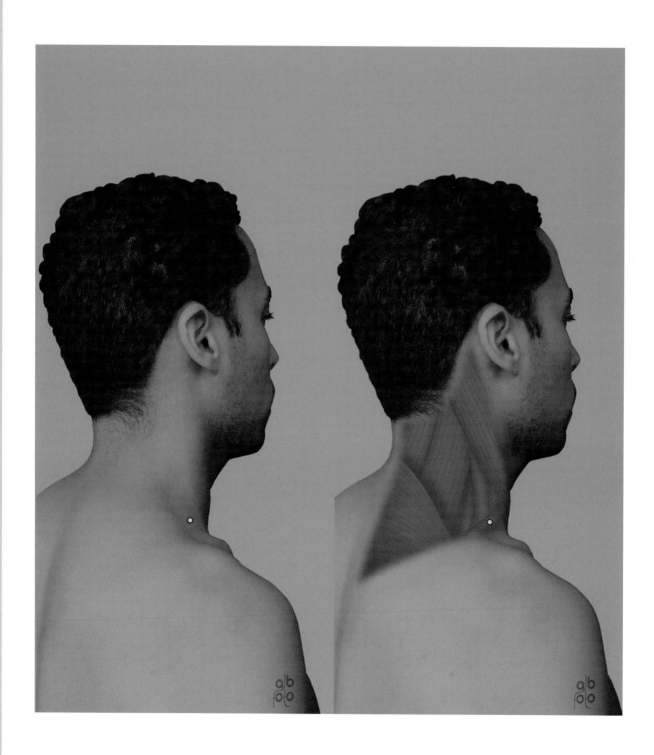

肌层

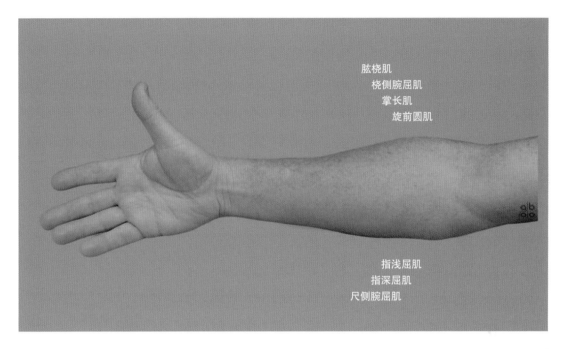

肱桡肌
桡侧腕屈肌
掌长肌
旋前圆肌

指浅屈肌
指深屈肌
尺侧腕屈肌

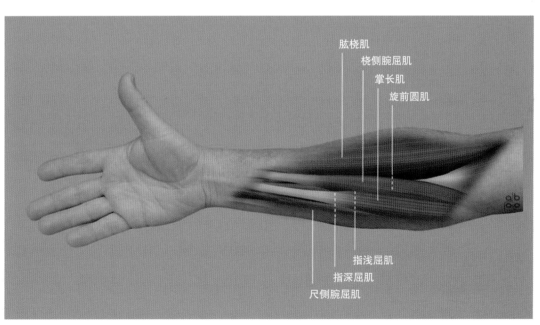

肱桡肌
桡侧腕屈肌
掌长肌
旋前圆肌

指浅屈肌
指深屈肌
尺侧腕屈肌

肌层

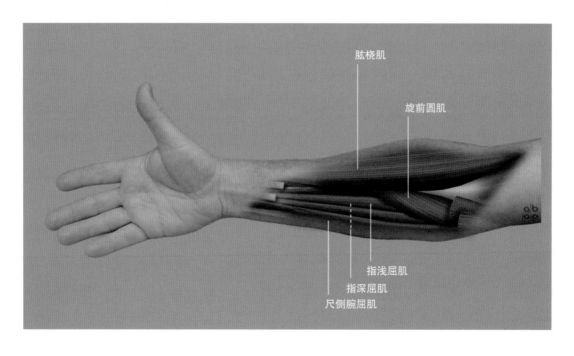

肌层

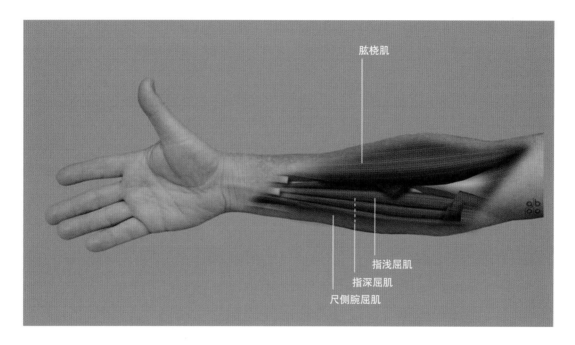

肱桡肌

指浅屈肌
指深屈肌
尺侧腕屈肌

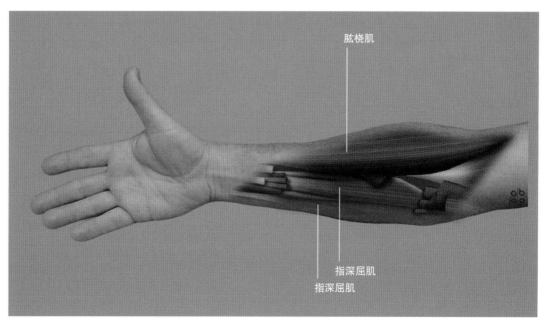

肱桡肌

指深屈肌
指深屈肌

肱桡肌注射点

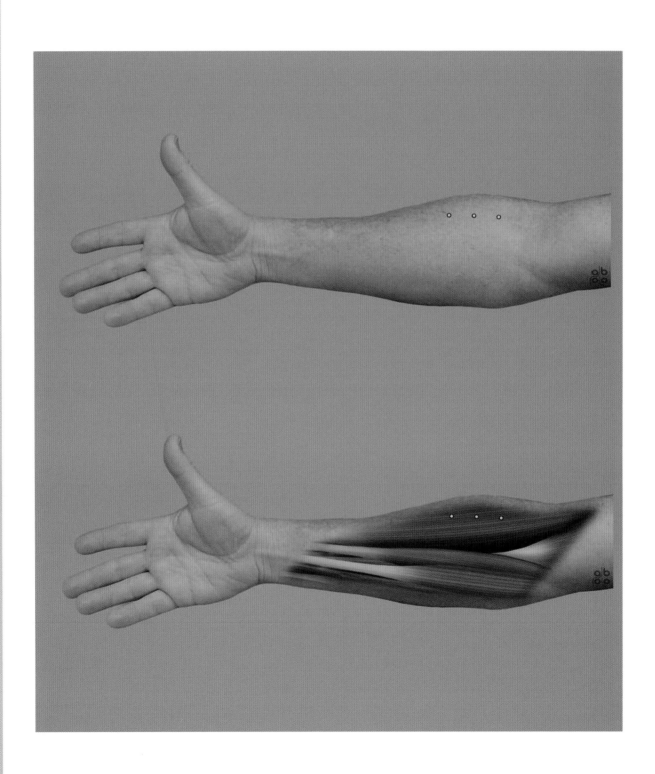

掌长肌注射点

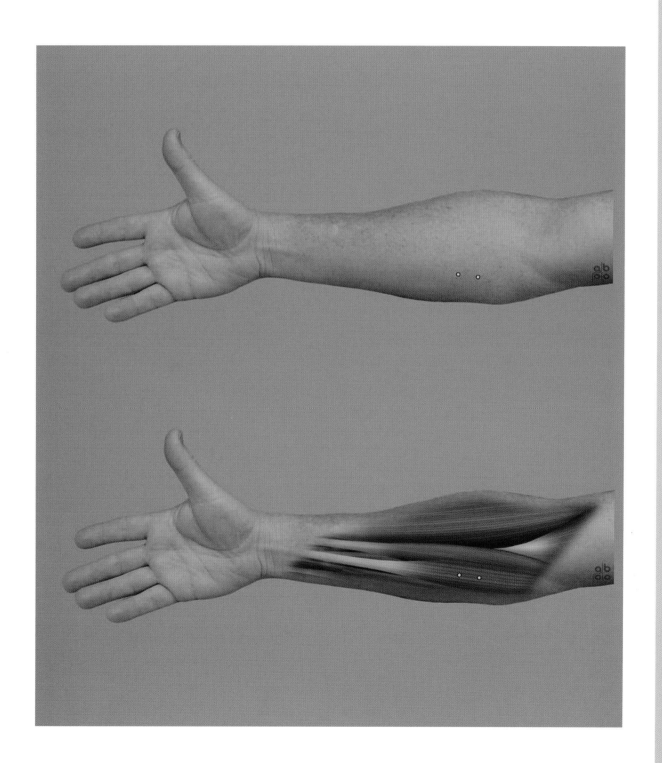

桡侧腕屈肌注射点

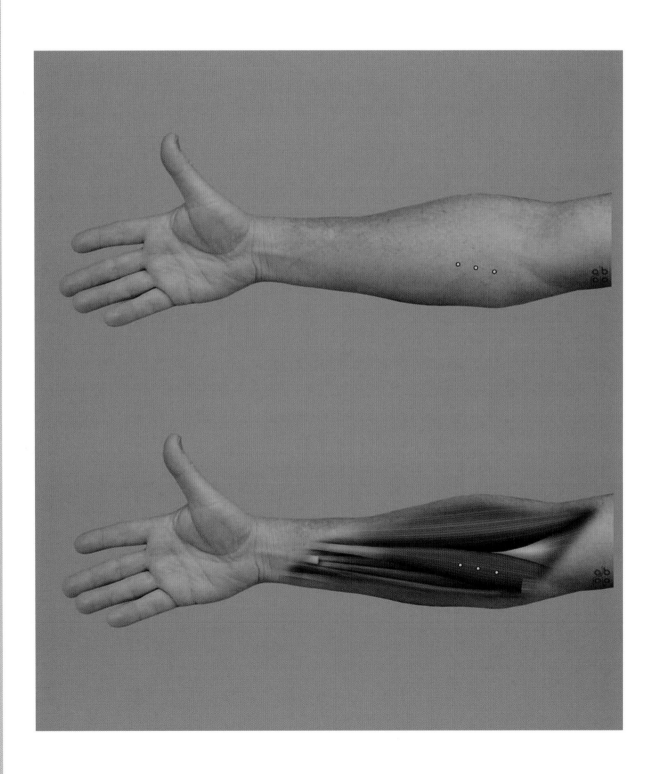

旋前圆肌注射点

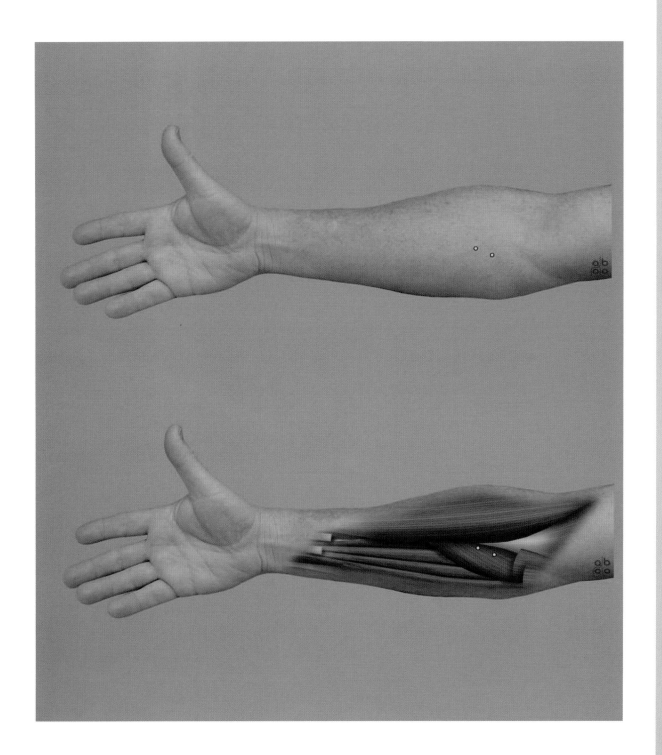

指浅屈肌注射点

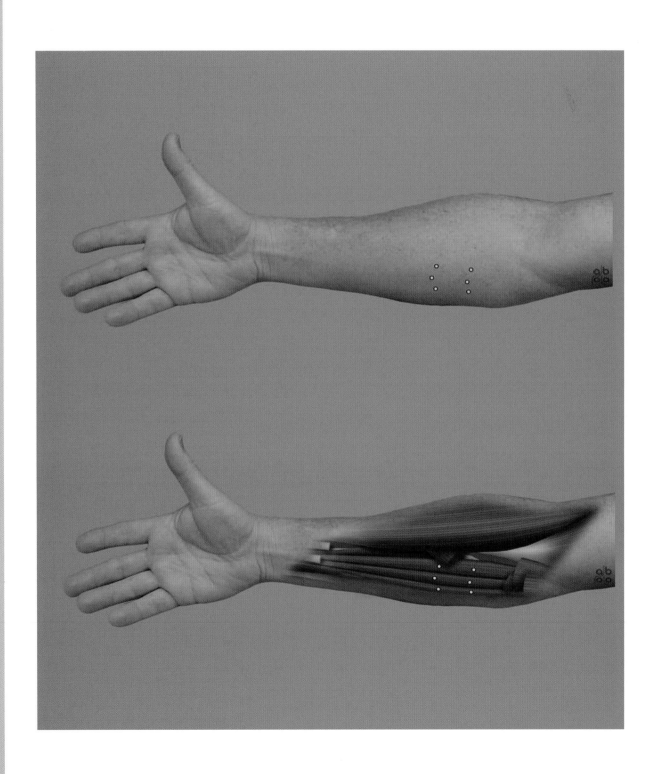

尺侧腕屈肌注射点

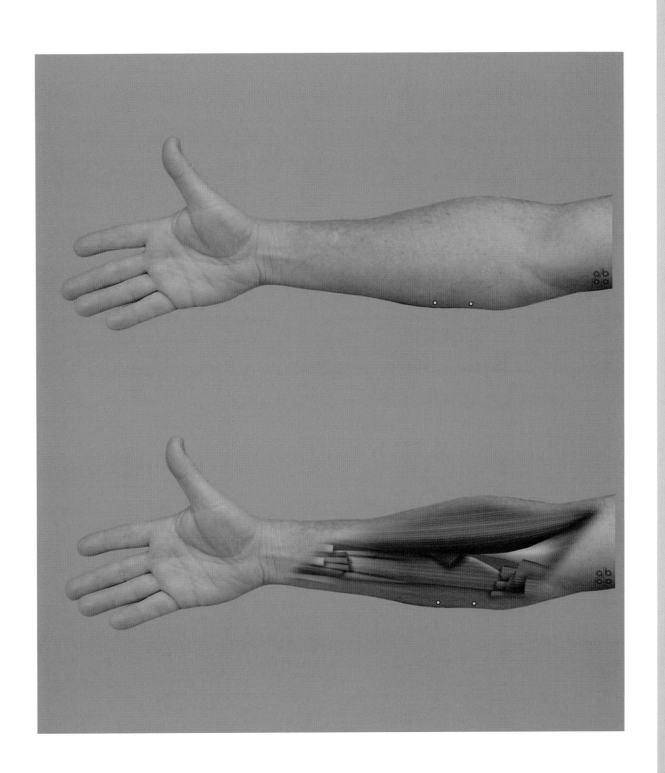

指深屈肌注射点

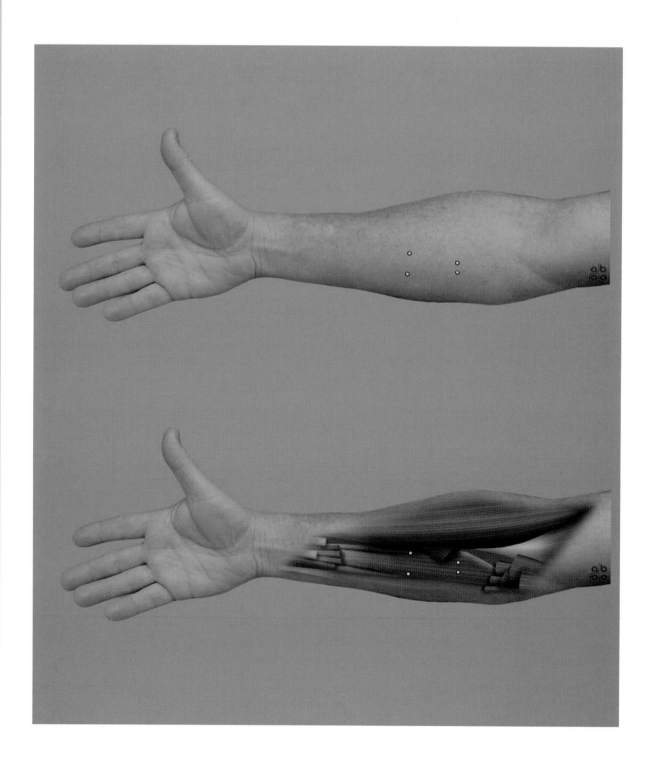

肌层

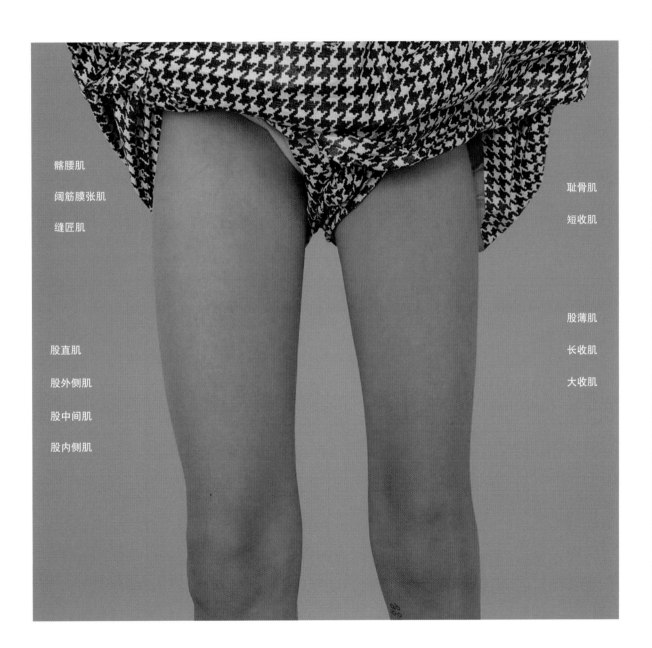

髂腰肌

阔筋膜张肌

缝匠肌

股直肌

股外侧肌

股中间肌

股内侧肌

耻骨肌

短收肌

股薄肌

长收肌

大收肌

肌层

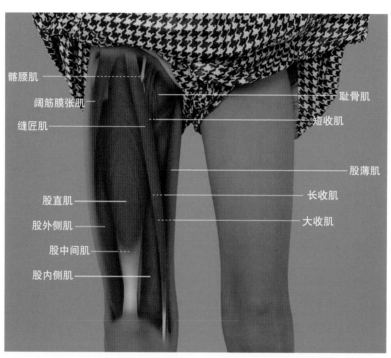

髂腰肌
阔筋膜张肌
缝匠肌

耻骨肌
短收肌

股薄肌

股直肌
股外侧肌
股中间肌
股内侧肌

长收肌
大收肌

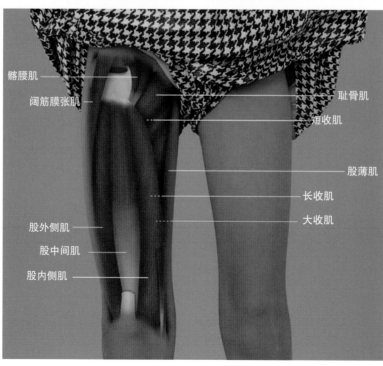

髂腰肌
阔筋膜张肌

耻骨肌
短收肌

股薄肌

长收肌
大收肌

股外侧肌
股中间肌
股内侧肌

肌层

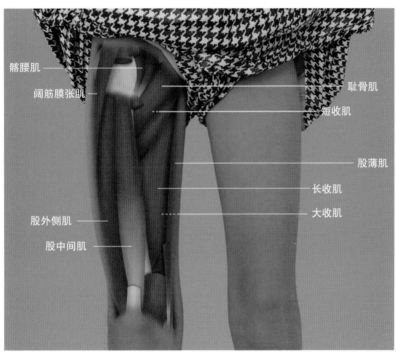

髂腰肌
阔筋膜张肌
股外侧肌
股中间肌
耻骨肌
短收肌
股薄肌
长收肌
大收肌

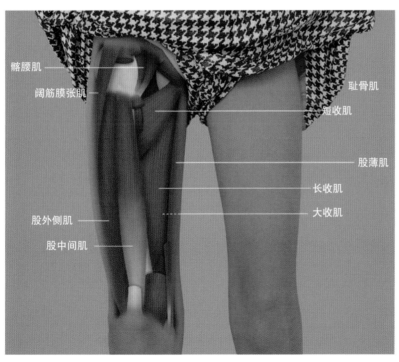

髂腰肌
阔筋膜张肌
股外侧肌
股中间肌
耻骨肌
短收肌
股薄肌
长收肌
大收肌

肌层

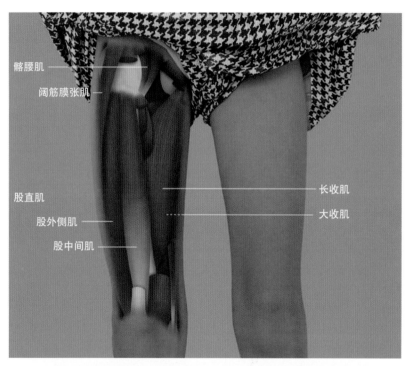

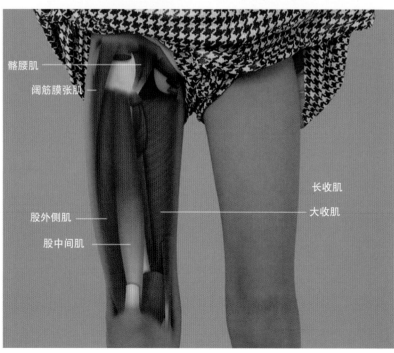

缝匠肌注射点

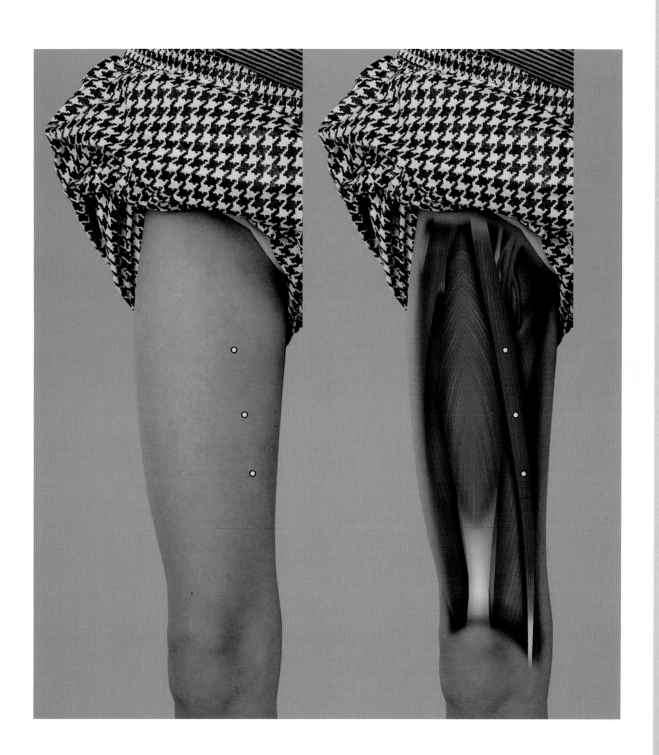

阔筋膜张肌注射点

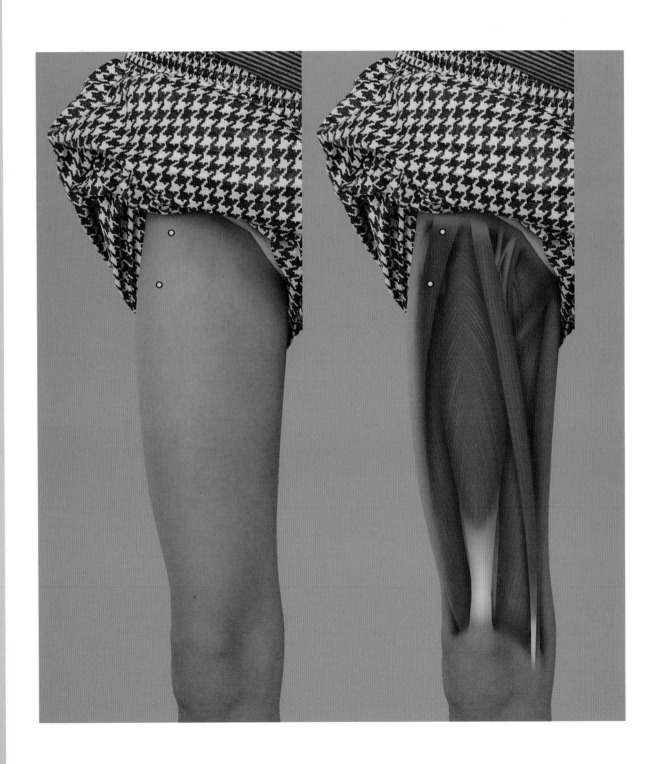

股直肌注射点

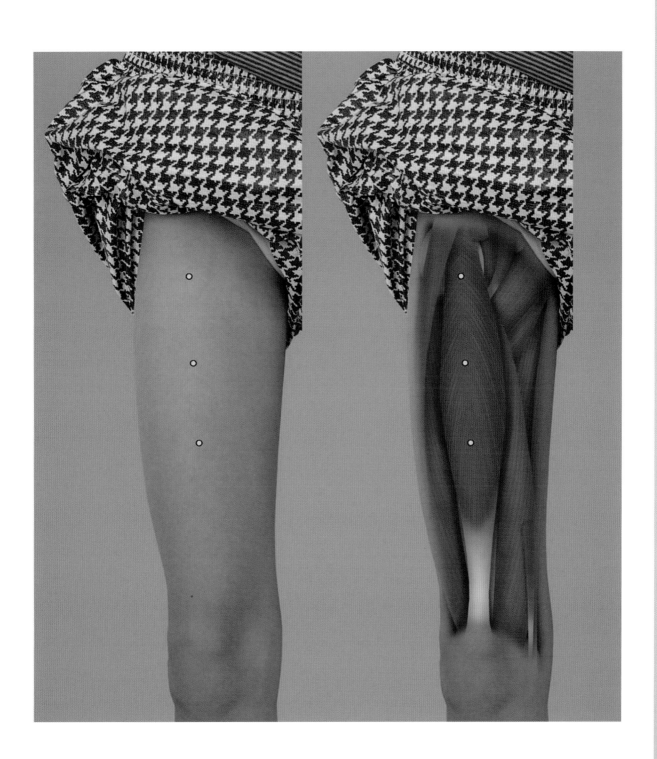

髂腰肌注射点

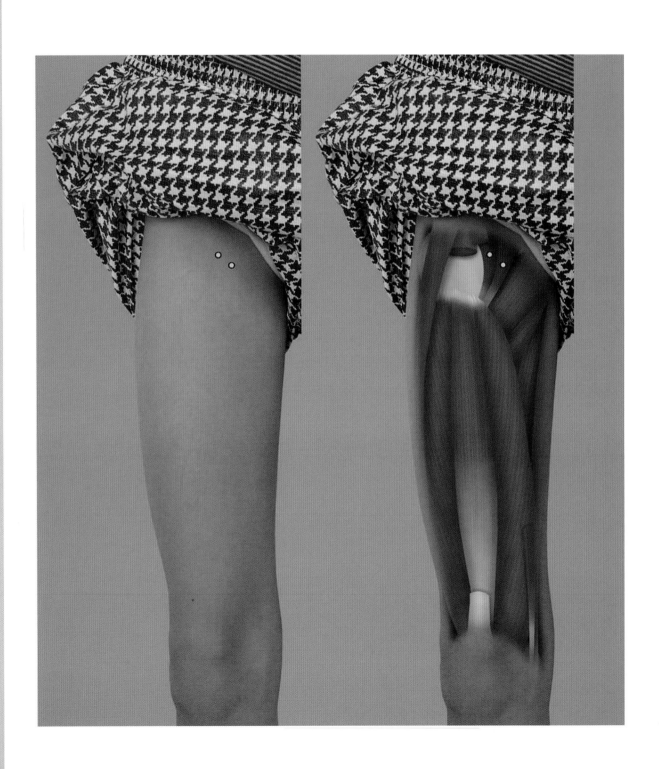

股中间肌注射点

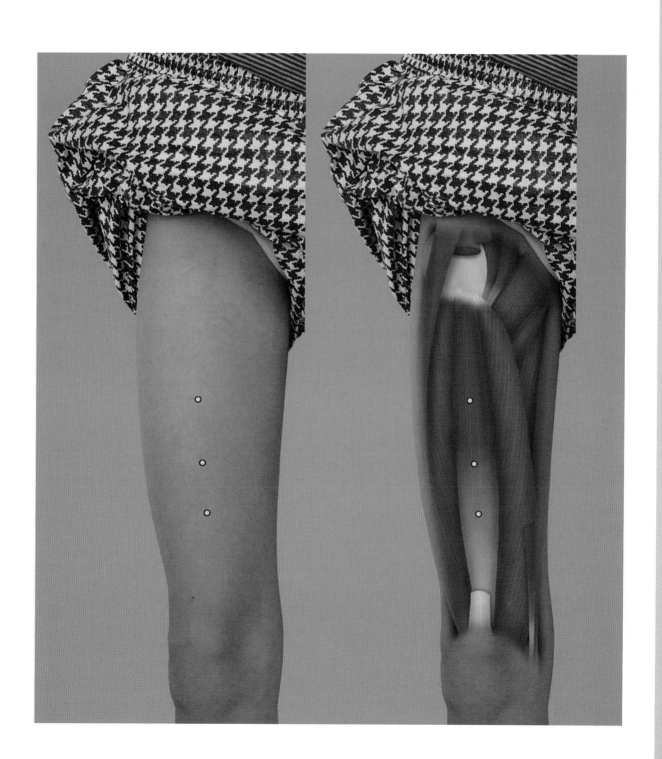

股外侧肌注射点

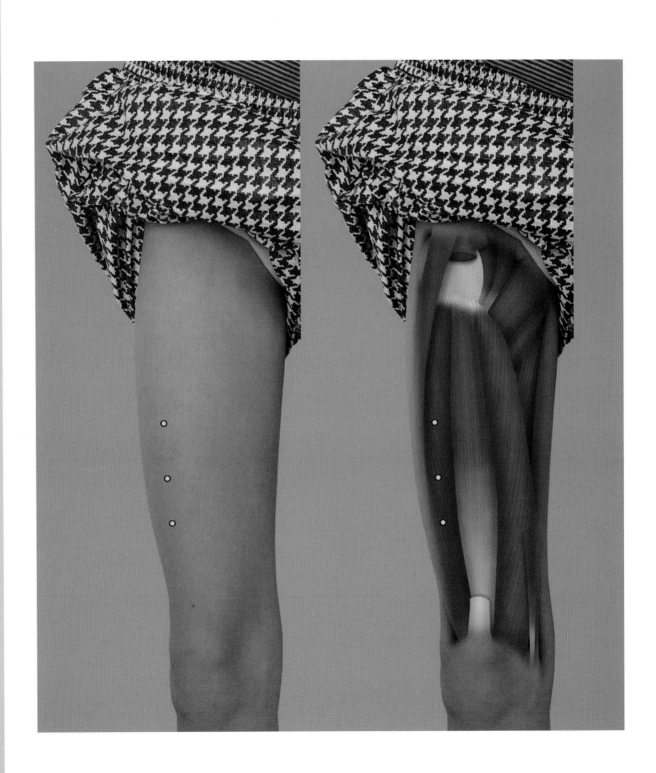

股内侧肌注射点

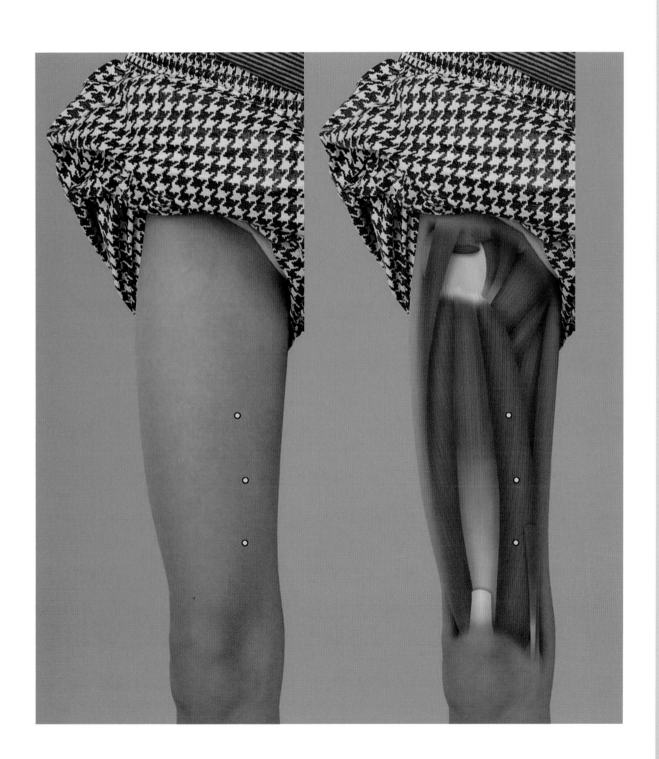

耻骨肌注射点

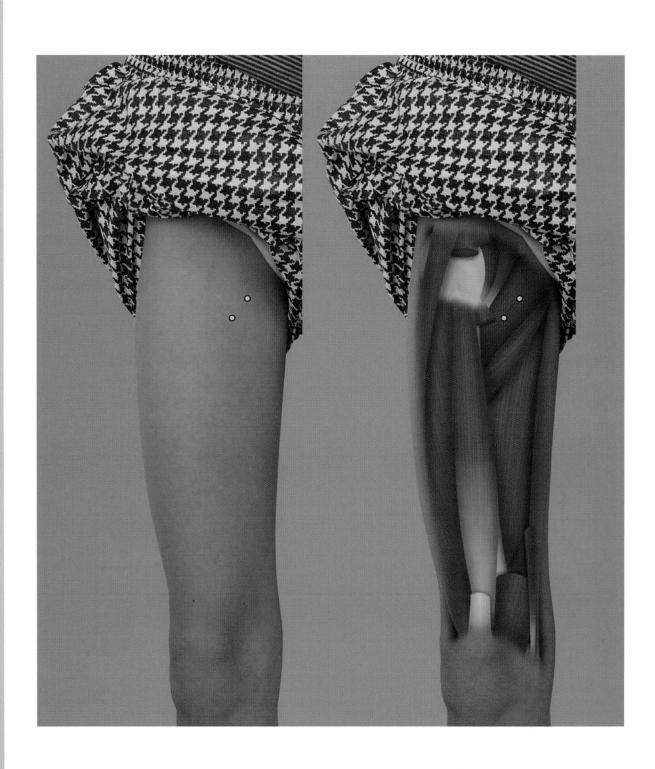

短收肌注射点

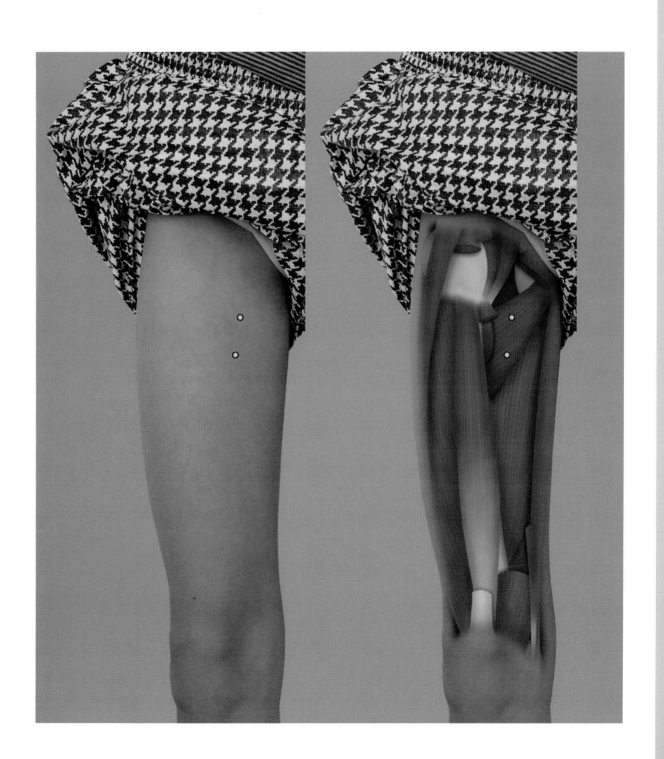

长收肌注射点

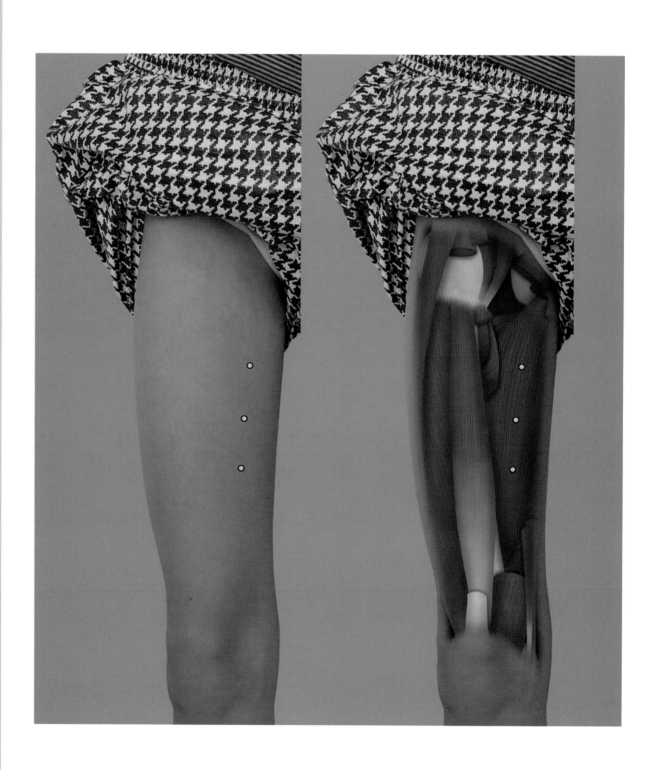

股薄肌注射点

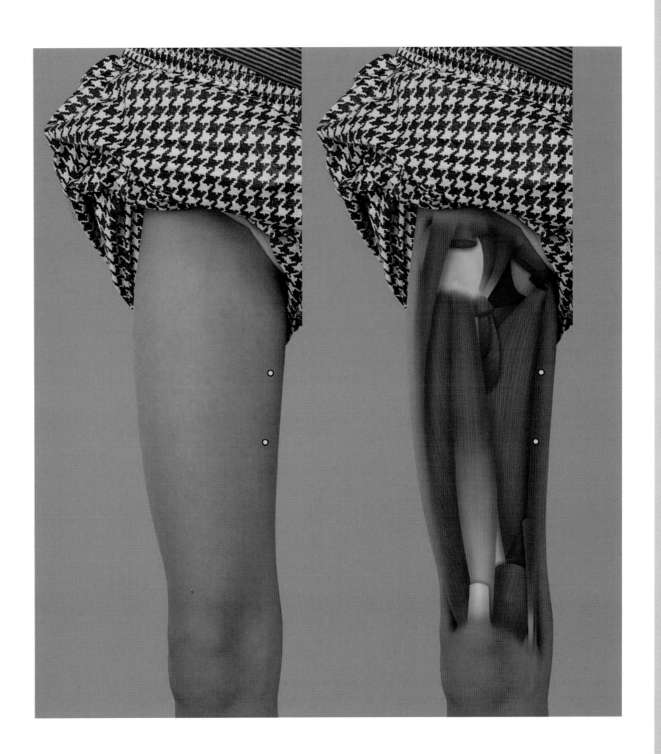

大收肌注射点

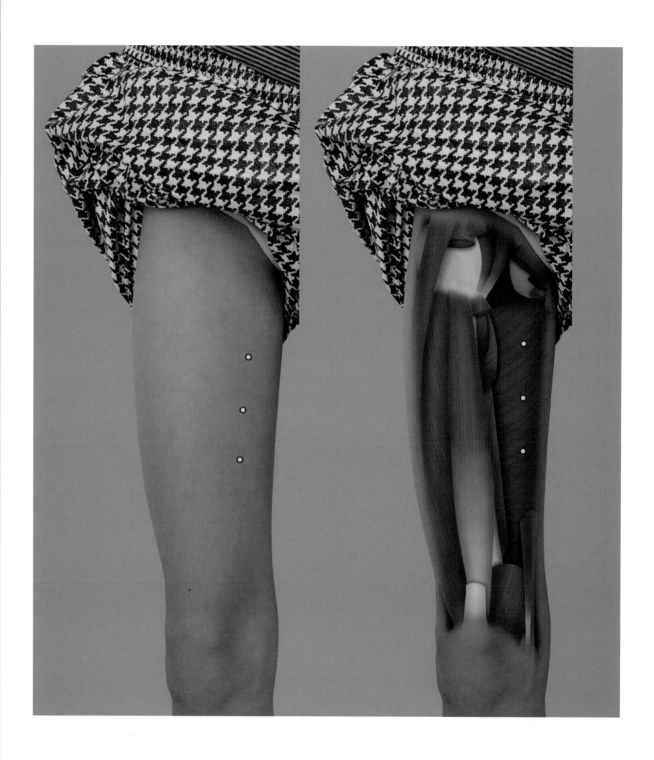

肌层

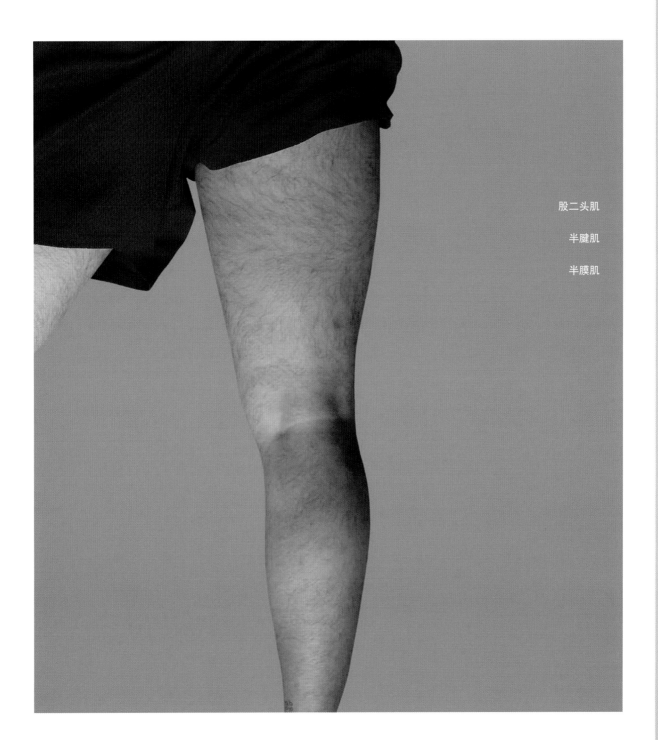

股二头肌

半腱肌

半膜肌

▶ 肌层

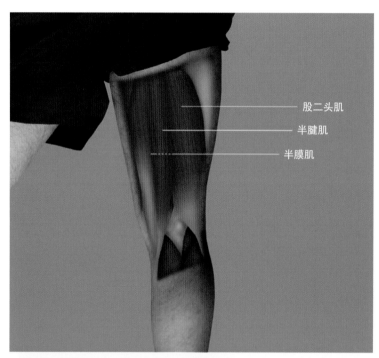

股二头肌
半腱肌
半膜肌

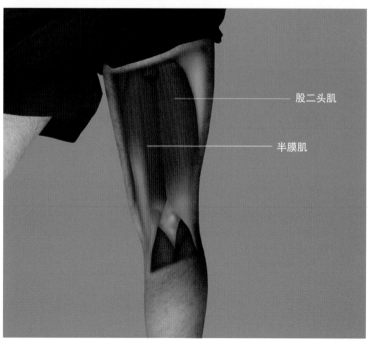

股二头肌

半膜肌

半腱肌注射点

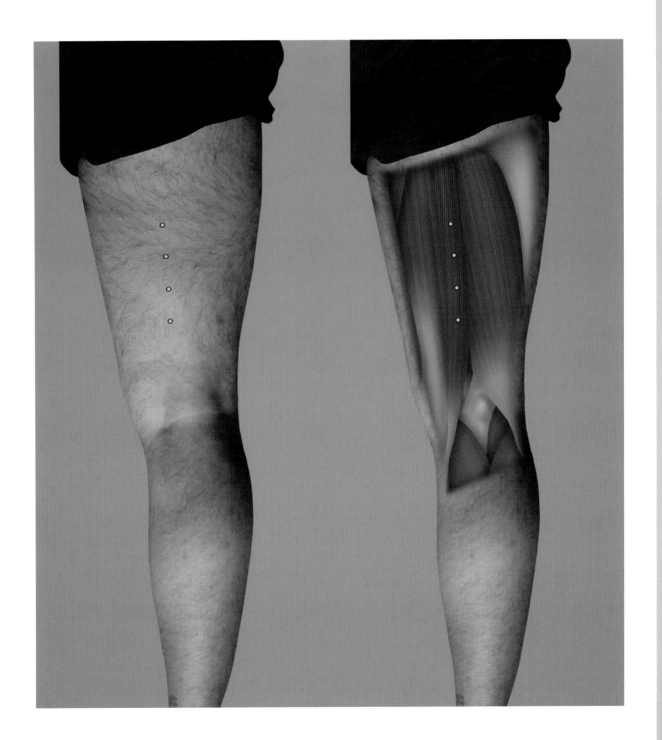

股二头肌注射点

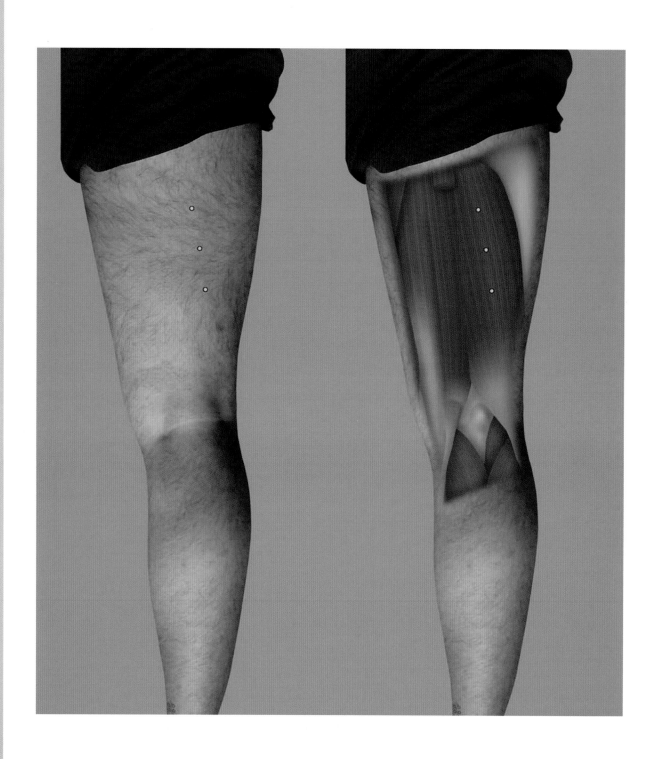

半膜肌注射点

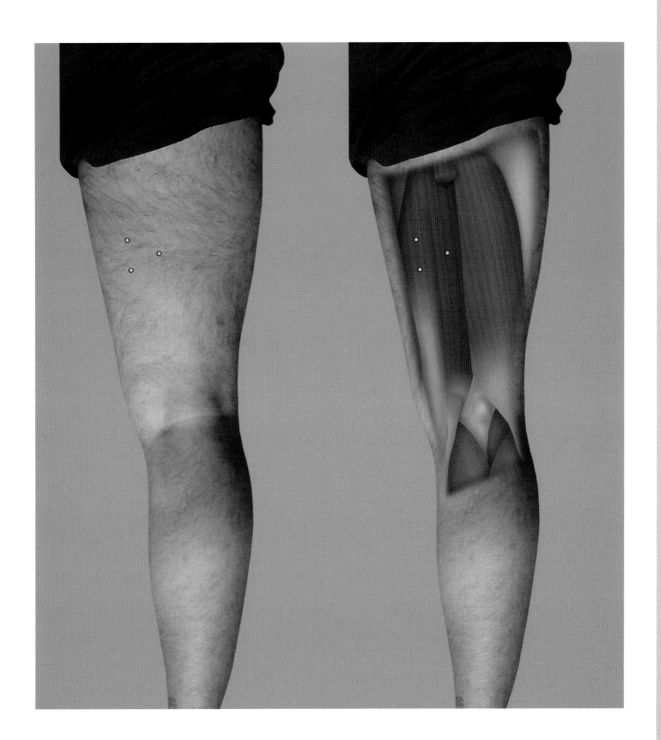

肌层

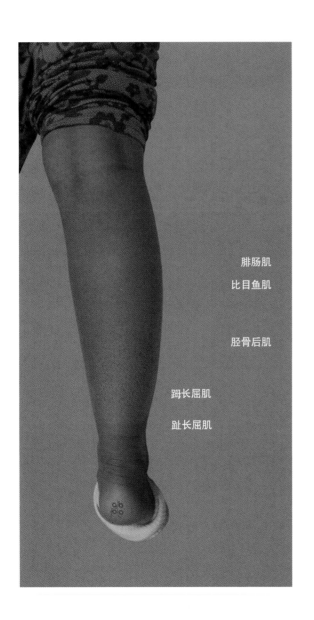

腓肠肌

比目鱼肌

胫骨后肌

蹈长屈肌

趾长屈肌

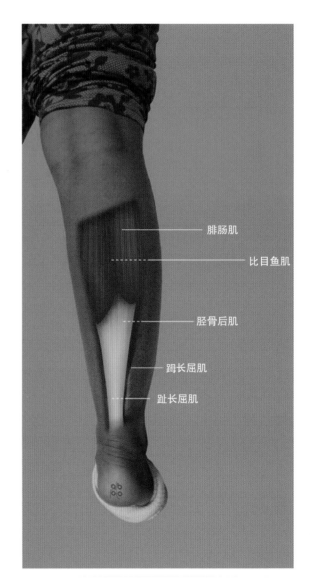

腓肠肌

比目鱼肌

胫骨后肌

蹈长屈肌

趾长屈肌

肌层

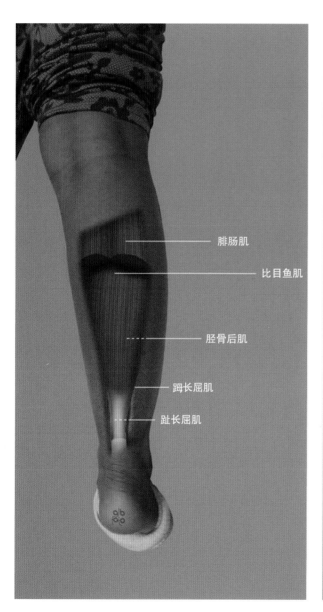

腓肠肌

比目鱼肌

胫骨后肌

踇长屈肌

趾长屈肌

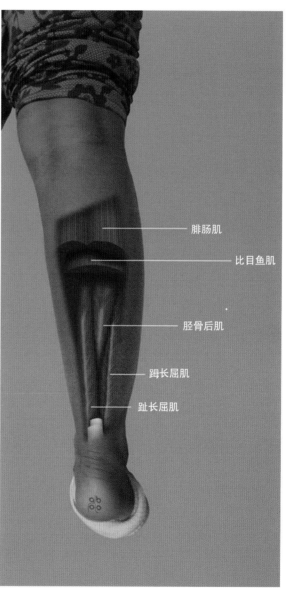

腓肠肌

比目鱼肌

胫骨后肌

踇长屈肌

趾长屈肌

腓肠肌注射点

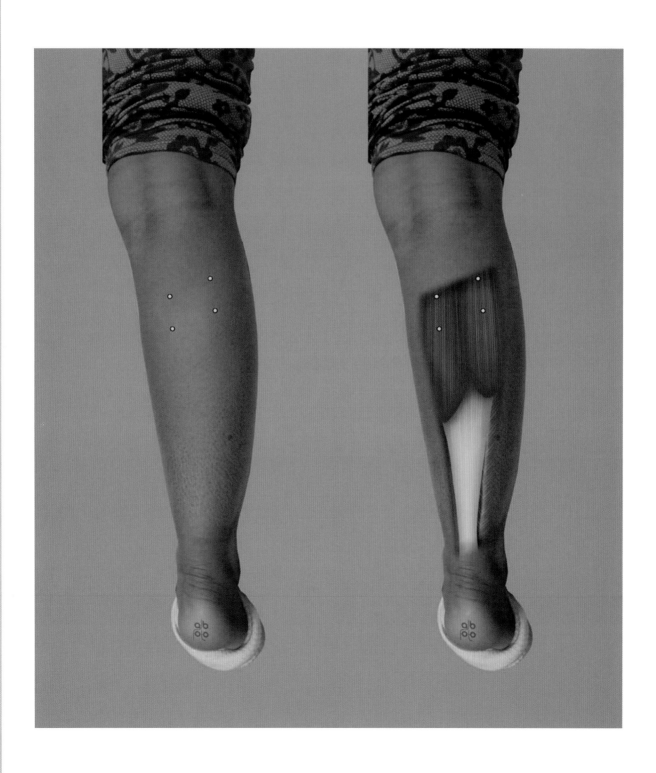

比目鱼肌注射点

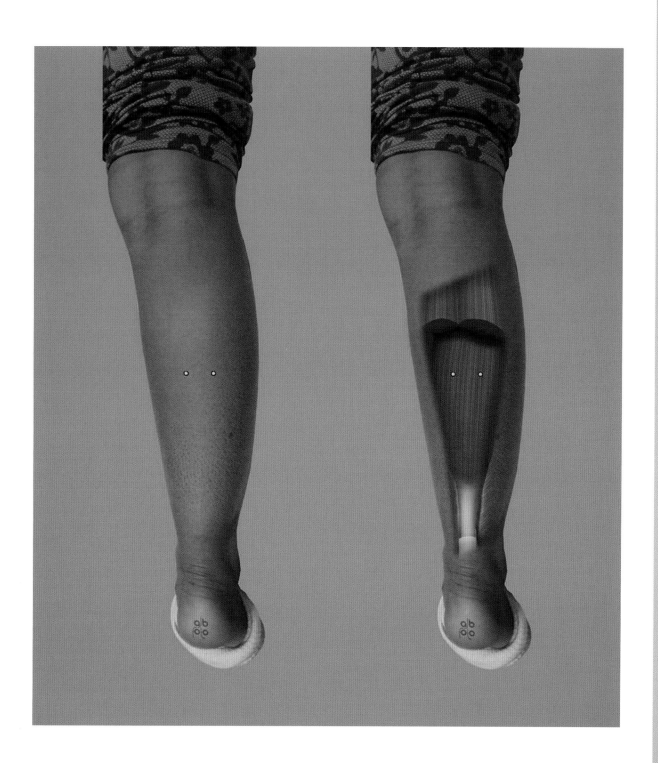

胫骨后肌注射点

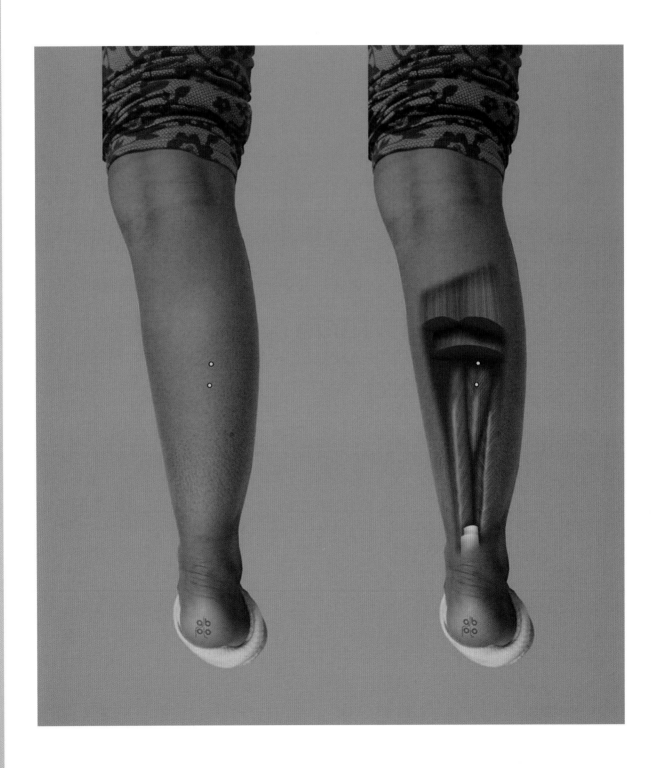

趾长屈肌注射点

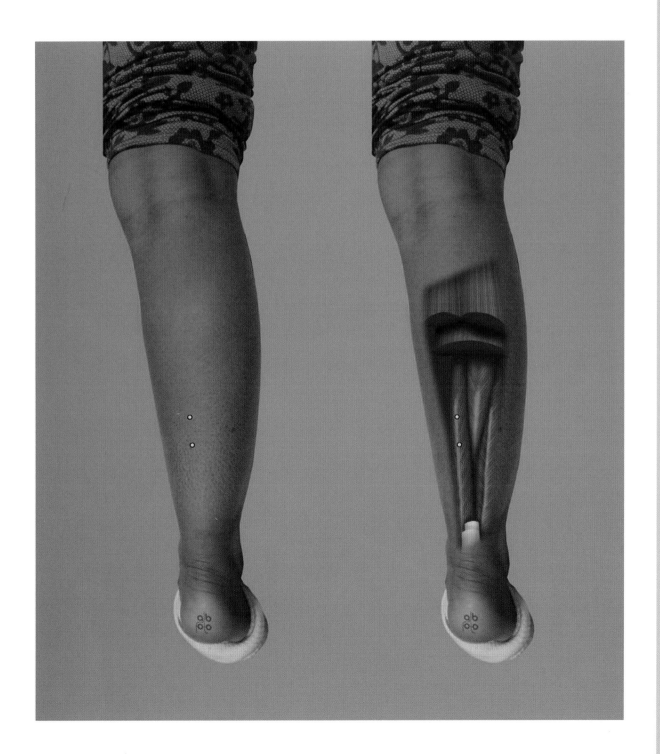

蹈长屈肌注射点

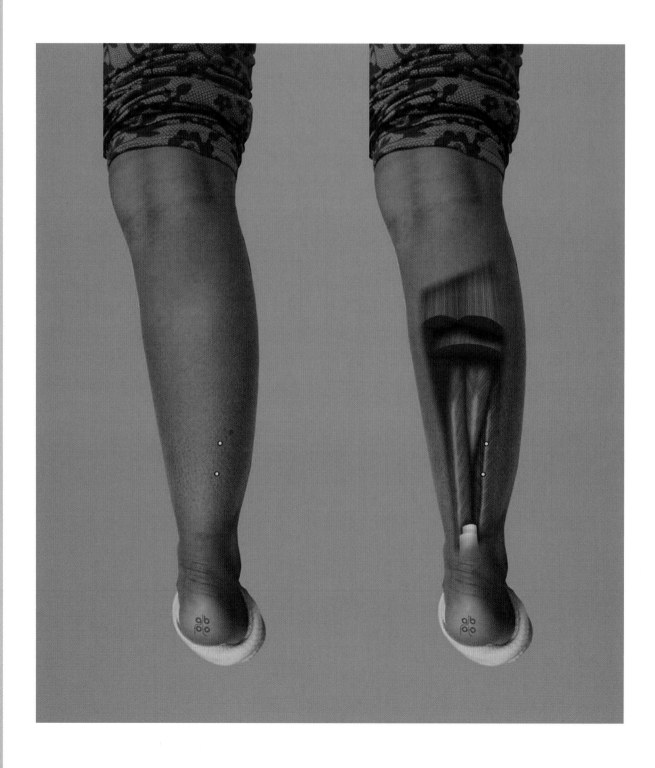

肌层

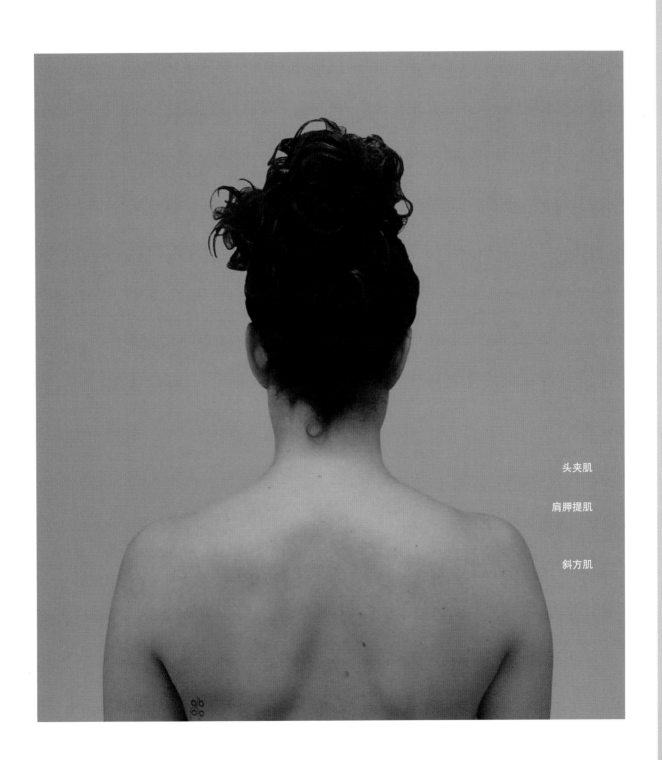

头夹肌

肩胛提肌

斜方肌

肌层

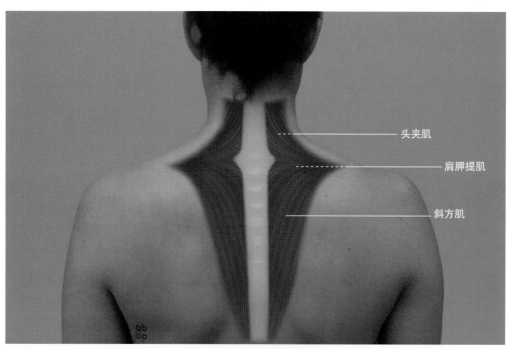

头夹肌

肩胛提肌

斜方肌

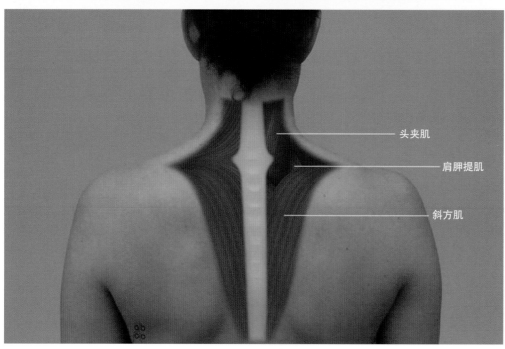

头夹肌

肩胛提肌

斜方肌

斜方肌注射点

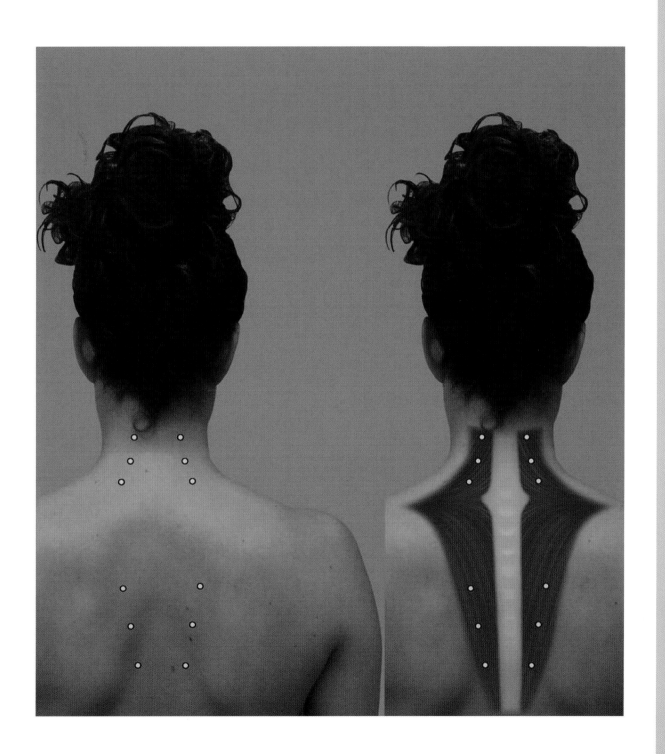

▶ 头夹肌注射点

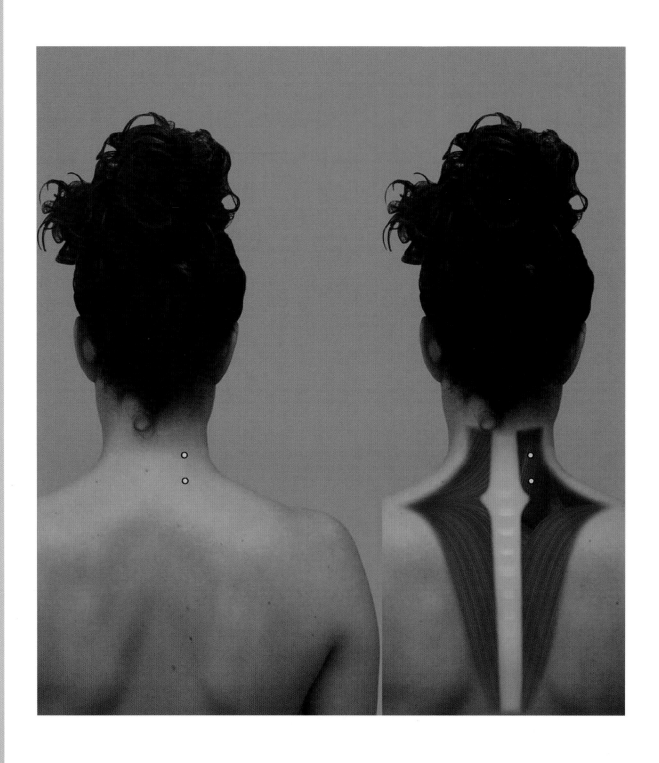

肩胛提肌注射点

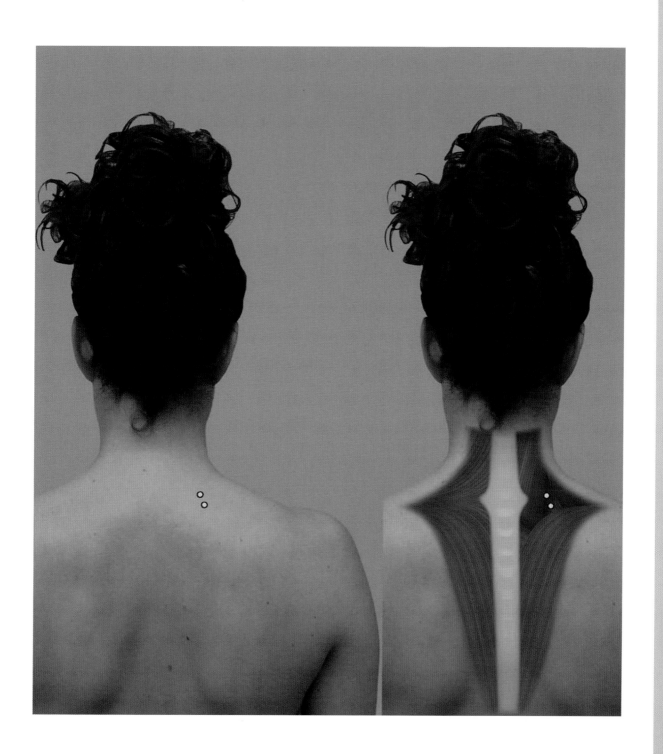

向您推荐

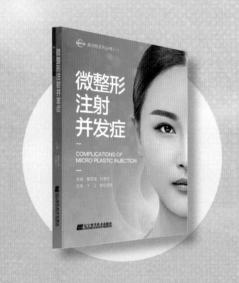

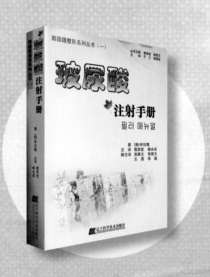

微整形注射并发症

定价：268.00 元

主编：曹思佳　张建文

出版 1 年销量达 2 万册

玻尿酸注射手册

定价：199.00 元

著：（韩）申汶锡

主译：曹思佳　杨永成

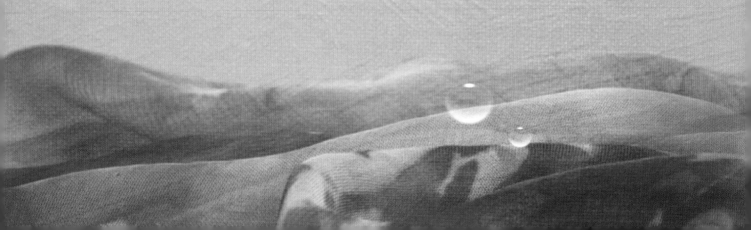

向您推荐

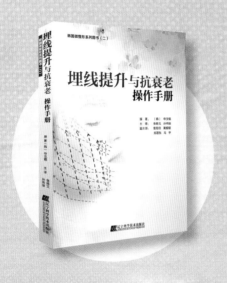

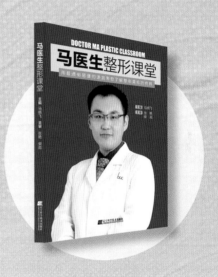

埋线提升与抗衰老操作手册

定价：138.00 元
原著：（韩）申汶锡
主译：张陈文　孙玮骏

马医生整形课堂

定价：138.00 元
主编：马晓飞

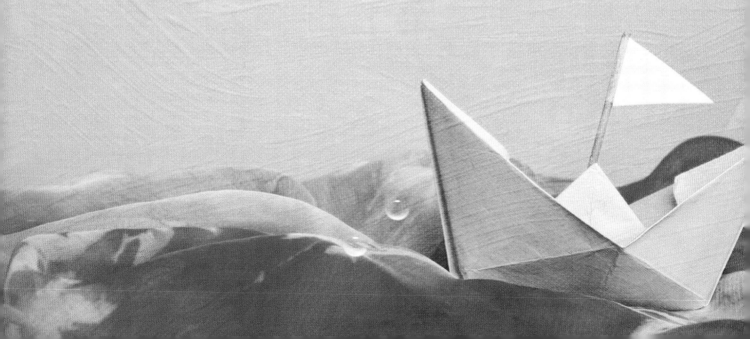

向您推荐

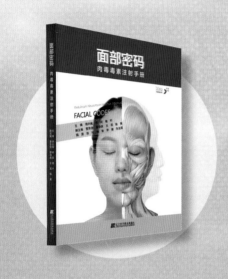

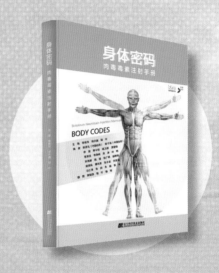

面部密码 肉毒毒素注射手册

定价：128.00 元

主编：胡光越　孙　燚　骆　叶

身体密码 肉毒毒素注射手册

定价：128.00 元

主编：李建华　胡光越　骆　叶

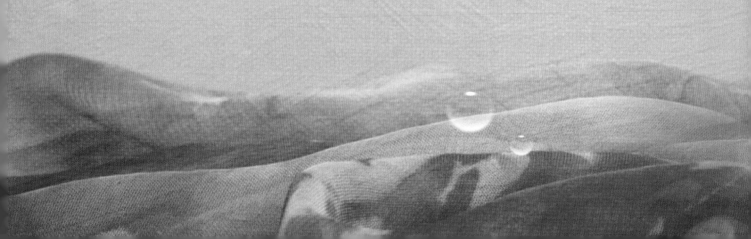

辽宁科学技术出版社简介

辽宁科学技术出版社有限责任公司隶属北方联合出版传媒（集团）股份有限公司，成立于1982年，是一家建社时间较长、整体实力较强的综合性科技出版社。主要出版医学、建筑设计、工业技术、大众生活、经济管理等门类的图书。

医学图书中心是辽宁科学技术出版社的支柱部门，着重于最新、最前沿的医学专业图书的出版及引进，2005年出版了郑东学的《现代韩国鼻整形术》，开辟了国内引进韩国整形美容新技术的先河，近几年又陆续出版了《面部分区解剖图谱——手术原理与整形实践》《玻尿酸注射手册》《埋线提升及抗衰老操作手册》《微整形注射并发症》《美容外科麻醉学》《美容与再造整形手术实例彩色图谱》《隆乳整形术——原则及实践》《精修线雕》《面部密码 肉毒毒素注射手册》《身体密码 肉毒毒素注射手册》等在行业内有一定影响力的新书。

我们欢迎喜欢自己的专业、喜欢图书的专家学者来投稿，将您的技术、您的经验、您的学识分享给广大读者，为中国医美行业的发展尽一分薄力。

投稿✉：lingmin19@163.com

投稿☎：13516006392

投稿🐧：864692079

投稿📱：angelling78